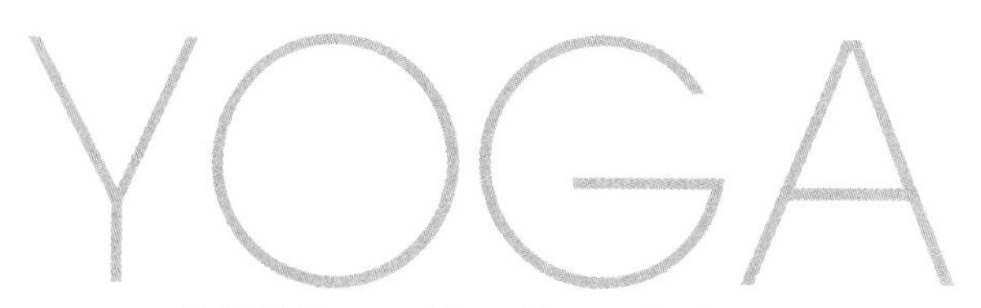

全圖解176式・練正確的肌群

不受傷學瑜伽

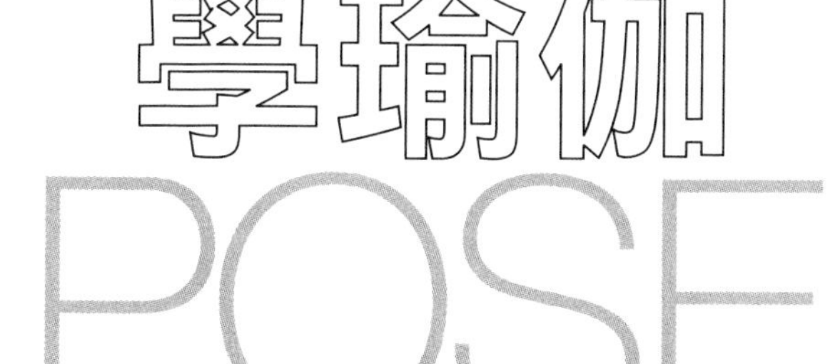

PERFECT
BOOK

Studio Yoggy／今津貴美◎著

前言

非常感謝你拿起本書。

釋迦牟尼佛曾說：「身體是靈魂覺醒的器具」，而自瑜伽的角度出發則認為「身體是靈魂寄宿的神殿」。但不論是器具還是神殿，不仔細呵護照顧就無法長期使用，愈經磨練愈能展現美麗的光輝，並且豐富充盈我們的內在。磨練感性與才能的瑜伽體位法，正是可以促進身心健康並拓展視野的日常練習。

瑜伽的目的，可以說是為了確認在名為身體的神殿內，確實有「無上幸福」存在。無論科學或文明如何發達，人生總是有苦有樂，不管是誰都無法逃離這些人生的喜怒哀樂。雖然無法逃離，但從瑜伽的角度來看，可以讓心境自由的「無上幸福」境界卻存在於所有人的內在。所以，為了達到「無上幸福」境界，瑜伽的體位法、呼吸法、冥想以及哲學，是不可或缺的。

在各式各樣的瑜伽訓練法中，本書的焦點著重於「體位法」。為了讓讀者自己在家裡也可以練習，也為了從初學者到以成為專業瑜伽老師為目標的人都能廣泛利用，本書特別聚焦以下四大重點：

・理解每個體式重點鍛鍊（伸展）的肌群。
・提醒預防受傷或不適的訣竅。
・瞭解高難度體式的簡易作法。
・為授課者在編排課程時帶來靈感。

希望您可以藉由瑜伽體位法的練習，喚醒沉睡已久的挑戰精神，感受到像孩子般天真且全心投入瑜伽練習的樂趣，抑或領會人生並非只有努力，有時候也該順著水流漂浮，感受生活裡主動與被動的平衡。

即使瑜伽流派愈來愈多，希望您可以一邊探索適合自己的瑜伽方式，一邊參照本書改善瑜伽體式。如果能因此讓您感到身心柔軟舒適，將是我的榮幸。最後，因為緣分而成為您後援的同時，希望大家也都能領會瑜伽的終極目的——「無上的幸福」。

Studio Yoggy
執行董事

今津貴美

CONTENTS

注意事項

- 懷孕、患有疾病或正在接受治療的人，請務必取得醫生的許可之後才開始進行練習。
- 受傷、身體疼痛或有不適的情況，請諮詢醫生或專家之後再進行。
- 練習瑜伽時，如果感到不舒服、身體疼痛或異常，請中斷練習。
- 瑜伽動作與體式名稱，會根據指導者或流派的不同而有所差異。Studio Yoggy原本以梵文或英文進行指導的部分，在本書中為了更容易理解而改以中文標記。
- 練習瑜伽時，請不要勉強自己的身體，務必依照自己的程度進行。本書不負因練習瑜伽而產生問題的責任。

PART3

高階體位法攻略

升級並非遙不可及

說到底，瑜伽是？

在日本修習瑜伽的人數至少已超過了100萬，吸引這麼多人的瑜伽到底是什麼呢？在此，讓我們先對瑜伽有個基本的瞭解。

What is Yoga?

瑜伽最早起源於何時，目前尚不明確。但在印度河流域發現西元前3000年左右的石板上，刻有瑜伽修行者修習瑜伽的模樣，因此可以推算出瑜伽開始的時間至少是在5000年以前。

瑜伽的語源，來自梵語帶有「連接」、「連繫」意思的「軛」一詞，讓心靈融入純粹意識的冥想，或為了幸福生活而存在的哲學，也起源於此。隨著不斷練習，看出自己的本質，將自己調整至理想的狀態，這就是瑜伽最初的目的。

雖然近來瑜伽的「運動效能」倍受放大關注，但靠著冥想或哲學來學習控制身心才是瑜伽的核心重點；而為了能更深入冥想，後來才有呼吸法、體位法的出現。這也是瑜伽三大組成要素的由來。

冥想

自古既有的瑜伽練習法。能抑制腦袋的思考，讓思緒調整至趨近於原有的完整狀態的練習。

哲學

探究終極幸福的哲學。以冥想、呼吸法、體位法為背景的思考方式。訴說著人類應有的行為或自然界的守則。

體位法

Asana是梵語坐著的意思。以瑜伽體式使關節、肌肉變得柔軟，舒緩身心的僵硬，並使呼吸更深入，以達到放鬆的效果。

呼吸法

又稱為調氣法，含有調和生命能量的意思。為了能更深入練習冥想，在冥想之前會先練習呼吸法。

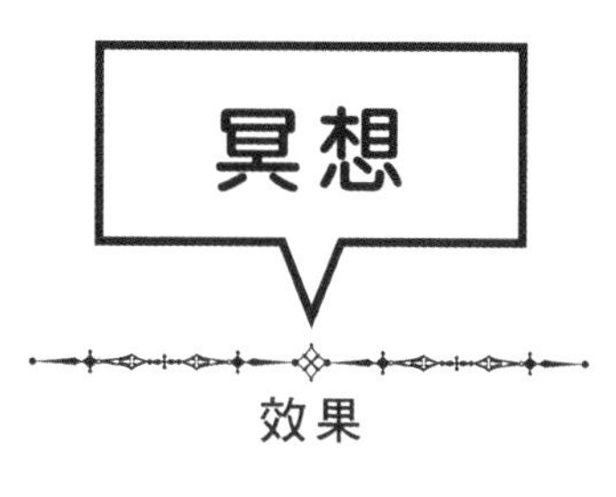

效果

加強注意力，
提升工作或讀書的效率。

◆

舒緩壓力，
控制身心的變化。

◆

增加自信，
對任何事都能積極以對。

Dhyana

我們的心很容易受外在影響，雖然想要做決定，卻會不自覺考慮東考慮西，因此有時我們會偏離自己想走的路。所謂的冥想，就是解放這些被世俗觀點綁架的思考，讓內心回歸本我。可透過吟唱曼怛羅（真言），或進行哲學式的內在探索等方法來達到目的。進行冥想練習，可加強注意力集中、舒緩壓力，並使自己變得積極。最近，為了增強工作效率而開始練習冥想的上班族也增加了許多。

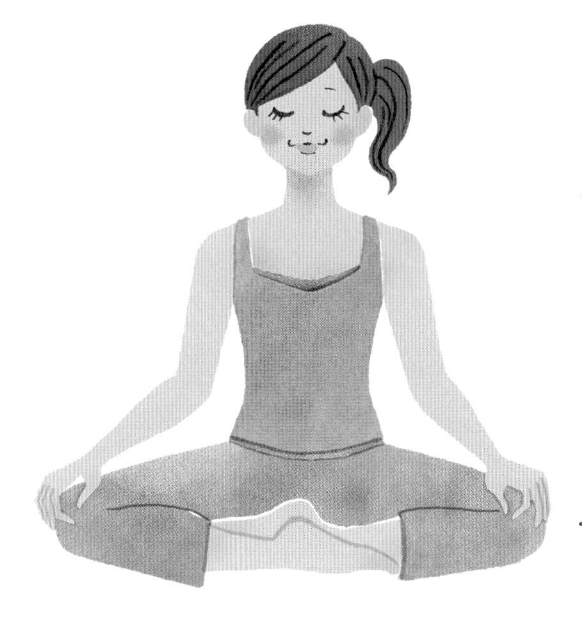

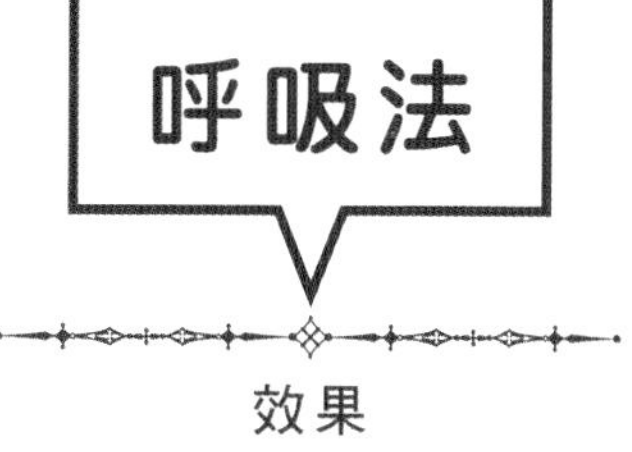

效果

調整自律神經的平衡，
穩定身心。

◆

提升心肺機能，
促進血液循環，提升代謝。

◆

舒緩身心緊張，
減輕疲勞或壓力。

Pranayama

在瑜伽裡，呼吸法又稱為「調息法」（Pranayama）。Prana是生命能源的意思，yama意指控制，ayama則是擴張之意。瑜伽的呼吸法不單只是吸氣吐氣而已，而是含有控制體內的生命能源並使其擴張的內在目的。實際練習呼吸法時，透過有意識的深呼吸，可以活絡副交感神經使身心放鬆。此外，也有提升心肺機能，促進排毒效果的呼吸法。

體位法

效果

藉由鍛鍊深層肌群，
練就細長柔軟且有彈性的肌肉。

◆

加速淋巴的流動，
促進老廢物質的排出。

◆

因為可以鍛鍊軀幹的肌肉，
所以能夠增強運動的表現。

Asana

本書主要將重點放在體位法（瑜伽體式）的介紹。Asana是梵語「坐著」的意思，是由梵語的「ās」變化而來。為了在長時間的冥想中維持不緊張，且舒適安定的坐姿，身體的關節與肌肉必須擁有足夠的柔軟度。為了打造容易練習冥想的身體，Asana亦帶有訓練的意味存在。

練習體位法帶來的健康效果很多，除了可以促進血液與淋巴的循環，改善身體虛寒、水腫與肩頸僵硬的症狀之外，還能鍛鍊出細長柔軟有彈性的肌肉，對於雕塑身材曲線的效果也明顯可見。

並且，也有強化體幹、改善不正確姿勢的效果。若能透過體位法的練習改善身體姿勢，練習冥想時的深呼吸也會變得更平順自如。

同時獲得肢體伸展與肌肉訓練的效果

所謂的瑜伽是在呼吸的同時維持著相同的姿勢，藉此使肌肉循環漸進地伸展，適度強化肌耐力，打造出既柔軟又纖細有彈性的肌肉。

疏通大淋巴結，促進淋巴的循環

瑜伽的一大特色是有許多放鬆髖關節或肩關節周圍的姿勢。因為髖關節或肩關節周圍有很多大淋巴結，所以就結果而言，可以促進淋巴的循環，使老廢物質更容易排出。

鍛鍊核心部位，養成正確使用身體的習慣

藉由瑜伽姿勢的練習，可以鍛鍊到支持脊椎骨或骨盆等核心部位的肌肉。因為也算是全身運動，所以可以更有效、更均衡地使用身體，使得姿勢更正確。

哈佛大學等各種研究機構皆證實了瑜伽的健康效果

近年，有關瑜伽健康效果的研究正熱烈地持續進行中。舉例而言，哈佛大學的研究發現，持續練習瑜伽或冥想的實驗者，其壓力的遺傳因子明顯減少。此外，伊利諾大學認知機能的研究明顯指出，與練習肢體伸展等其他運動的實驗者相比，練習瑜伽的實驗者工作時的集中力更高、工作內容更迅速確實。而根據俄亥俄大學的研究證實，透過瑜伽的練習，可降低治療癌症時因壓力而產生的發炎反應，並且提升睡眠品質。

以下為經實驗證明，瑜伽帶來的健康效果

- 減少壓力的遺傳因子
- 提升睡眠品質
- 加強注意力
- 降低治療癌症時因壓力而產生的發炎反應

瑜伽姿勢的重點

練習瑜伽體式時，只要有意識地注意一些基本重點，調整身體的軸線，就可以保持安定的姿勢。一起將下述重點銘記在心吧！

擴展鎖骨，
打開胸口
伸展脊椎骨
縮小腹
提起骨盆

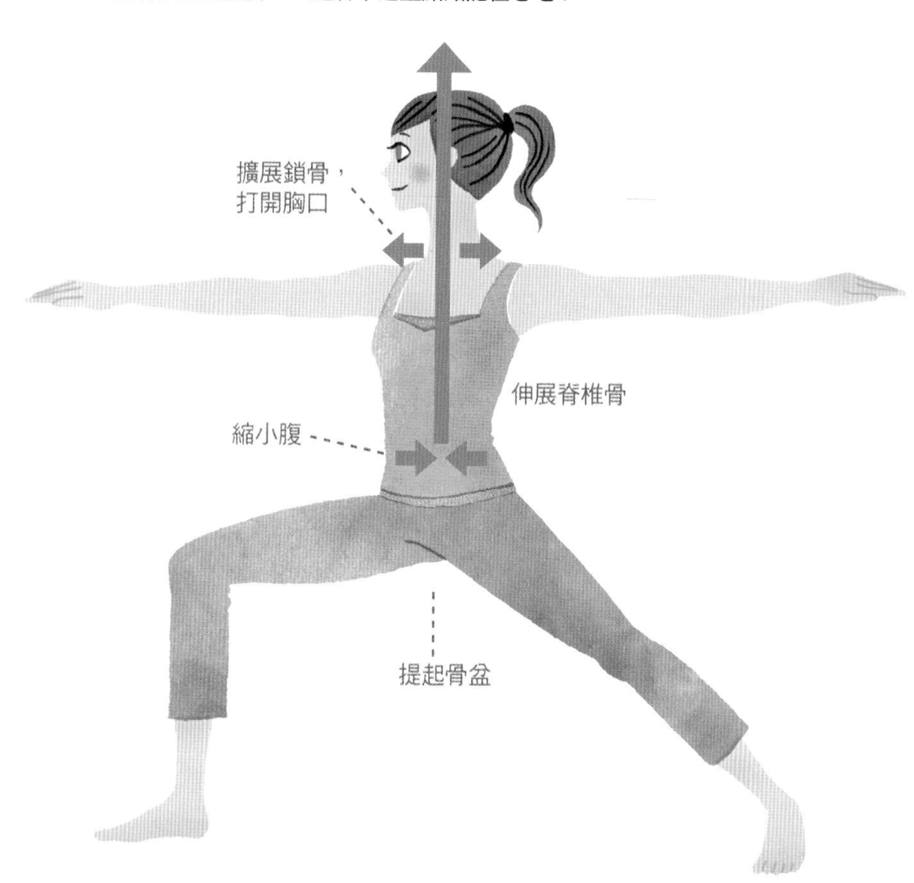

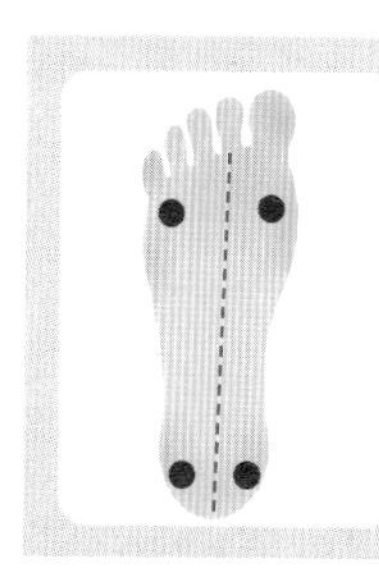

腳底的四個點確實踩穩地面

從食趾根部開始延伸到腳跟的中心線，將體重平均分散於中心線左右兩側對稱的四個點上。

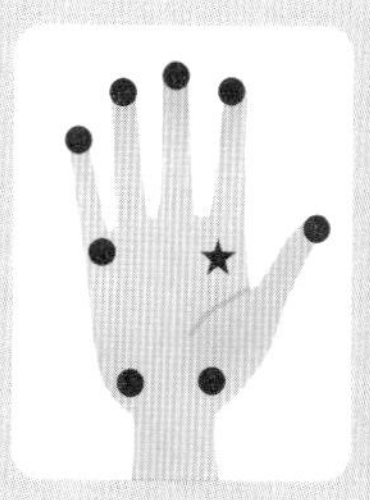

將重心點放在指腹與手掌的四個點

透過將重心平均放在手掌的四個點及五指的指腹，使手腕保持安定。尤其是打星號的食指根部，此處很容易發生懸浮的狀況，請特別注意。

本書的閱讀方法

本書在讓讀者理解瑜伽正確動作的同時，也希望從初學者到專業人士都可以找到適合自己程度的瑜伽動作，快樂且持續地練習。因此請在此熟悉本書的使用方法吧！

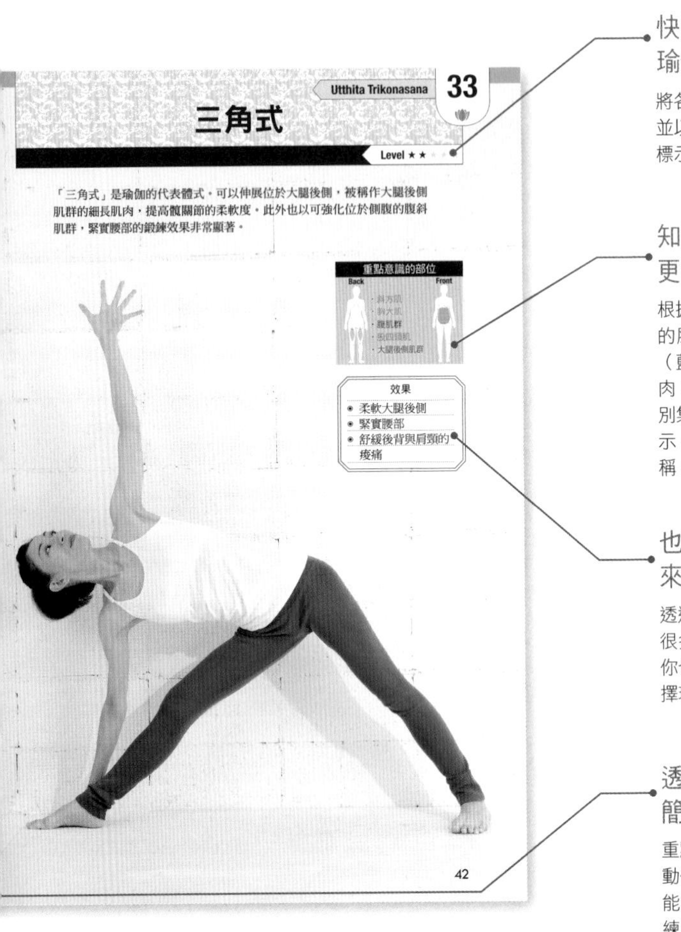

Utthita Trikonasana

33

三角式

Level ★★

「三角式」是瑜伽的代表體式。可以伸展位於大腿後側，被稱作大腿後側肌群的細長肌肉，提高髖關節的柔軟度。此外也以可強化位於側腹的腹斜肌群，緊實腰部的鍛鍊效果非常顯著。

重點意識的部位

Back Front

- 斜方肌
- 胸大肌
- **腹肌群**
- 股四頭肌
- 大腿後側肌群

效果

- 柔軟大腿後側
- 緊實腰部
- 舒緩後背與肩頸的痠痛

42

快速確認瑜伽體式的難易度

將各體式依難易度分為五個階段，並以標色的星星表示。請參考星星標示選擇適合自己的瑜伽動作。

知道該注意哪裡的肌肉更容易做出正確的動作

根據不同的瑜伽體式標示出被強化的肌肉（紅色）、被伸展的肌肉（藍色），以及被強化＆伸展的肌肉（紫色）。進行體式練習時須特別集中意識的肌肉，會以位置圖表示，並以粗體字標示該處肌肉的名稱。

也可以從瑜伽的效果來選擇想要練習的動作

透過瑜伽的練習可以得到的效果有很多，減肥、美容、心理層面……你也可以透過想要得到的效果來選擇瑜伽體式。

透過動作示範圖簡潔說明重點＆注意細節

重點或需要注意的部分，將特別以動作示範圖加以說明，藉此提醒可能在無意識下所做的NG動作，對練習瑜伽體位法的正確性而言是很重要的。

EASY	表示與該頁的主要瑜伽動作相比，是難易度較低的版本。
Variation	表示與該頁的主要瑜伽動作難易度相同。
Challenge	表示與該頁的主要瑜伽動作相比，是難易度較高的版本。

配合練習者的程度提供不同變化的體位法

介紹由單一瑜伽體式延伸出的姿勢，或進階的變化版本等。並清楚標示出動作的難易度，提供實際練習體位法時的可選擇性，使瑜伽練習更為平易近人。

基本體位法的種類

站姿	以單腳或雙腳承受身體重量，站立進行的動作。
站姿平衡	僅以單腳承受身體重量站立，並取得身體平衡的動作。
跪姿	以雙膝或單膝承受身體重量的動作。
手臂平衡	手掌平放地上，以上肢支撐，取得身體平衡的動作。身體重量應放在手臂上。
倒轉	手掌或手肘、頭部觸地的動作。身體重量應放在手臂或肩膀上。
俯臥	腹部貼地或腹部朝下的動作。
坐姿	坐下的姿勢，或蹲下進行的動作。
仰躺	仰躺或腹部朝上的動作。

動作要素的種類

站姿（站立・跪立）	以雙腳支撐體重。
站姿平衡	體重幾乎由單腳承受。
腹肌	強化腹部。請有意識地運用腹部肌肉。
手臂平衡	手掌平放在地上，以手臂體支撐體重。此練習可提高注意力。
倒轉❶	骨盆位於頭部上方，此練習可促進交感神經活躍。
倒轉❷	骨盆位於頭部上方，此練習可促進副交感神經活躍。
側彎	脊椎側彎。
後仰	伸展脊椎或髖關節，或兩者一起伸展。
扭轉	扭轉脊椎，對於調整自律神經的平衡非常有效。
髖關節	彎曲髖關節，並加上向外旋轉、向外移動、向內旋轉、向內移動等複合式的動作。
前彎	彎曲脊椎或髖關節，或兩者一起彎曲。

瑜伽體式的基本體位法

瑜伽體式的基本體位法總共分為8類。整合同類的體式一起練習，或均衡選擇各種體位法練習，都可以達到調整全身狀況的效果。

站姿
1 右腳尖朝外打開90度
雙腳往左右兩旁大距離跨開，右腳尖朝外打開90度。此時應注意左腳足弓與右腳腳跟須保持在同一直線。
腳尖朝向右方
雙手與地板平行
2 雙手往兩旁伸展
掌心朝下，雙手往兩旁伸展。
伸展脊椎，向上扭轉身體
左大腿肌肉內旋
右大腿肌肉外旋
腳趾根部確實踩穩地板
3 上半身倒往右側 右手指尖碰地
上半身緩緩往右倒，右手指尖觸碰地板，左手往上方舉起。右胸往上扭轉，打開胸口，視線看向左手指尖。
換邊進行相同動作
EASY
把手放在小腿上也OK！
上半身往側邊傾倒時，若指尖碰不到地板，也可以把手放在小腿上。
POINT
上半身不可往前傾
動作3應注意上半身不要往前傾也不要拱起背部，且要將背部後拉。
NG
43

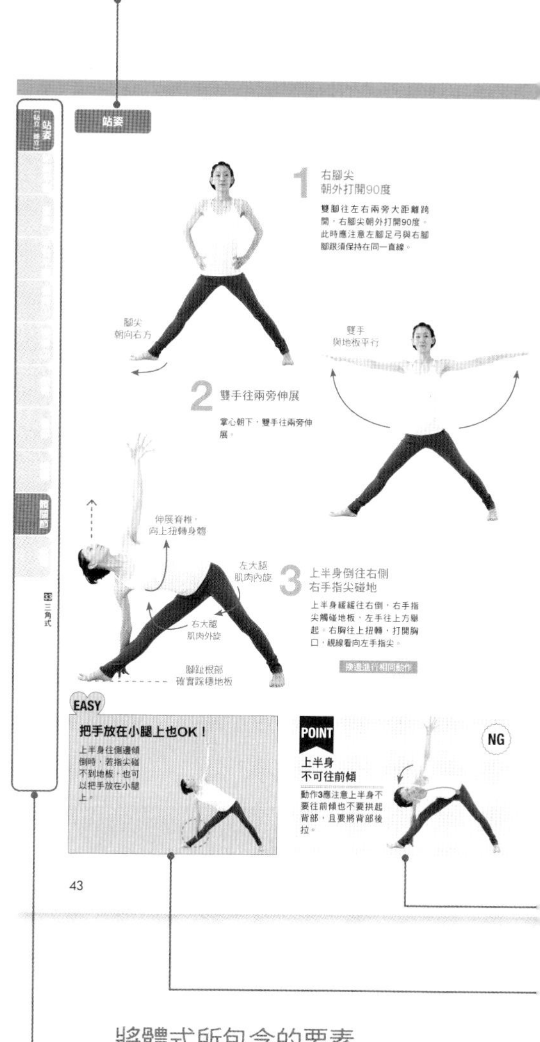

將體式所包含的要素細分為11個種類

如扭轉、後仰、髖關節等，將各個體式包含的動作要素細分為11個種類，以便在依目的選擇練習體式時可加速判斷。

※上述基本體位法與動作要素，是為了讓本書更容易使用而做出的分類。

瑜伽體位法的體式組合規畫

體會到練習瑜伽的快樂之後，就會想要嘗試自行規畫體式組合。為了那個時刻的到來，先一起確認選擇瑜伽動作的訣竅與搭配的呼吸方法吧！

自行規畫體式組合

規畫自己專屬的體式組合時，為了能均衡使用全身的肌肉，建議從各類動作要素（P.11）中均衡地選擇動作來練習。請參考以下「基本的體式組合」，先以拜日式暖身之後，再從各種要素中選出1至2個體式吧！最後再分別從坐姿與仰躺的體位法中選擇，包含前彎、髖關節、扭轉、倒轉❷等要素的體式。這組體式規劃的重點在於提高交感神經的活躍之後，會接著活化副交感神經，避免運動傷害，並最終達到放鬆的效果。初學者除了拜日式之外，從各種要素中各選擇1個動作練習就OK了。

基本的體式組合

拜日式
站姿（含跪姿）・站姿平衡
倒轉❶・腹肌・手臂平衡
後仰
坐姿
前彎・髖關節・扭轉
仰躺
前彎・髖關節・扭轉・倒轉❷
大休息式

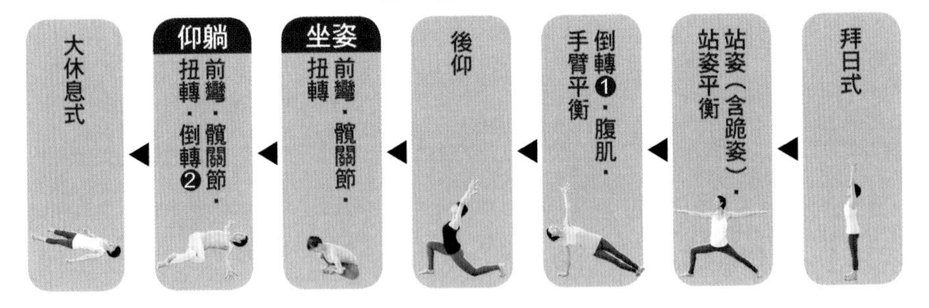

選擇符合程度的體式

瑜伽是一種只要上手之後，就會想要開始挑戰較高難度新動作的運動。當然，最好是配合自己的程度來選擇動作，一開始就挑戰太超出自己程度範圍的動作是NG的。如果抱持著試試看的輕率心情就開始練習，不僅容易導致肌肉或肌腱的疼痛，身體受傷的可能性也會變大。初學者自行規畫體式組合時，推薦以Level 1至2的瑜伽體式為主要構成，再從Level 3裡選1至2個體式來挑戰。如果Level 3的體式能在不勉強自己的情況下順利完成，即可依下圖的級別建議，一步一步地朝中階、高階繼續練習。

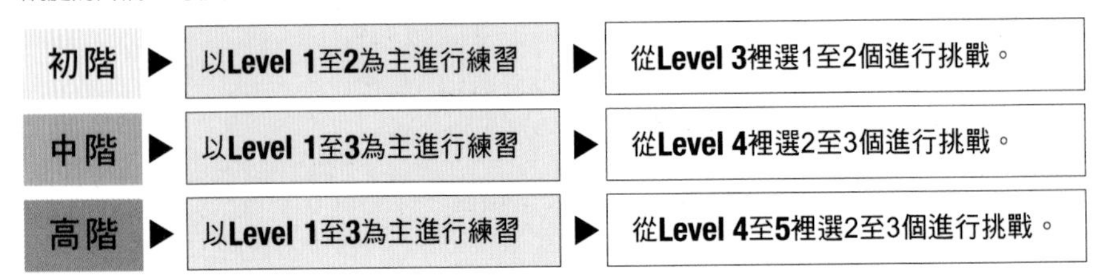

初階 ▶	以**Level 1**至**2**為主進行練習 ▶	從**Level 3**裡選1至2個進行挑戰。
中階 ▶	以**Level 1**至**3**為主進行練習 ▶	從**Level 4**裡選2至3個進行挑戰。
高階 ▶	以**Level 1**至**3**為主進行練習 ▶	從**Level 4**至**5**裡選2至3個進行挑戰。

呼吸法

呼吸是提高瑜伽運動效果的重點之一。只要深呼吸，氣（生命能源）就會環繞全身，可以得到身心全然舒緩放鬆的效果。雖然如此，如果過度意識呼吸而忽略瑜伽動作的正確性，那就本末倒置了。在還不熟練的時候，應以瑜伽動作的正確性為優先，只要注意動作時不停止呼吸（不能憋氣）即可。在完整的瑜伽動作裡，保持自然呼吸的頻率為5至10次（鼻吸鼻吐算1次）。等到開始上手後，再嘗試以下述方式連結呼吸與瑜伽動作吧！

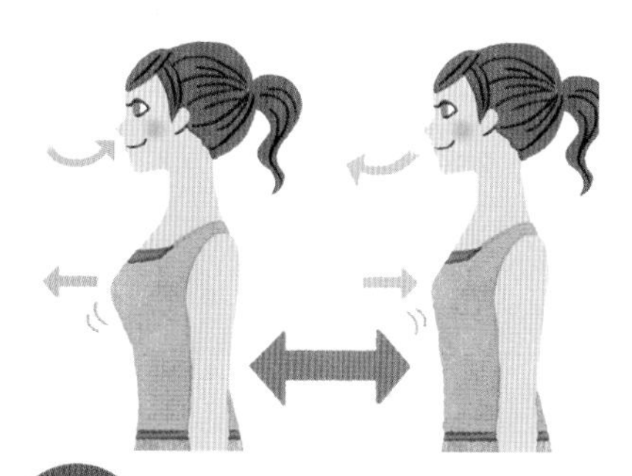

胸式呼吸　透過胸腔的起伏來呼吸。吸氣時肺部會充滿氣體，擴張胸口（肋骨），吐氣時胸口會回復原來的樣子。此呼吸法可活化交感神經。

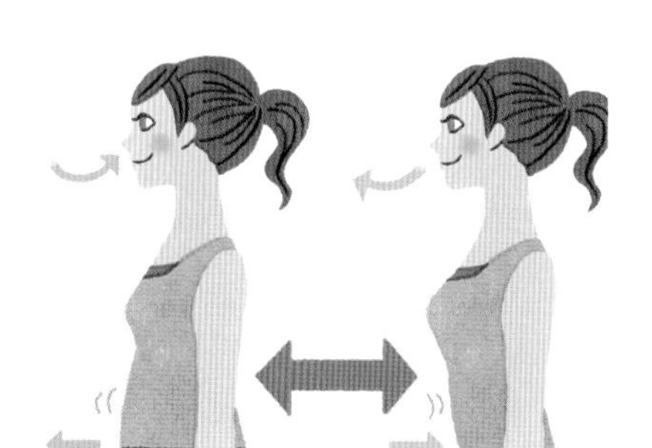

腹式呼吸　透過橫膈膜的起伏來呼吸。吸氣時，位於肺部下方的橫膈膜下沉，所以腹部會膨脹；吐氣時，肚子內收，呈現內凹的狀態。此呼吸法可活化副交感神經。

按體式選擇呼吸方法

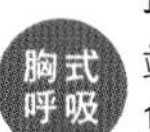

站姿、手臂平衡、倒轉等，對肌肉負擔較大的瑜伽體式。

腹式呼吸　坐姿、仰躺等，比較不需要使用腹肌的瑜伽體式。

按動作選擇呼氣吸氣

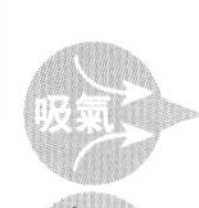

身體後仰、伸展，與用力的時候。

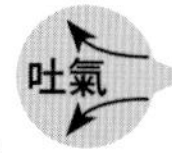

身體前彎、扭轉，與放鬆的時候。

推薦的瑜伽輔具

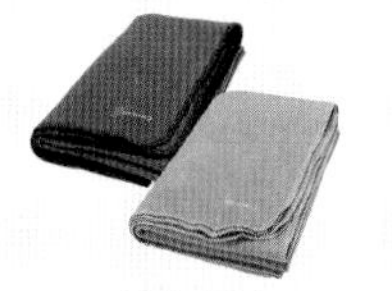

瑜伽鋪巾

墊在身體下，防止骨頭直接接觸地板的疼痛感，或當作輔助姿勢的工具使用。以毯子或坐墊代替也OK。

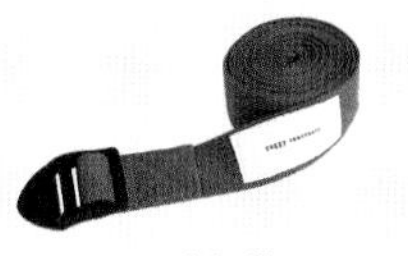

瑜伽帶

在身體柔軟度不足，或要補強力道時使用的輔助道具。以毛巾代替也OK。

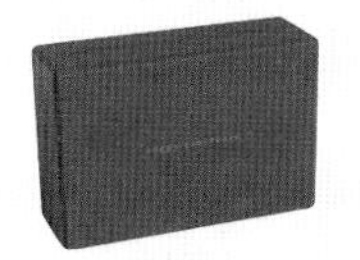

瑜伽磚

為了在不勉強自己的範圍內正確地完成瑜伽動作，不可或缺的輔助道具。有時也會有使用多個的狀況。

瑜伽墊

防止運動時不小心滑腳跌倒。在木質地板等容易打滑的地板上練習瑜伽時更是必需。

肌肉與骨骼

練習瑜伽體式時，清楚瞭解該體式重點對應的肌肉與關節部位，是快速上手的關鍵。請對照以下的人體圖部位配合練習吧！

肌肉圖

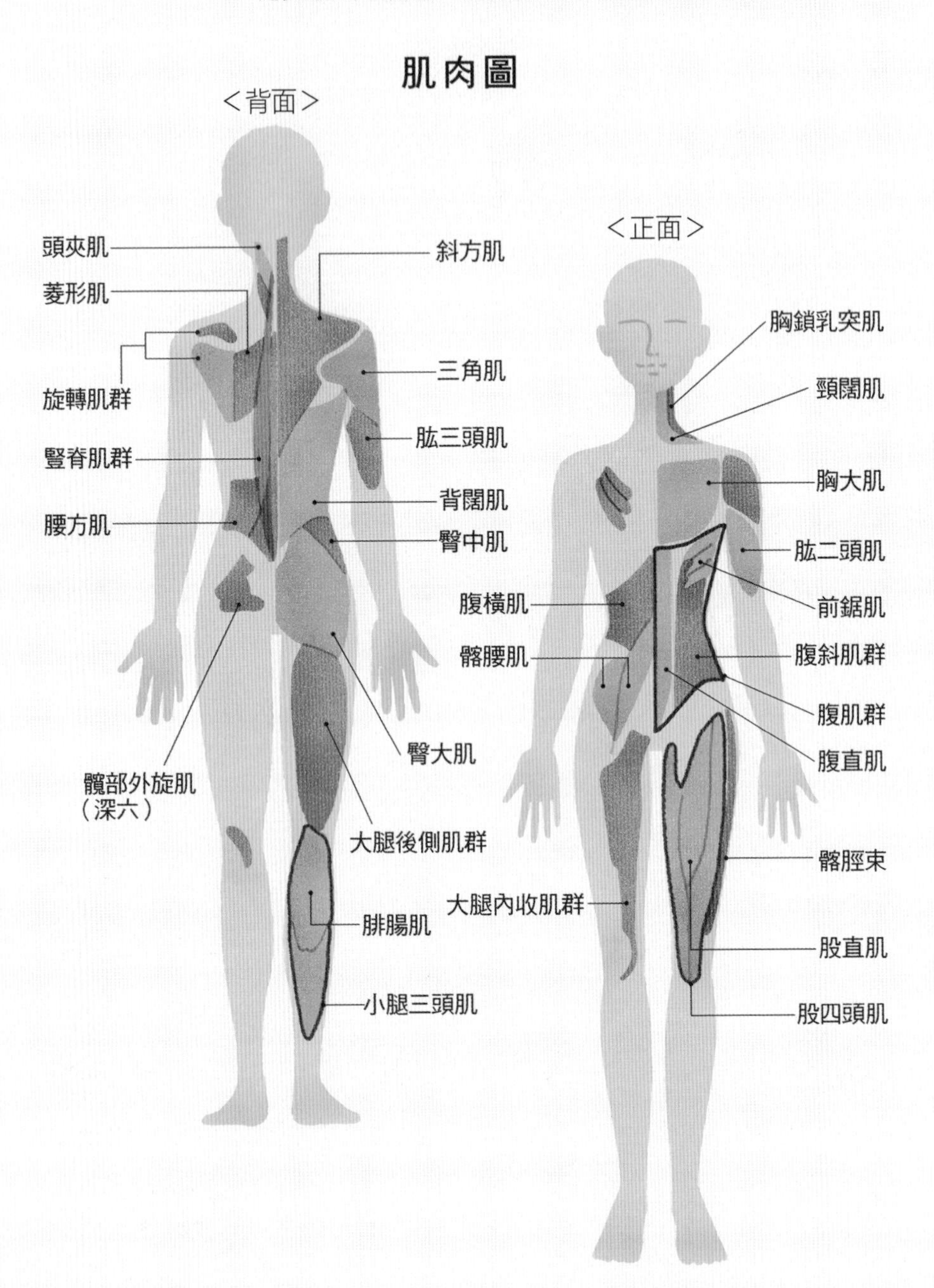

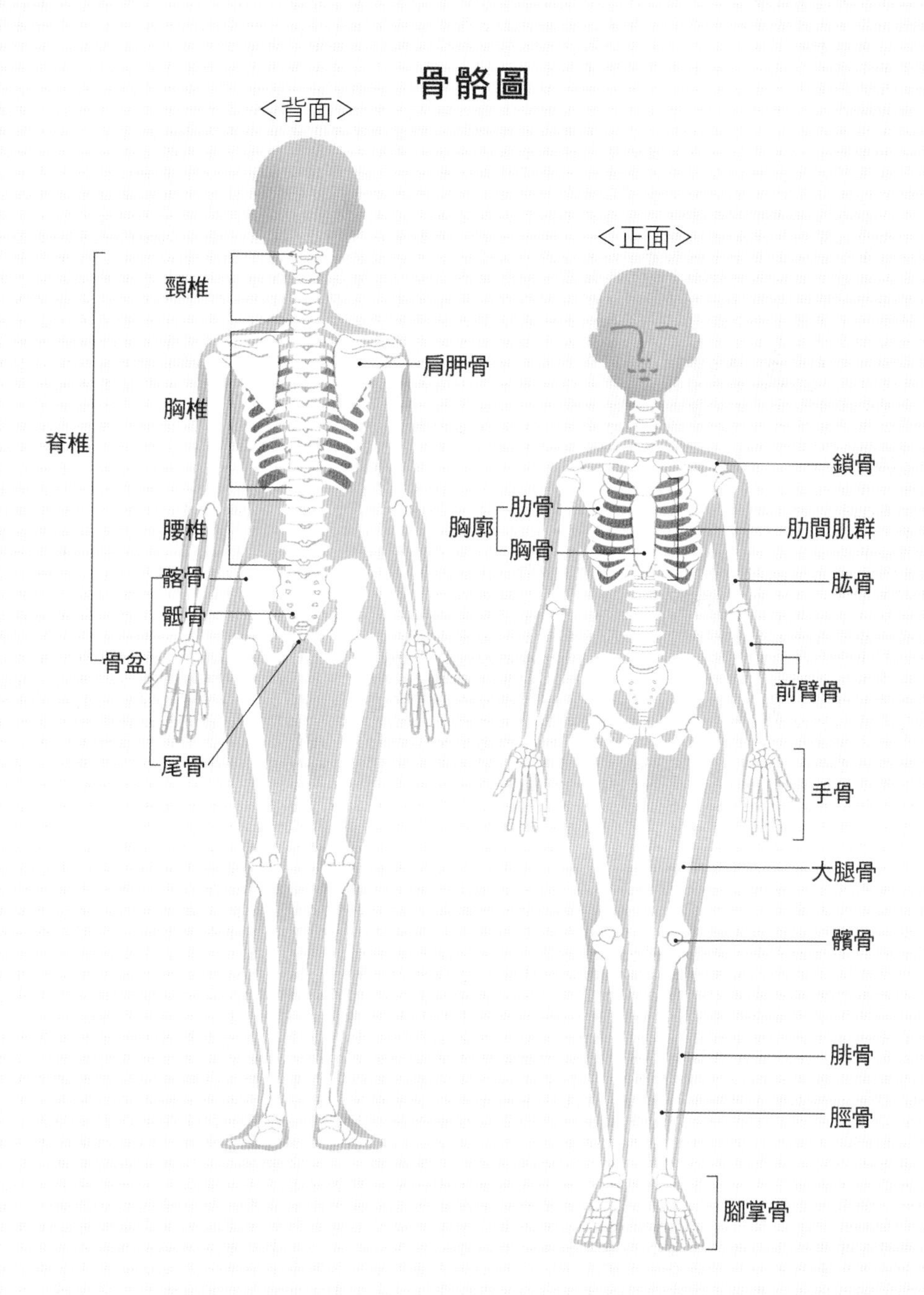

骨骼圖
＜背面＞
頸椎
肩胛骨
胸椎
脊椎
腰椎
髂骨
骶骨
骨盆
尾骨
＜正面＞
鎖骨
肋骨
胸廓
肋間肌群
胸骨
肱骨
前臂骨
手骨
大腿骨
髕骨
腓骨
脛骨
腳掌骨

開始練習前的注意事項

練習瑜伽體式有幾項重點需要特別注意，開始前請務必確認並銘記在心！

不勉強自己 按程度循序漸進

瑜伽體式裡有些動作是違反身體自然律動的。因此，如果初學者想要強迫自己完成某個姿勢，就有可能造成運動傷害。在自己可以做到的範圍內，依自己的程度循序漸進，才是可以開心堅持練習下去的祕訣。

不在飯後 2至3小時內練習

用餐後為了消化與吸收，血液會集中至腸與胃，因此飯後2至3小時請避免練習瑜伽。除了這個時間點之外，任何時間練習都OK。特別是早起後，身體還在僵硬狀態時，透過瑜伽練習來伸展肌肉、促進血液循環，可以讓腦袋跟著身體一起清醒，開始充滿活力的一天。

嚴禁分心 身心都應專心一致

練習瑜伽時，一邊維持姿勢、一邊有意識地呼吸並觀照自身是很重要的一件事。因此，一邊看電視或說話，一邊練習的行為是NG的。但是一邊聽可以提升注意力或放鬆的療癒音樂，一邊練習瑜伽則沒有問題。

懷孕時， 到安定期之前避免練習

如果為了舒緩腰痛或水腫等妊娠期間容易發生的不適，懷孕中的婦女請等孕期進入第5個月的安定期，產後的婦女等到生產完6週後，才可開始練習瑜伽。由於懷孕期間有應該避免以及需要特別編排的瑜伽體式，所以強力建議應在專業教師的帶領下進行練習。

避免穿著太緊繃的衣服

因為瑜伽體式裡，有些姿勢需要大幅度地伸展手腳，所以穿著以不緊繃且方便運動為原則。也由於會流出大量的汗水，建議選擇透氣材質的服裝為佳。如果可以穿著舒適可愛的練習服，也能連帶加強練習的動機。

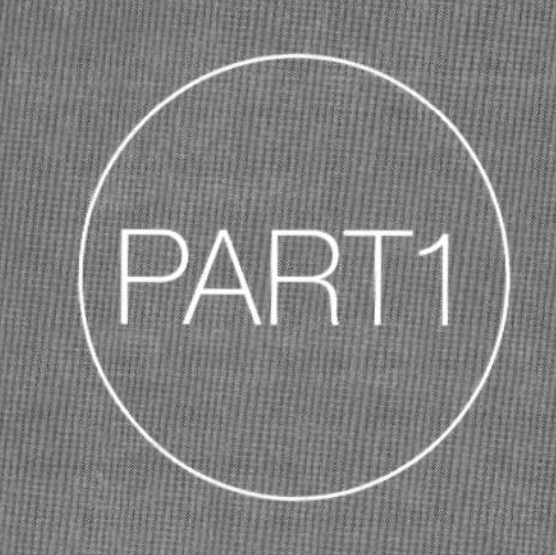

PART1

初學者的入門修練
基本體位法

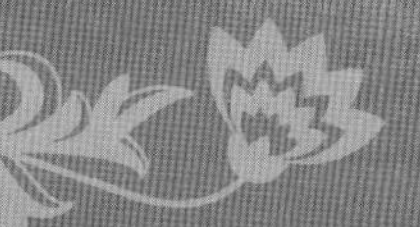

剛開始學習瑜伽，一定要熟練基本的體位法。
坐姿是冥想時的搭配體式，
其他體式則可以作為瑜伽課程中的暖身或結尾，
或體式之間的串連動作。
準備好後，跟著本篇的圖示立刻開始練習吧！

Basic Asana

冥想的坐姿

練習冥想的坐姿時，舒適安穩是首要重點。請在不勉強身體的範圍內選擇適合的坐姿，並在練習體式的開始與最後，坐下來好好感受身體的變化。

※全部坐姿皆請保持脊椎伸展與骨盆立起的狀態。
若是非左右對稱的姿勢，可左右雙腳分次互換位置使身體取得平衡。

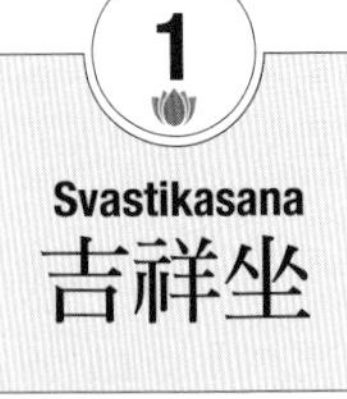

1 Svastikasana 吉祥坐

Level ★☆☆☆☆

Svastikasana是「吉祥印記=卍」的意思。因為雙腳盤起的形狀看起來跟卍很像，而取其名。

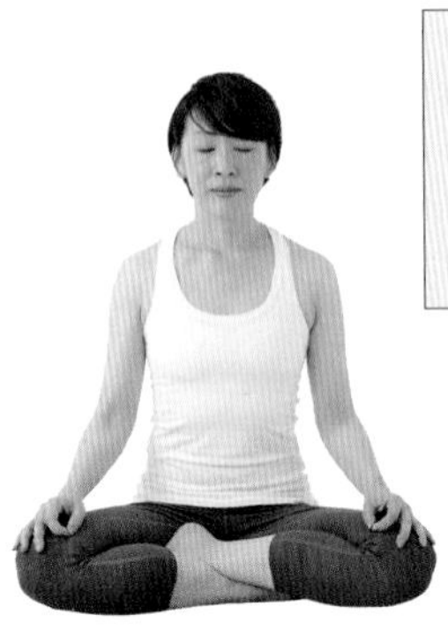

Top View

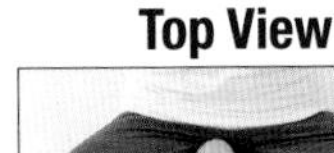

從手杖式（參閱P.28）開始，將兩腳小腿交叉收攏，兩腳腳底抵住大腿根部，左右膝蓋朝下。

EASY

將兩腳放在恥骨前面

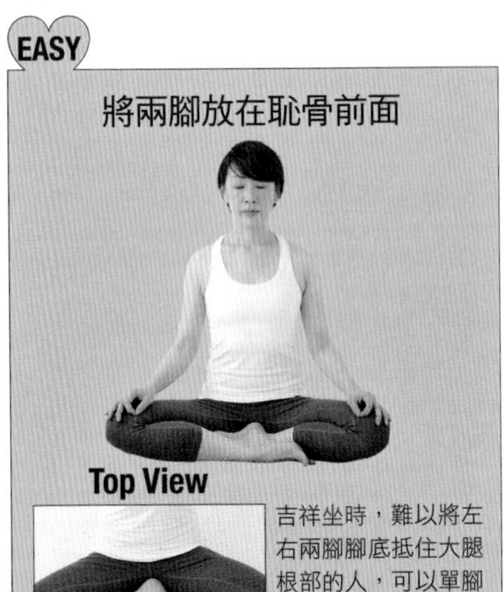

Top View

吉祥坐時，難以將左右兩腳腳底抵住大腿根部的人，可以單腳抵住大腿根部，將另一隻腳放在前面的位置即可。

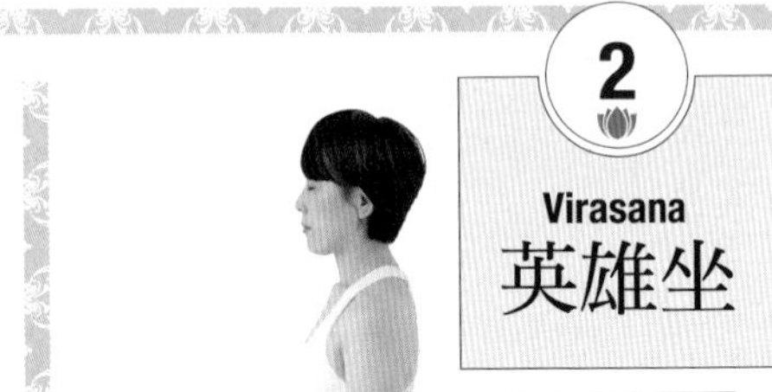

2 Virasana 英雄坐

Level ★☆☆☆☆

又稱為跪坐的坐法。以瑜伽磚或坐墊輔助會比較容易進行。

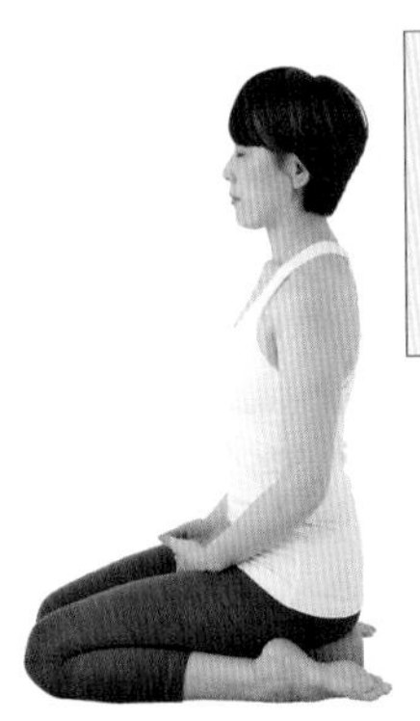

Back View

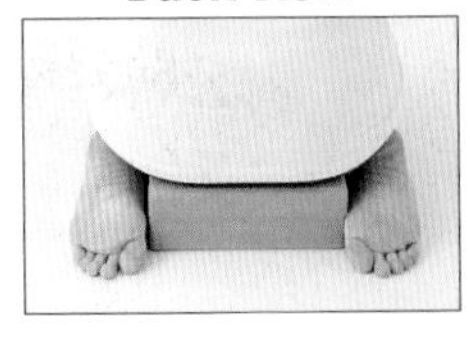

從正座姿勢將臀部往上提，兩腳往外打開，讓臀部貼坐在兩腳跟之間的地板上。若還不習慣這種坐姿，可以將瑜伽磚放在兩腳之間。

3 Vajrasana 金剛坐

Level ★★☆☆☆

Vajrasana是金剛的意思，是能讓人聯想到沉穩的坐法。與日本的正座相似。

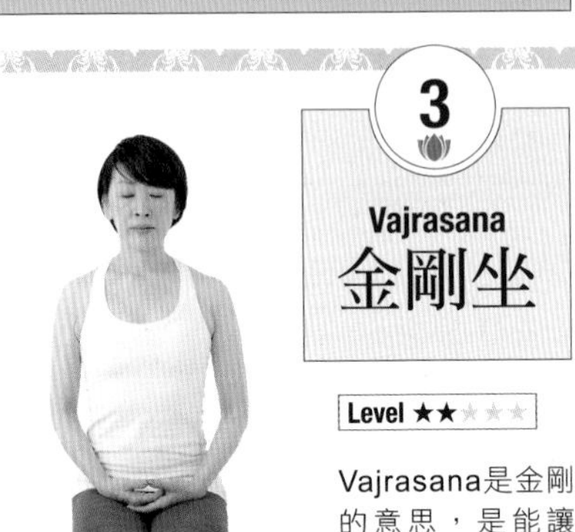

Back

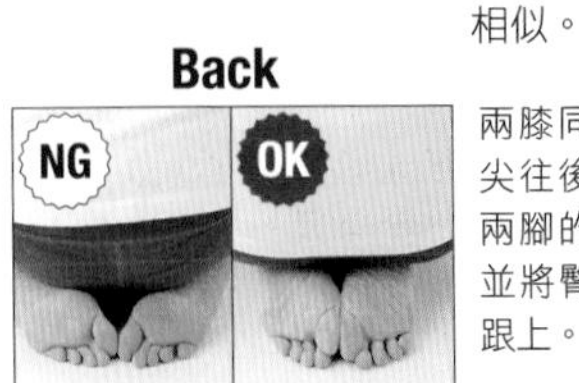

兩膝同時跪下，腳尖往後伸展。左右兩腳的腳跟直立，並將臀部落坐在腳跟上。

4

Ardha Padmasana 半蓮花坐

Level ★★☆☆☆

簡化瑜伽坐姿代表「蓮花坐」（參見以下坐姿5），只盤單腳的坐法。可藉此坐姿來練習蓮花坐。

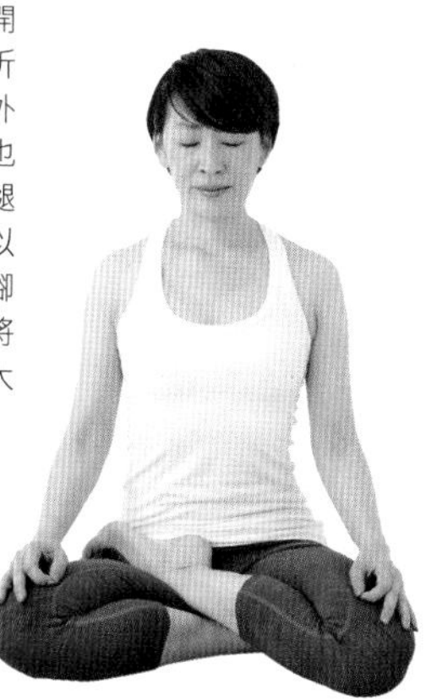

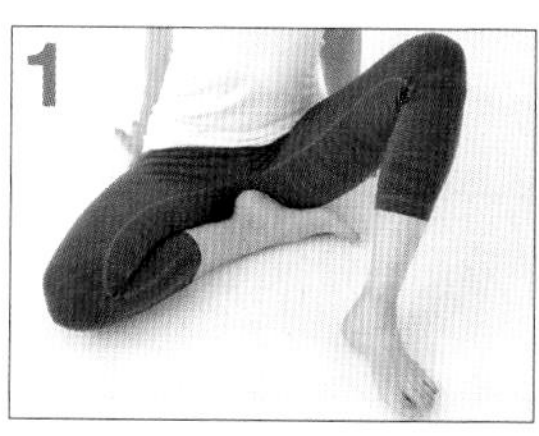

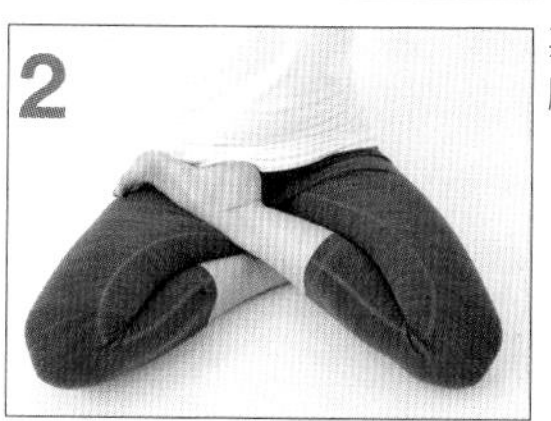

❶從手杖式開始，右膝折回，將腿向外開。❷左膝也同樣折回，腿向外開，再以雙手扶握左腳背與腳踝，將其提放在右大腿根部處。

5

Padmasana 蓮花坐

Level ★★★★☆

因為雙腳的形狀與蓮花（梵語padma）相似，而取其名。屬於高難度的坐姿之一。

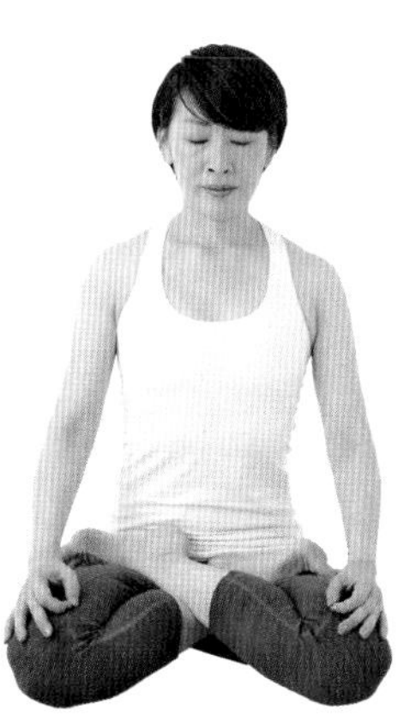

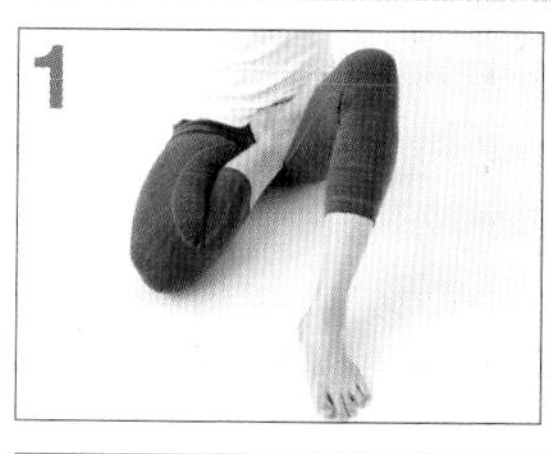

❶從手杖式將右膝折回，右腳背抵放在左大腿根部處。❷雙手扶握左腳踝與腳背，將其提放在右大腿根部處。位置確定後，回勾腳尖，藉此活化小腿。

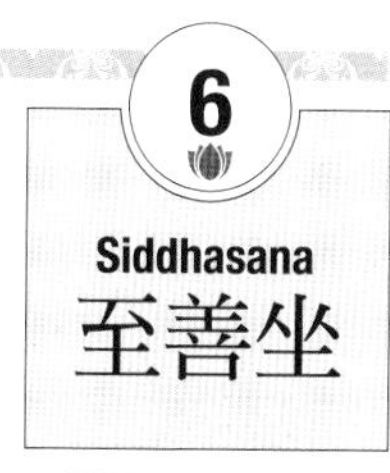

Level ★★★★☆

在瑜伽修行中相當受重視的坐姿之一。可激發潛藏在身體深處的能量。

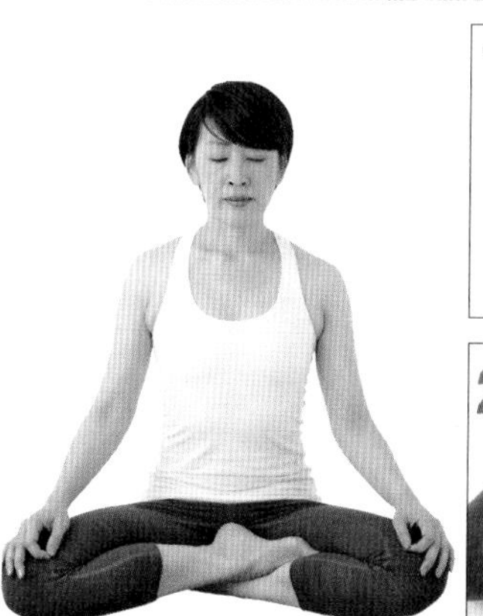

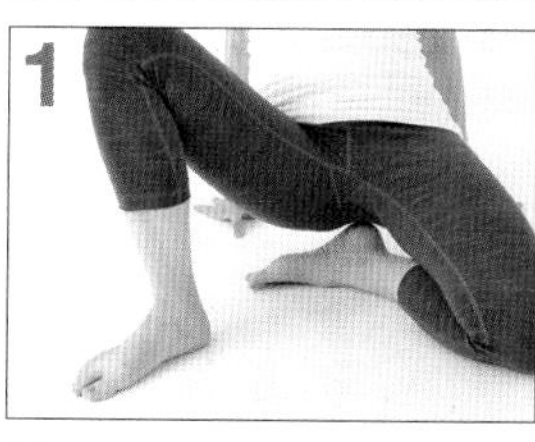

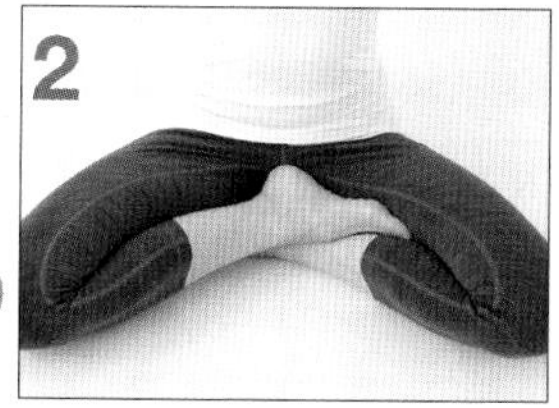

❶從手杖式將左膝折回，讓左腳跟朝上，接近會陰部（私處與肛門之間），並將臀部落下。❷將右腳跟疊放在左腳跟上，腳尖插入左大腿與小腿肚之間。

START
山式
➡ P.22
展臂式
➡ P.22
側彎式
➡ P.22

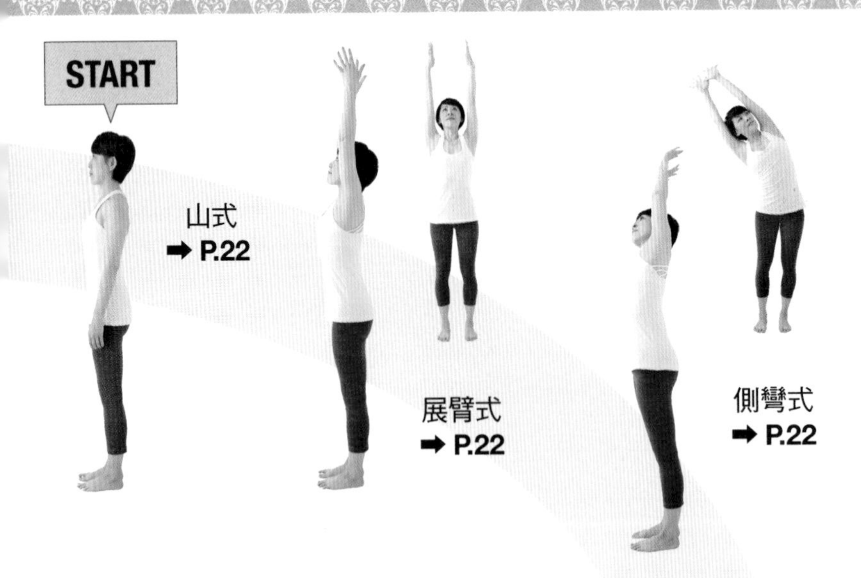

拜日式

Surya namaskara

Level ★★★★★

拜日式是感謝太陽的禮拜行為。為了提高身體機能，將各種動作串聯成一個循環，也可當作開始瑜伽練習前的熱身操。

or
站立前彎式
➡ P.23
前彎式
➡ P.23

八肢點地式
➡ P.25
or
四肢撐地式
➡ P.25
半站立前彎式
➡ P.24
棒式
➡ P.24

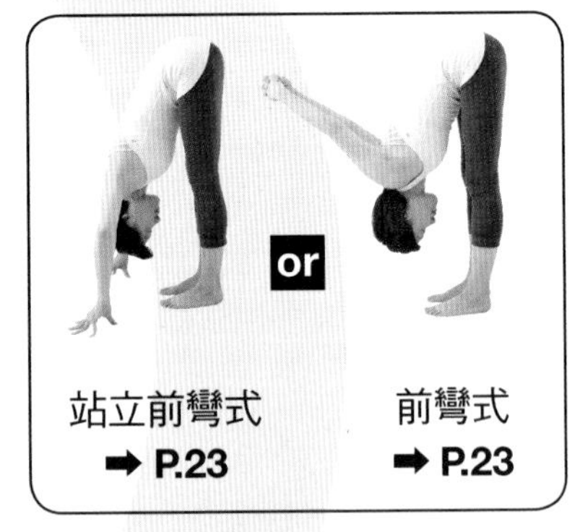

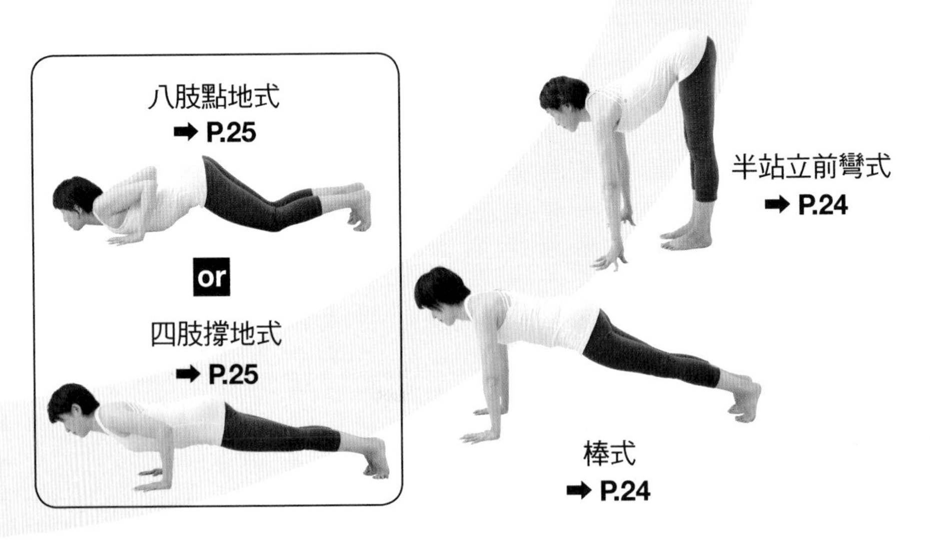

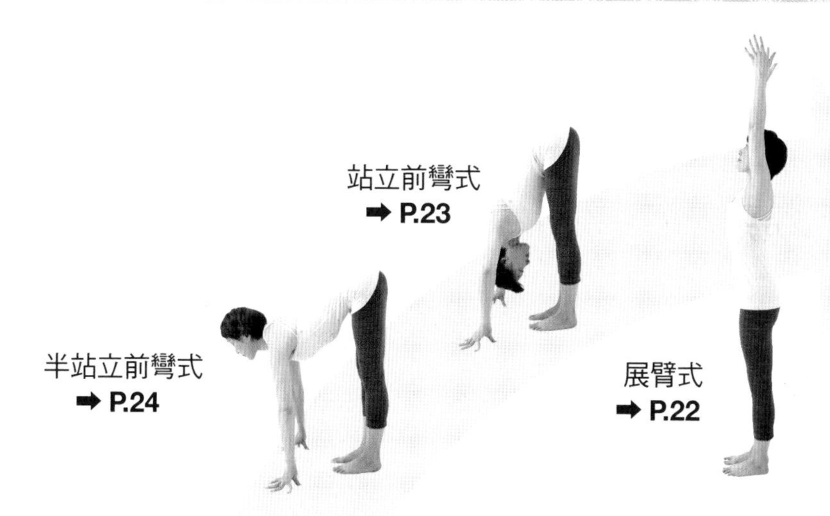

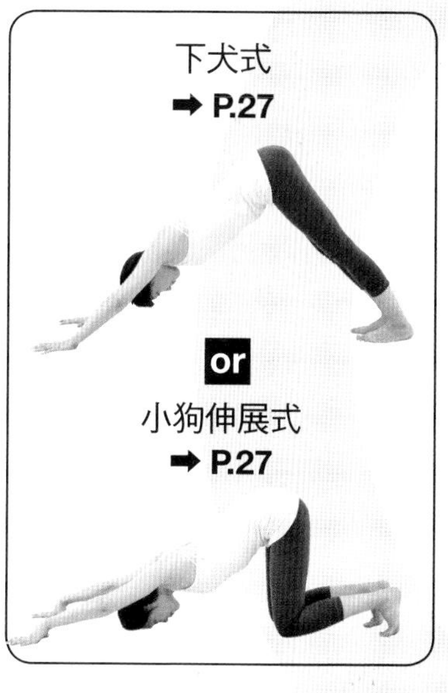

Try! Video Lesson

可在電腦或手機上觀看本書專門拍攝的拜日式影片

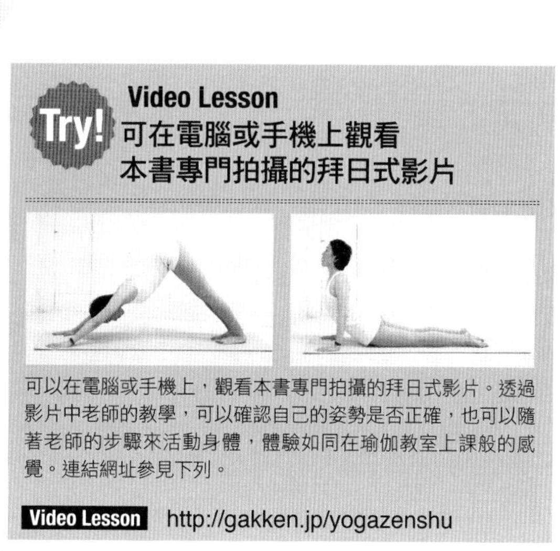

可以在電腦或手機上，觀看本書專門拍攝的拜日式影片。透過影片中老師的教學，可以確認自己的姿勢是否正確，也可以隨著老師的步驟來活動身體，體驗如同在瑜伽教室上課般的感覺。連結網址參見下列。

Video Lesson http://gakken.jp/yogazenshu

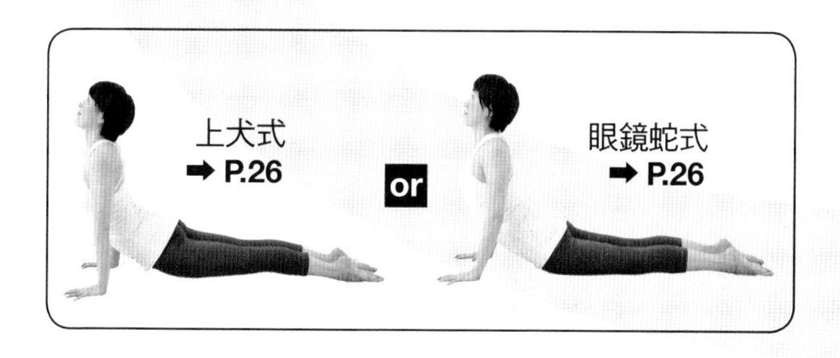

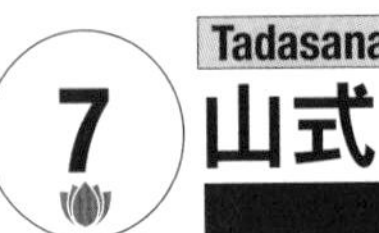

Tadasana

7 山式

Level★★★★★

這是所有站姿體位法的基本姿勢。姿勢正確，可以調整身體中心軸線，使身心產生安定感。

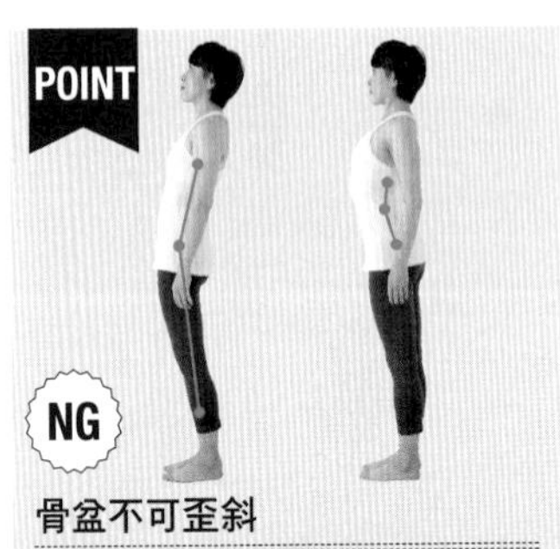

骨盆不可歪斜

注意腰部不可過度往前推出（圖右），或骨盆太往前推出導致身體後傾（圖左）。

Side

耳朵、肩膀、股骨大轉子、膝蓋、腳踝保持一直線

肩膀向下放鬆
身體站直

兩腳站開與腰同寬，兩膝蓋往內（身體中心軸）收緊。尾骨朝下，輕輕收緊小腹，有意識地將頭頂往天花板拉提伸展。

Front

肩膀向下放鬆

有意識地以骨盆為中心點，向上向下伸展

兩腳站開與腰同寬

Urdhva Hastasana & Side Bending

8 9 展臂式＆側彎式

Level ★★★★★

雙手向上舉起的展臂式可放鬆肩膀周圍肌肉，有助於振奮精神。側彎式則可幫助舒適地伸展體側，加強呼吸的深度。

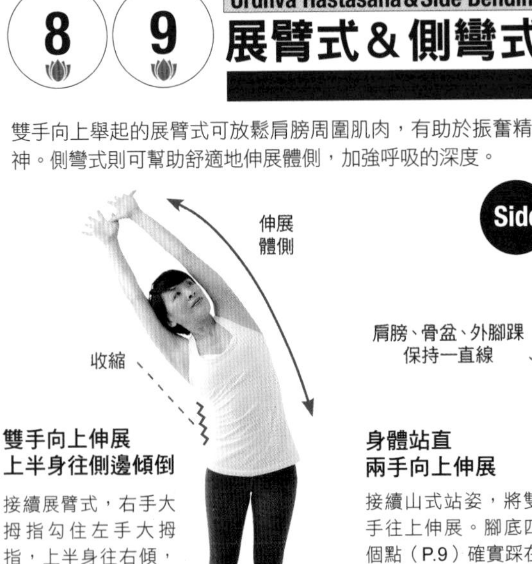

雙手向上伸展
上半身往側邊傾倒

接續展臂式，右手大拇指勾住左手大拇指，上半身往右傾，然後換邊進行相同的動作。

Side

肩膀、骨盆、外腳踝保持一直線

身體站直
兩手向上伸展

接續山式站姿，將雙手往上伸展。腳底四個點（P.9）確實踩在地板上，上半身往上拉提，有意識地保持體側的伸展。

Front

雙手打開與肩同寬

有意識地保持體側的伸展

兩小腿往內收緊

10 Uttanasana 前彎式

Level★

雙手在身後握拳，上半身往前傾的體式。可放鬆大腿後側與肩胛骨周圍。

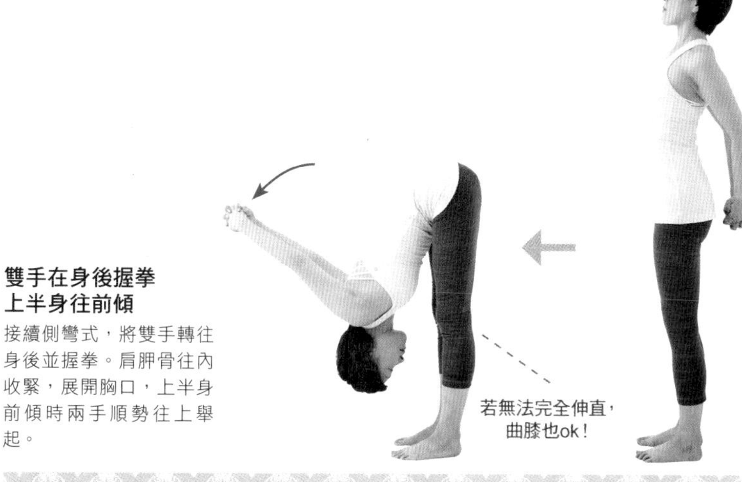

雙手在身後握拳
上半身往前傾

接續側彎式，將雙手轉往身後並握拳。肩胛骨往內收緊，展開胸口，上半身前傾時兩手順勢往上舉起。

11 Uttanasana 站立前彎式

Level★★

上半身加深前傾，伸展背部的體式。有助於平穩精神，也具有調整內臟機能的效果。

EASY

依自己的狀況將膝蓋伸直至能刺激大腿內側的程度

對於完全打直膝蓋感到痛苦的人，在感受大腿後側肌肉有伸展感覺的範圍內，可稍微彎曲膝蓋。（若無法感受大腿內側肌肉的伸展，就是膝蓋太過彎曲了。）

脊椎
往地板方向伸展

接續前彎式，指尖輕推地板。腳底四個點（P.9）確實踩在地板上，有意識地將脊椎往地板方向伸展。

Side　Front

膝蓋骨
往上提

指尖著地

12 Ardha Uttanasana 半站立前彎式

Level★★★★★

從前傾姿勢將上半身提起至一半位置的體式。
由於目的是為了延展脊椎，所以脊椎不能拱起，並須有意識地伸展體側。

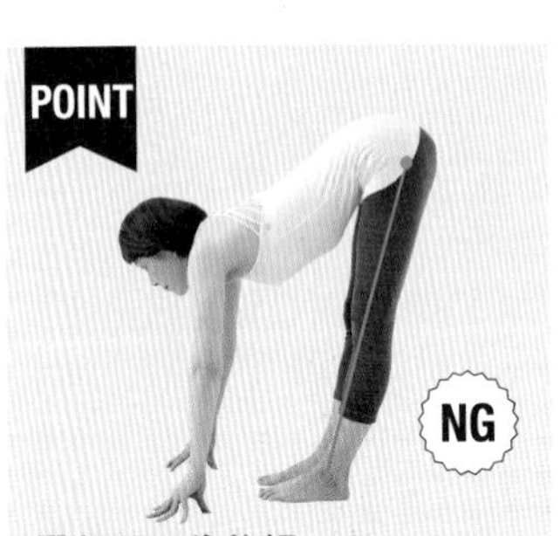

POINT

NG

臀部不可往後傾

為了伸展脊椎而將臀部往後推出是NG的！坐骨請保持在腳踝往上延伸的垂直線上。

伸展脊椎
坐骨須保持在腳踝的正上方
若無法伸直膝蓋，曲膝也ok！

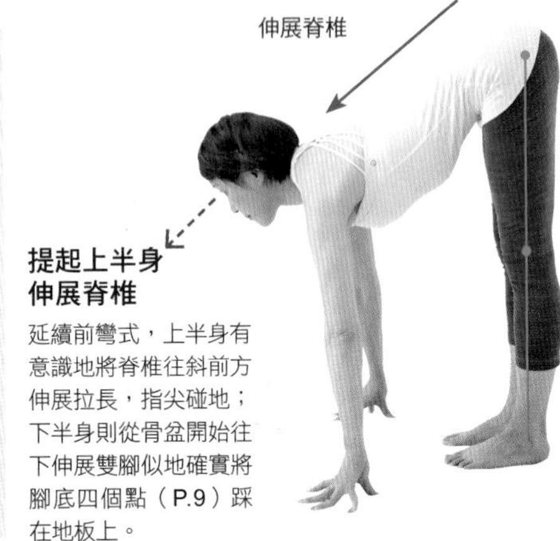

提起上半身
伸展脊椎

延續前彎式，上半身有意識地將脊椎往斜前方伸展拉長，指尖碰地；下半身則從骨盆開始往下伸展雙腳似地確實將腳底四個點（P.9）踩在地板上。

13 Phalakasana/Plank Pose 棒式

Level★★★★★

這是藉由雙手、雙腳四個支撐點來撐起身體的體式。
為使身體保持一直線的狀態，因而能鍛鍊核心肌群部位，有助於調整身體的姿勢。

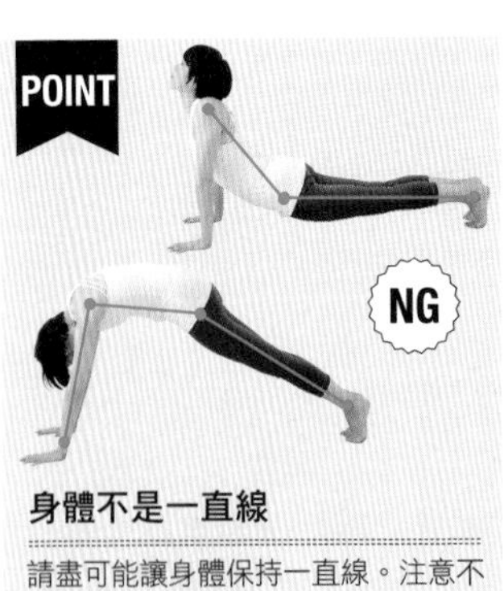

POINT

NG

身體不是一直線

請盡可能讓身體保持一直線。注意不要讓腰部太往上推，或因腰部下沉而導致過度背彎的狀況。

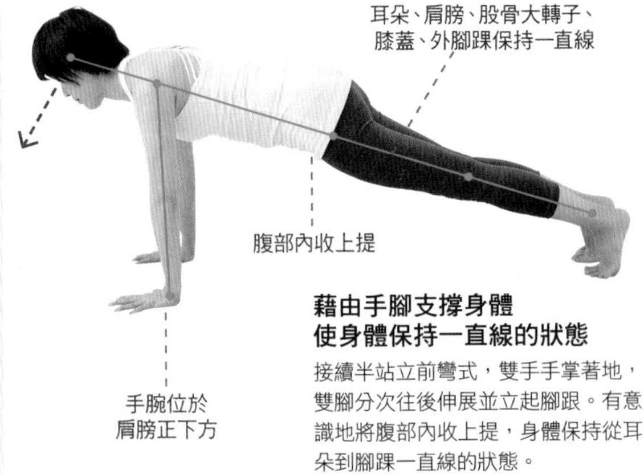

藉由手腳支撐身體
使身體保持一直線的狀態

接續半站立前彎式，雙手手掌著地，雙腳分次往後伸展並立起腳跟。有意識地將腹部內收上提，身體保持從耳朵到腳踝一直線的狀態。

Astanga Dandasana

14 八肢點地式

Level ★★☆☆☆

藉由雙手、雙膝、雙腳、胸口、下巴等八個支撐點著地來撐起身體的體式。
可強化手腕、雙手、腹部及背部的肌肉。

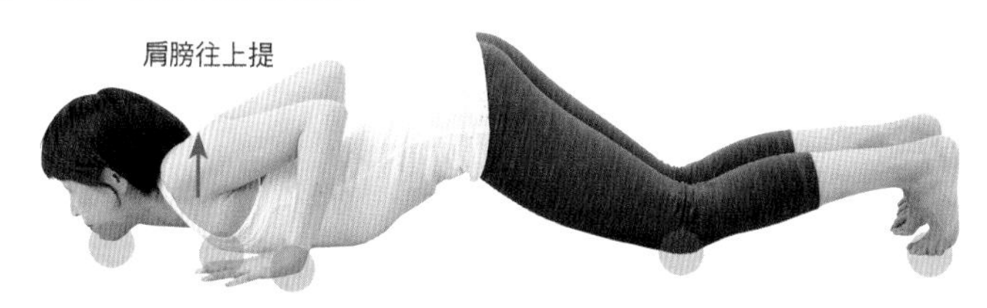

POINT 肩膀不要往下掉

肩膀一旦往下掉，胸口就會內縮。請想像往後夾起肩胛骨的動作，將肩膀往上提起。

NG

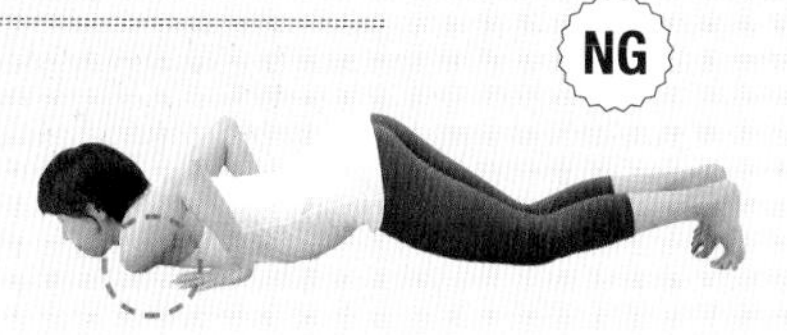

以手腳、膝蓋、胸口、下巴來支撐身體

接續棒式，雙膝著地，臀部保持上提的位置，胸口往下落在雙手之間，並使下巴輕貼地板。

Chaturanga Dandasana

15 四肢撐地式

Level ★★★☆☆

藉由雙手雙腳的四個支撐點來撐起身體，雙肘保持彎曲的體式。
困難度比八肢點地式還要高，手腕、雙手、腹部肌肉的負荷也較大。

從耳朵到腳踝
保持身體一直線

手肘與手腕
須保持垂直

EASY

雙膝著地可減輕負擔

若覺得此動作太困難，雙膝著地也OK，但前臂一樣須垂直地板。等到肌肉力量足夠時再挑戰膝蓋不著地的動作吧！

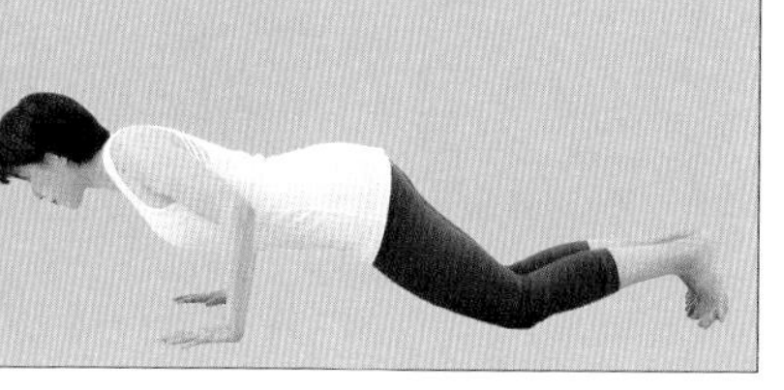

以手腳支撐身體 雙肘彎曲

接續八肢點地式，讓胸口與雙膝離開地面，彎曲手肘並使前臂垂直地板，保持身體一直線的狀態。

16 Bhujangasana 眼鏡蛇式

Level ★★☆☆☆

從俯臥姿勢提起上半身，伸展身體正面的體式。
不要單靠柔軟的腰部來完成這個動作，請集中意識運用整個上半身的肌肉吧！

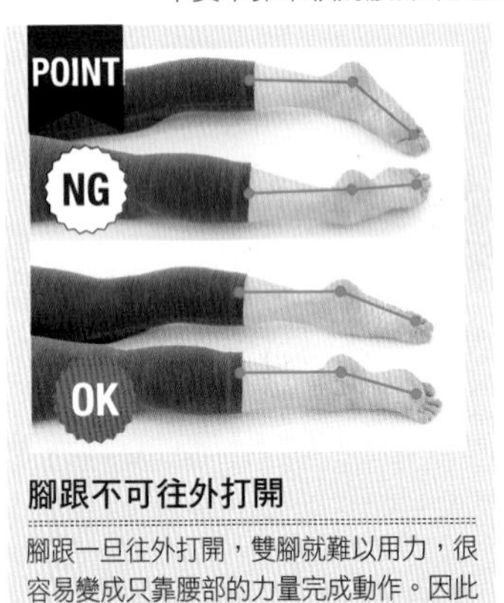

腳跟不可往外打開

腳跟一旦往外打開，雙腳就難以用力，很容易變成只靠腰部的力量完成動作。因此須注意保持腳跟往中央內收的力量。

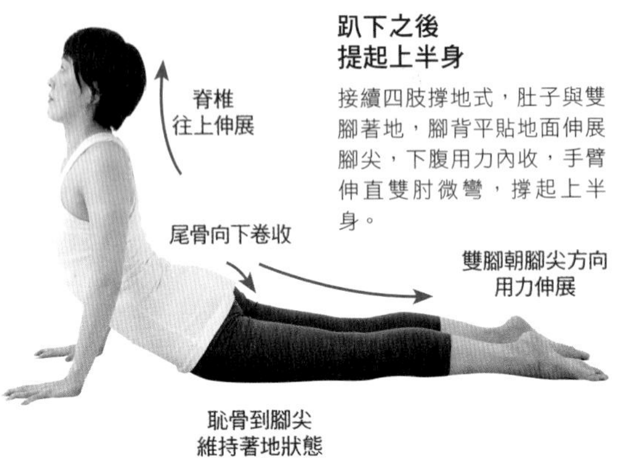

趴下之後
提起上半身

接續四肢撐地式，肚子與雙腳著地，腳背平貼地面伸展腳尖，下腹用力內收，手臂伸直雙肘微彎，撐起上半身。

17 Urdhva Mukha Svanasana 上犬式

Level★★★☆☆

以雙手與腳背支撐身體，提起上半身的體式。
可伸展身體正面肌肉，強化雙手的肌力。

POINT
NG

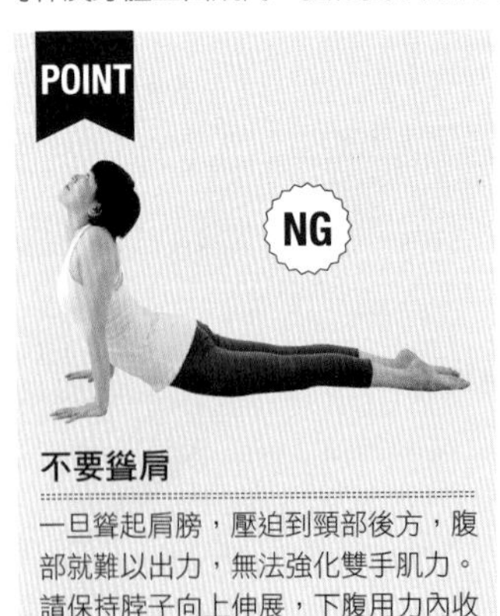

不要聳肩

一旦聳起肩膀，壓迫到頸部後方，腹部就難以出力，無法強化雙手肌力。請保持脖子向上伸展，下腹用力內收的狀態進行動作吧！

脊椎往上伸展
恥骨到小腿之間往上提起，離開地面

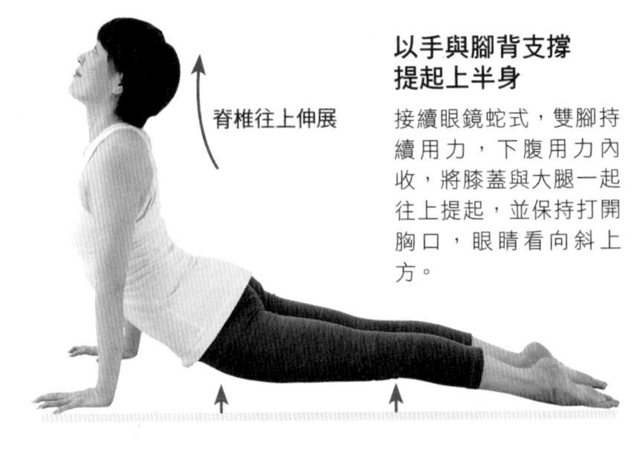

以手與腳背支撐
提起上半身

接續眼鏡蛇式，雙腳持續用力，下腹用力內收，將膝蓋與大腿一起往上提起，並保持打開胸口，眼睛看向斜上方。

18 小狗伸展式

Uttana Shishosana/Puppy Pose

Level★☆☆☆

如小狗伸展身體般的姿勢，可伸展脊椎或肩關節周圍。
因為可以打開胸口，所以也有助於改善呼吸機能。

POINT NG

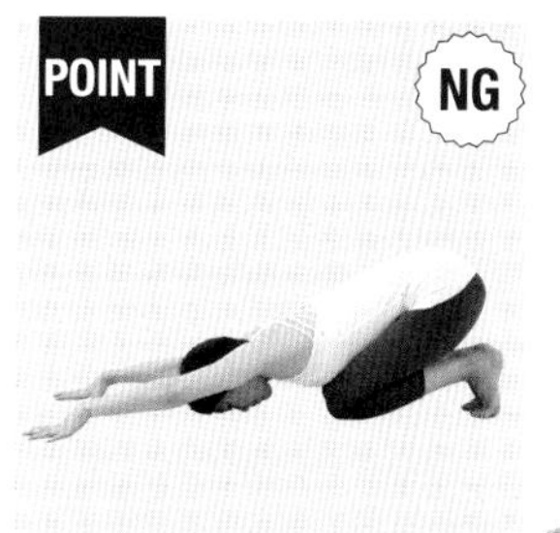

臀部不可往後倒

腰部太過往後用力、肩膀太往下掉，會減弱肩關節周圍的伸展效果，請特別注意。

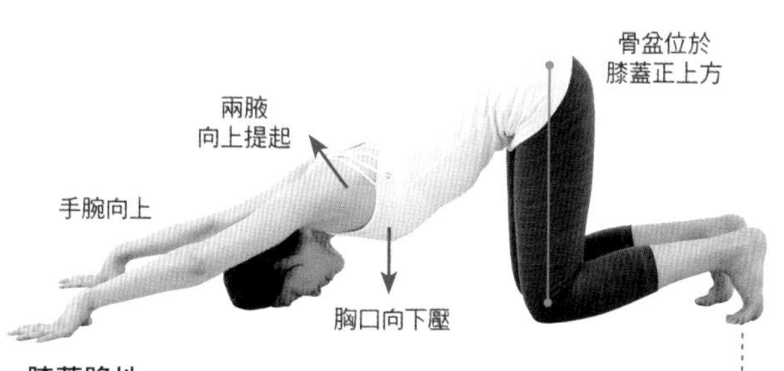

膝蓋跪地
上半身往前傾伸展脊椎

接續上犬式，雙膝著地，腰部向後拉、雙手往前走，胸口往下靠近地板。

19 下犬式

Adho Mukha Svanasana

Level★★☆☆

藉由雙手雙腳支撐，伸展身體背部的體式。具有消除全身疲勞的效果。

EASY

彎曲膝蓋
有意識地保持體側的伸展

若覺得此動作太困難，也可以稍微彎曲膝蓋、提起腳跟，但須有意識地保持體側的伸展拉長。

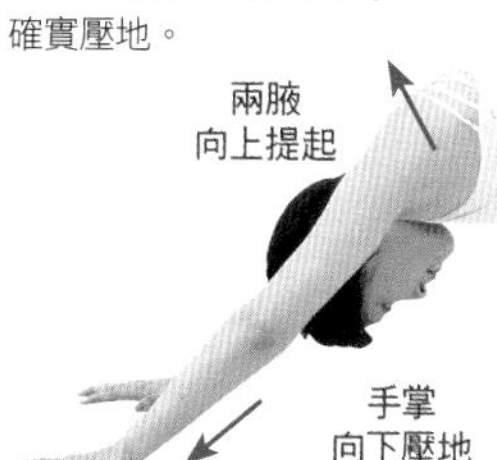

腰部向上提起
雙手雙腳壓地

接續小狗伸展式，從腰部向上提起，腳跟向下踩地。兩腋上提打開胸口，雙腳趾根處與手掌確實壓地。

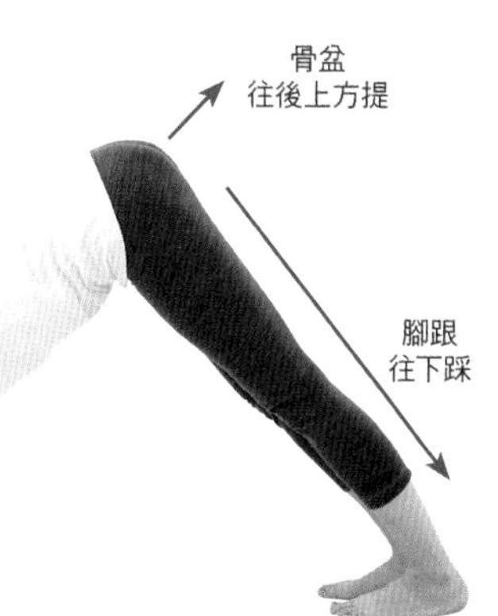

基礎＆休息的體式

「基礎＆休息的體式」除了穿插在瑜伽體位法練習之間或最後大休息時使用，也可當成熱身運動。雖然大多是簡單的體式，但因為應用組合十分頻繁，所以務必認真地確實學好動作。

20 手杖式（長座）

Dandasana

Level ★★☆☆☆

雙腳伸直的坐姿，本式又稱為「長座」，是坐姿的基本體式。
重點在伸展脊椎與立起骨盆。

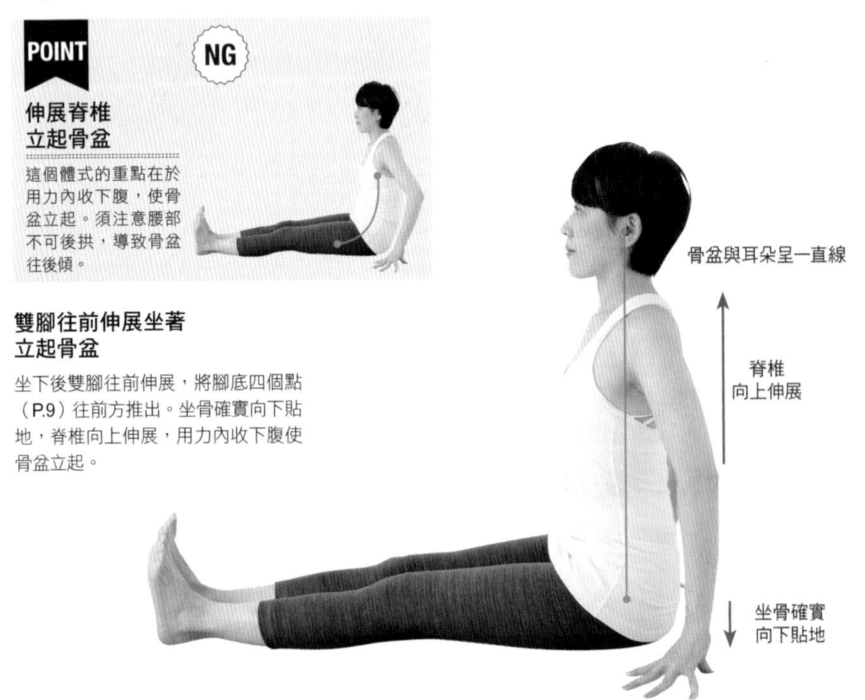

伸展脊椎
立起骨盆

這個體式的重點在於用力內收下腹，使骨盆立起。須注意腰部不可後拱，導致骨盆往後傾。

雙腳往前伸展坐著
立起骨盆

坐下後雙腳往前伸展，將腳底四個點（P.9）往前方推出。坐骨確實向下貼地，脊椎向上伸展，用力內收下腹使骨盆立起。

EASY

墊上毯子
或彎曲膝蓋也 OK

若坐下時骨盆無法立起，可在臀部下方墊毯子，或屈膝進行練習。

Balasana

21 嬰兒式

Level ★

鬆開正座，額頭著地全身放鬆的休息體式。除了可緩和情緒之外，
更能紓解頭部、頸部、肩膀、手臂與腰部等部位的緊張感。

從正座開始 雙手往前伸展，額頭著地

身體保持正座姿勢，雙膝打開比腰部略寬，上半身往前倒，額頭著地，雙手往前方伸展，並放掉手上的力量。

Variation

選擇可以放鬆的姿勢

雙手握拳，上下重疊放在額頭下方，或雙手往後置於雙腳兩側皆可。選擇你最能放鬆身體的姿勢即可。

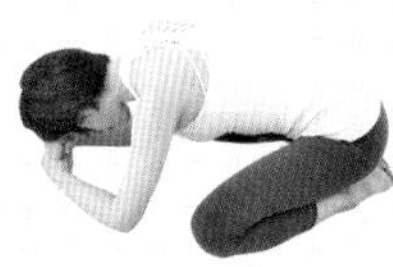

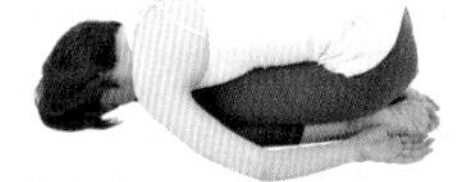

Supta Balasana

22 仰臥嬰兒式

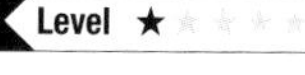

身體仰躺，雙手環抱膝蓋，可伸展腰部與放鬆身體的體式。

放鬆肩膀，
雙肩貼地

環抱雙膝往身體方向拉近

身體仰躺，雙膝彎曲靠近身體方向，再以雙手環抱膝蓋拉往胸口。

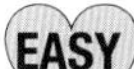

以瑜伽帶將雙腳拉近

若覺得環抱雙腳很困難，可將瑜伽帶放在大腿後側，雙手拉瑜伽帶，將雙腳帶往身體方向。

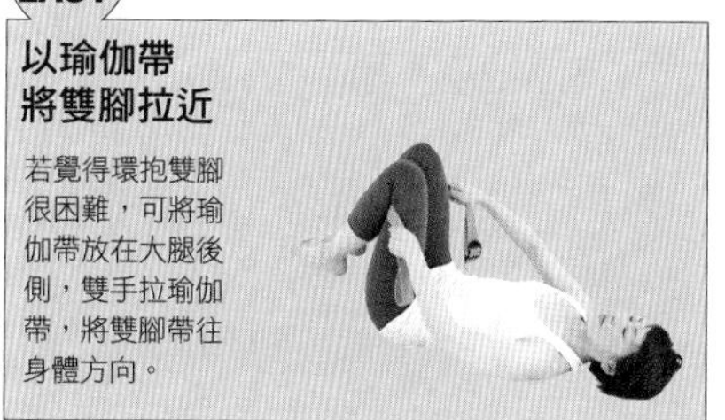

POINT 放鬆頸部與肩膀

環抱膝蓋的時候，下巴往上抬將會造成頸部的負擔，這種狀況是NG的。頸部與肩膀一定要保持放鬆。

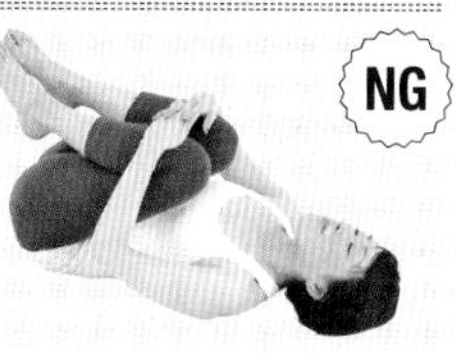

23 Advasana 俯臥休息式

Level ★☆☆☆☆

身體呈臥姿，雙手重疊放在額頭下方的放鬆體式，
也可當作俯臥系列的基礎體式或休息的體式。

身體平趴地面，放掉全身力氣

身體呈臥姿，雙手重疊置於額頭下方，放掉全身的力氣。

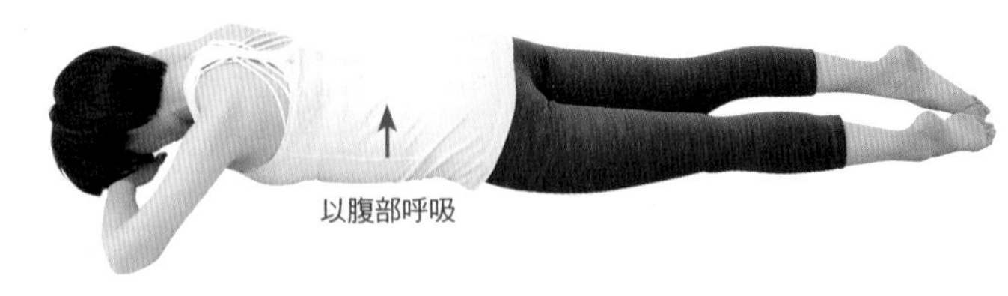

Variation

膝蓋打開，臉面向側邊

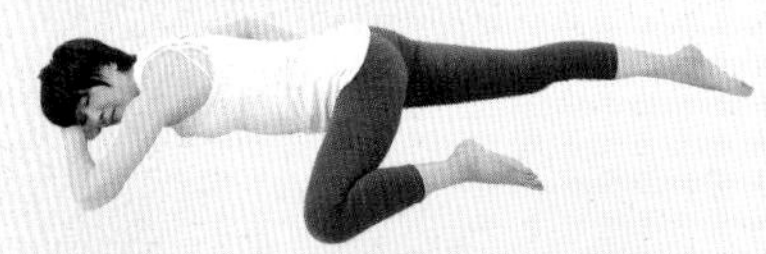

如果覺得膝蓋朝外側打開，臉朝向側邊可以放鬆，請選擇這個姿勢。

POINT 腳尖朝向自己覺得舒適的方向

腳尖朝向外側或朝向內側都OK。由於髖關節打開的狀況因人而異，選擇自己感到舒適的方向即可。

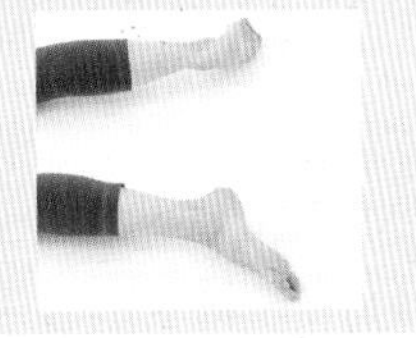

24 Savasana 大休息式

Level ★☆☆☆☆

身體仰躺，緩解身心緊張感的體式。由於放鬆的效果很好，所以大多是在運動完後，或在冥想時進行。

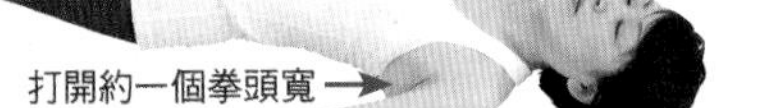

身體仰躺，閉起雙眼放掉全身的力量

身體仰躺，雙腳打開與肩同寬。手臂輕輕在身體兩側打開，手心朝上。閉起雙眼，放掉全身的力量。

EASY 在膝蓋下方墊放毯子

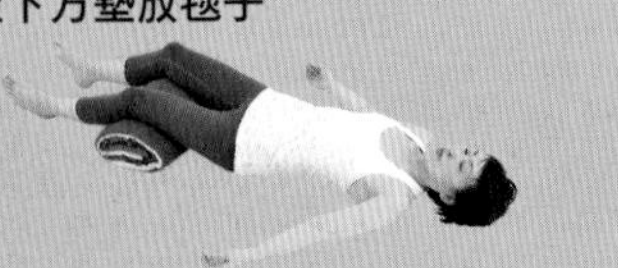

若有腰痛問題可將毯子滾成圓筒狀墊在膝蓋下方，如此一來腰部彎曲的幅度就會適當調整，非常適合腰痛的人。

POINT 意識身體的中心軸線並保持筆直

NG

如果身體有彎曲的狀況，彎曲的部位就會不自覺地用力。所以請有意識地保持頭部到腳尖的中心軸線筆直不彎曲。

PART2

依自己的程度練習！
初階・中階體位法

本篇介紹的體式有適合初學者練習的溫和動作，
也有向進階體式邁進的動作，皆依各體位法進行分類編排。
部分體式的最後部分也有提供簡化或進階版的變化動作，
請依你的肌力與柔軟度等身體狀況自由選擇動作。

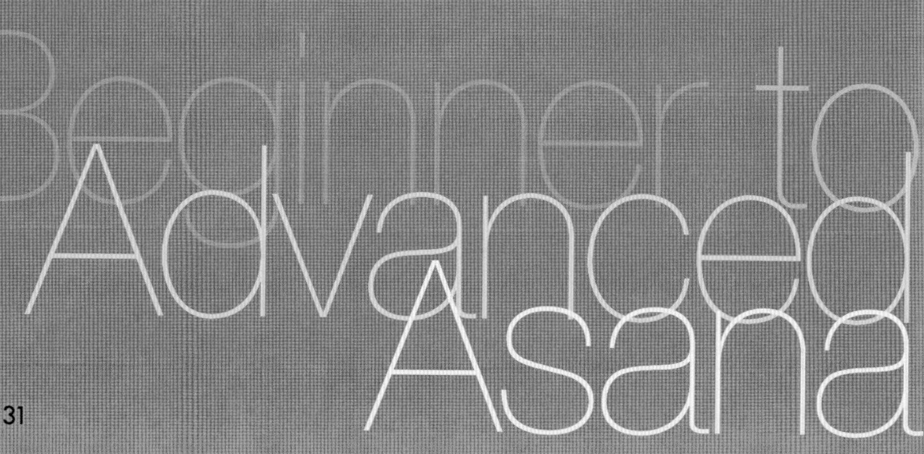

英雄式 I

Level ★★☆☆☆

雙腳前後大距離拉開，雙手高舉過頭向上延伸，伸展體側的體式。練習這個體式可以打開胸口，進行深呼吸。但因為骨盆很容易轉向側面，所以練習時往後拉開的大腿內側肌肉請記得內旋，並保持尾骨向下卷收。

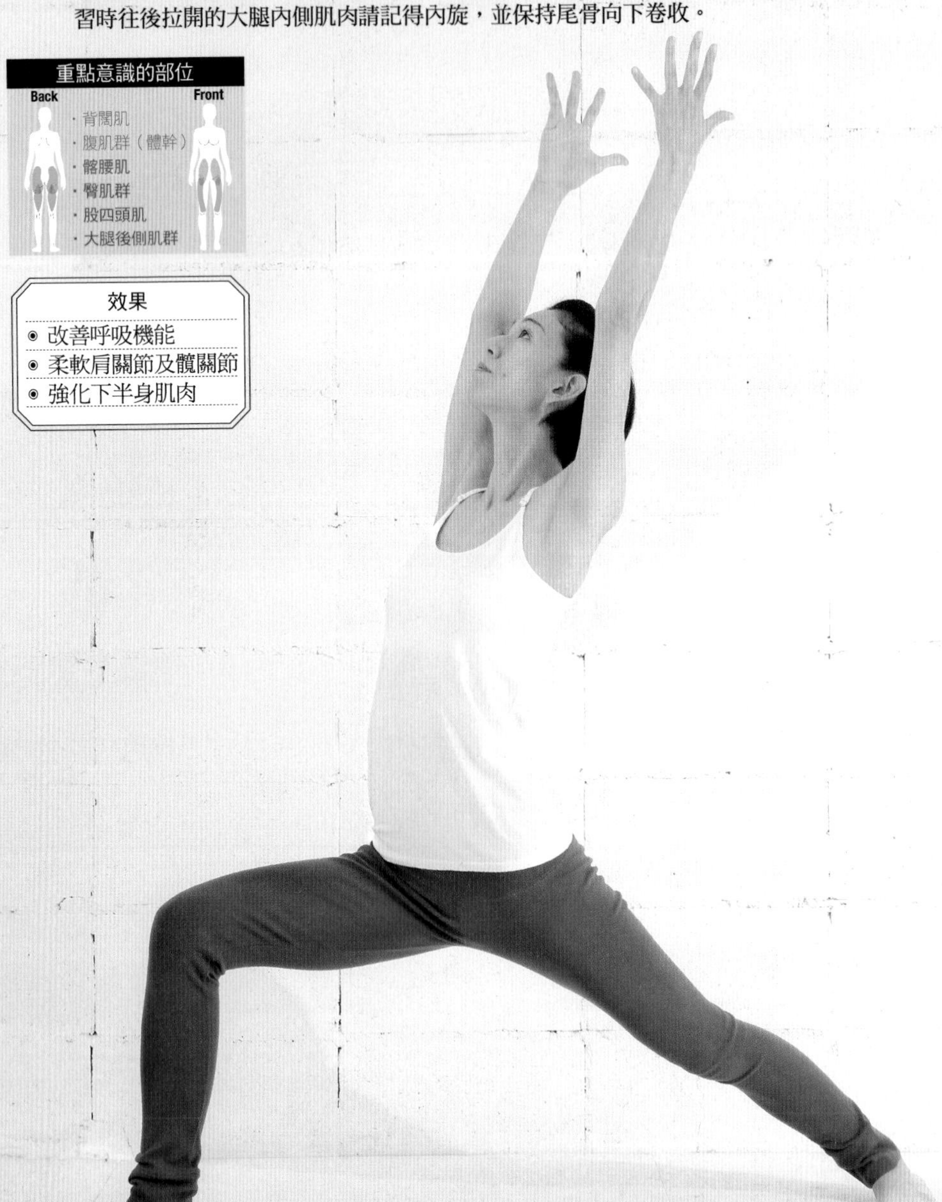

重點意識的部位

Back / Front

- 背闊肌
- 腹肌群（體幹）
- 髂腰肌
- 臀肌群
- 股四頭肌
- 大腿後側肌群

效果

- 改善呼吸機能
- 柔軟肩關節及髖關節
- 強化下半身肌肉

站姿

骨盆
朝向正面
雙肩
往後拉
右大腿
肌肉外旋
左大腿
肌肉內旋
伸展體側
尾骨向下卷收
伸展膝蓋
腳底外側
確實踩穩地面

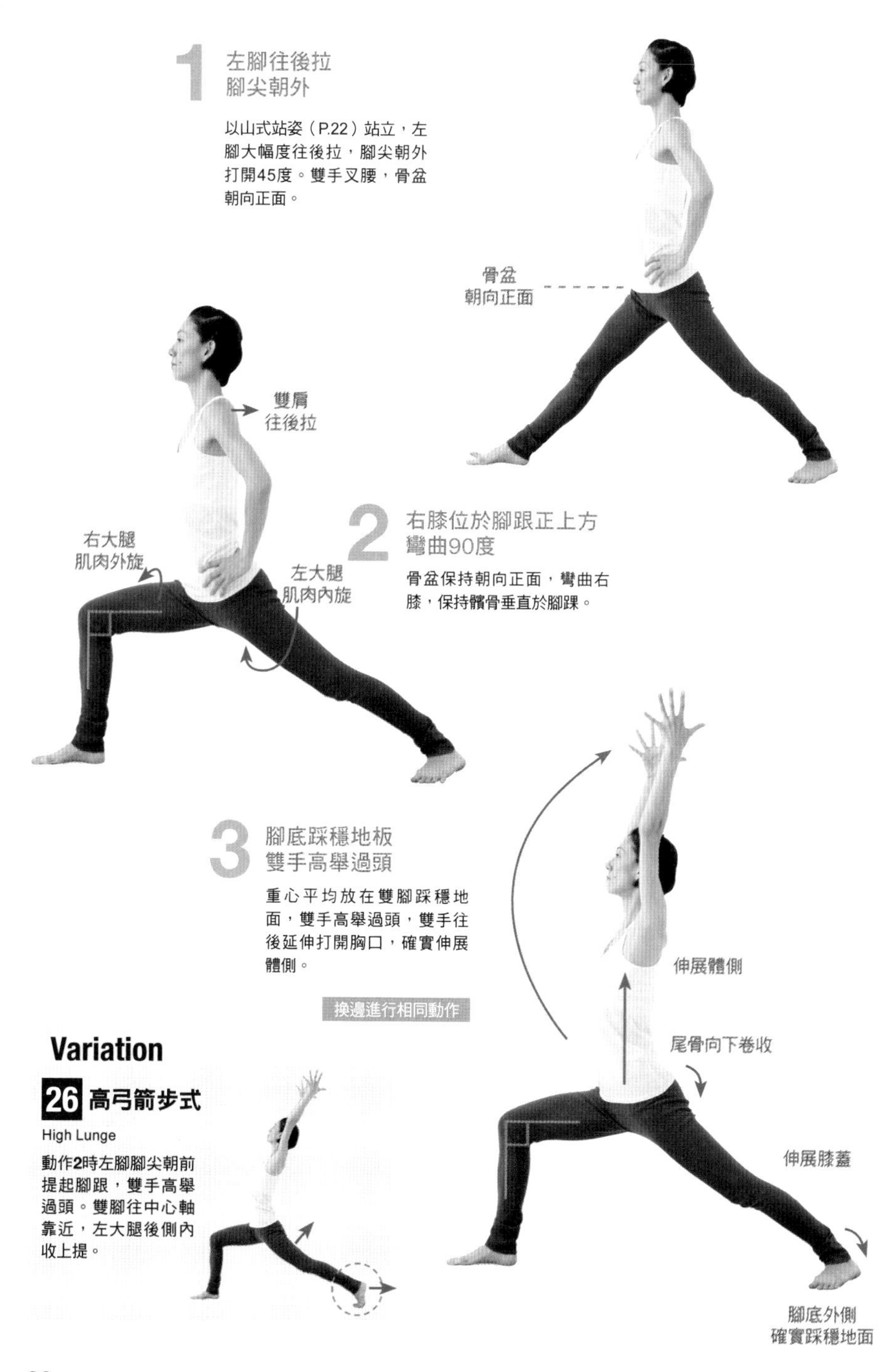

1 左腳往後拉 腳尖朝外

以山式站姿（P.22）站立，左腳大幅度往後拉，腳尖朝外打開45度。雙手叉腰，骨盆朝向正面。

2 右膝位於腳跟正上方 彎曲90度

骨盆保持朝向正面，彎曲右膝，保持髕骨垂直於腳踝。

3 腳底踩穩地板 雙手高舉過頭

重心平均放在雙腳踩穩地面，雙手高舉過頭，雙手往後延伸打開胸口，確實伸展體側。

換邊進行相同動作

Variation

26 高弓箭步式

High Lunge

動作2時左腳腳尖朝前提起腳跟，雙手高舉過頭。雙腳往中心軸靠近，左大腿後側內收上提。

英雄式 II

Level ★★★★★

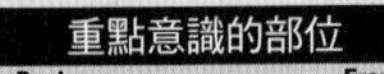

重點意識的部位

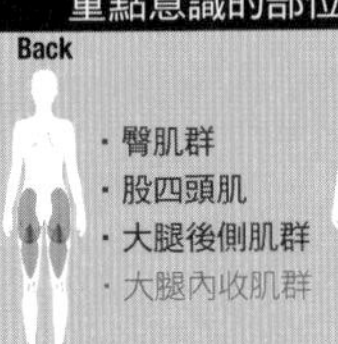

效果

- 緊實下半身
- 柔軟髖關節
- 調整姿勢體態

這個體式在強化下半身肌肉的同時，也可以伸展開合髖關節的大腿內收肌群。練習時須注意膝蓋不超出腳尖，不往內倒。

站姿

腳尖
朝向右方
左右骨盆
保持平行
右大腿
肌肉外旋
左大腿
肌肉內旋
腳底外側
確實踩穩地板
POINT
NG

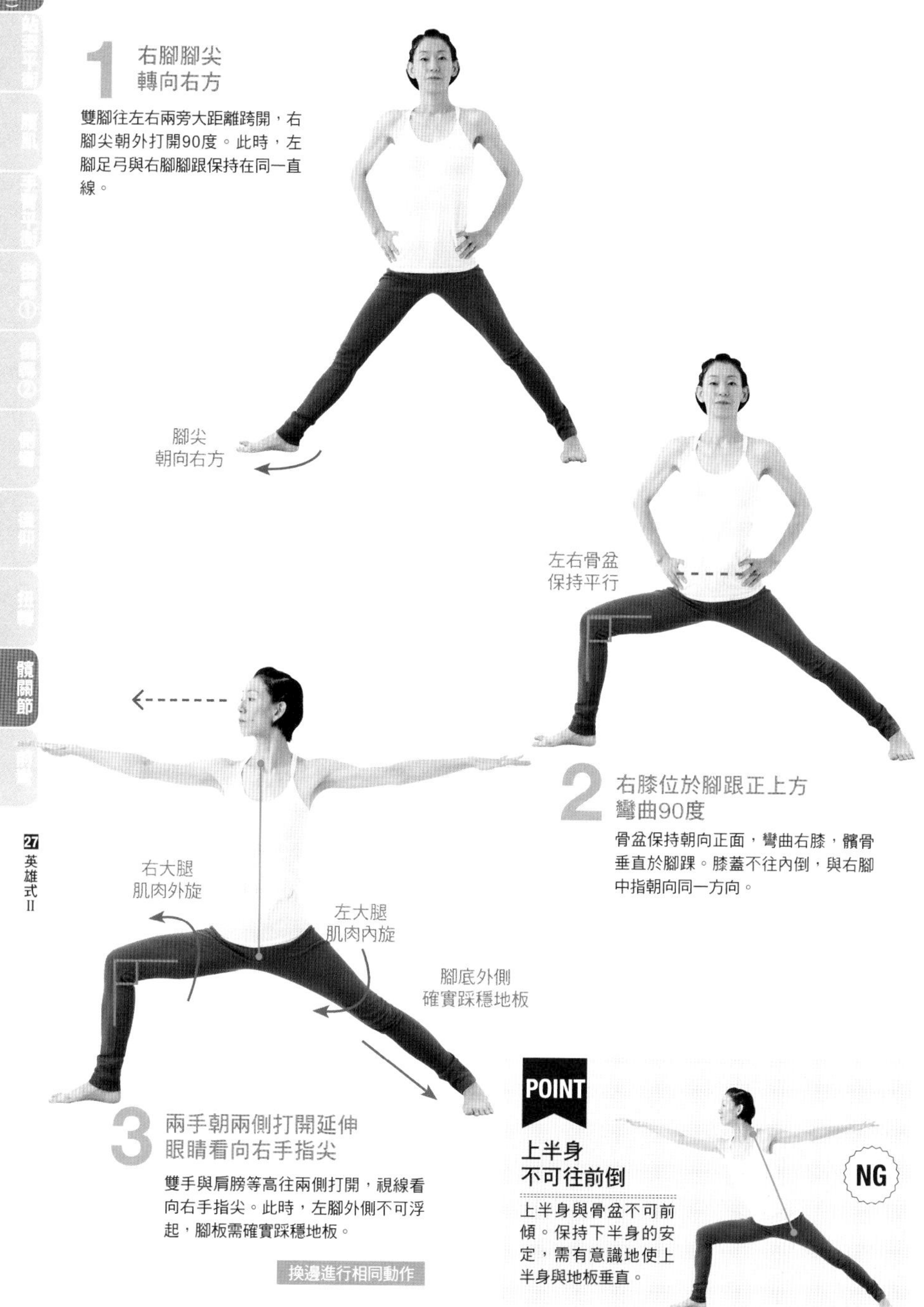

1 右腳腳尖轉向右方

雙腳往左右兩旁大距離跨開，右腳尖朝外打開90度。此時，左腳足弓與右腳腳跟保持在同一直線。

2 右膝位於腳跟正上方彎曲90度

骨盆保持朝向正面，彎曲右膝，髕骨垂直於腳踝。膝蓋不往內倒，與右腳中指朝向同一方向。

3 兩手朝兩側打開延伸眼睛看向右手指尖

雙手與肩膀等高往兩側打開，視線看向右手指尖。此時，左腳外側不可浮起，腳板需確實踩穩地板。

換邊進行相同動作

上半身不可往前倒

上半身與骨盆不可前傾。保持下半身的安定，需有意識地使上半身與地板垂直。

仰天英雄式 II

Level ★★★★★

重點意識的部位

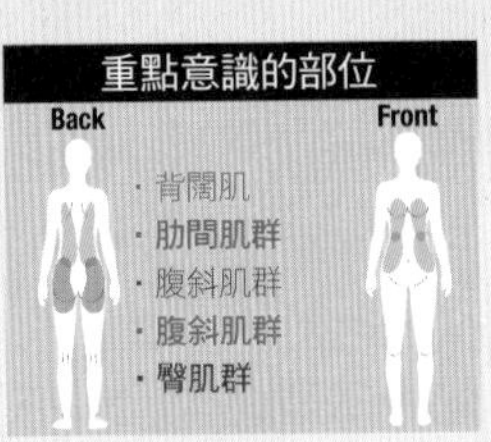

這是在鍛鍊腳力的同時，也可以伸展體側的體式。一邊意識體側的肌肉群一邊舒適地持續伸展，並透過伸展時大口吸進飽滿的空氣，幫助加深呼吸。

效果

- 緊實下半身
- 柔軟髖關節
- 加深呼吸

站姿

1 右腳腳尖轉向右方

雙腳往左右兩旁大距離跨開，右腳尖朝外打開90度。此時應注意左腳足弓與右腳腳跟須保持在同一直線。

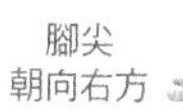

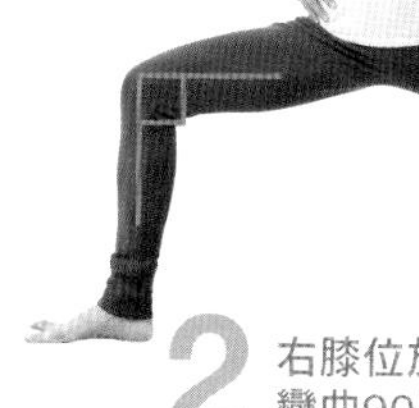

2 右膝位於腳跟正上方彎曲90度

骨盆保持朝向正面，彎曲右膝，使髖骨垂直於腳踝。膝蓋不可往內倒，須與右腳中指朝向同一方向。

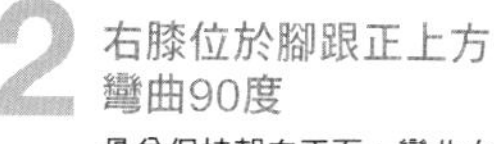

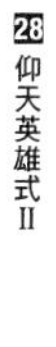

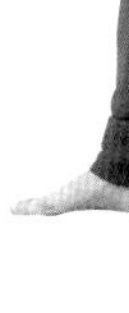

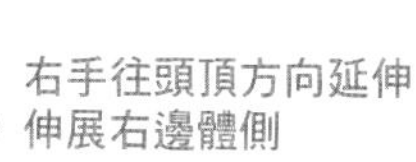

3 右手往頭頂方向延伸伸展右邊體側

舉起右手，上半身微微後仰，伸展右邊體側。

換邊進行相同動作

POINT 膝蓋不可內倒

為了讓身體向後仰、伸展體側，非常需要安定的下半身來支撐。因此須注意不可讓彎曲的膝蓋向內或向外傾倒。

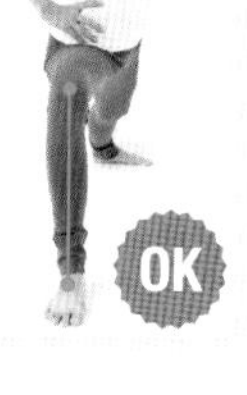

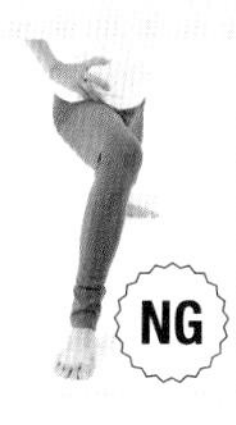

側角伸展式

Level ★★★★★

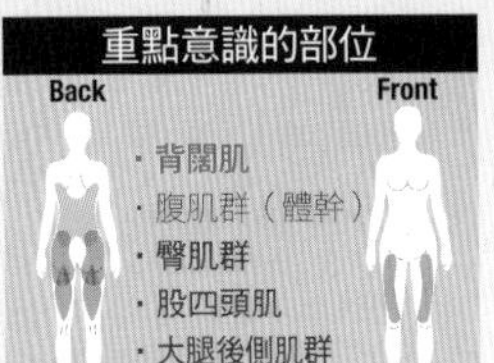

藉由前腳支撐全身重量，鍛鍊下半身的體式。後腳須確實踩穩地板以保持身體平衡。從後腳到上半身有意識地保持一直線，方可確實伸展體側。

效果

- 強化下半身
- 減緩腰痛
- 柔軟髖關節

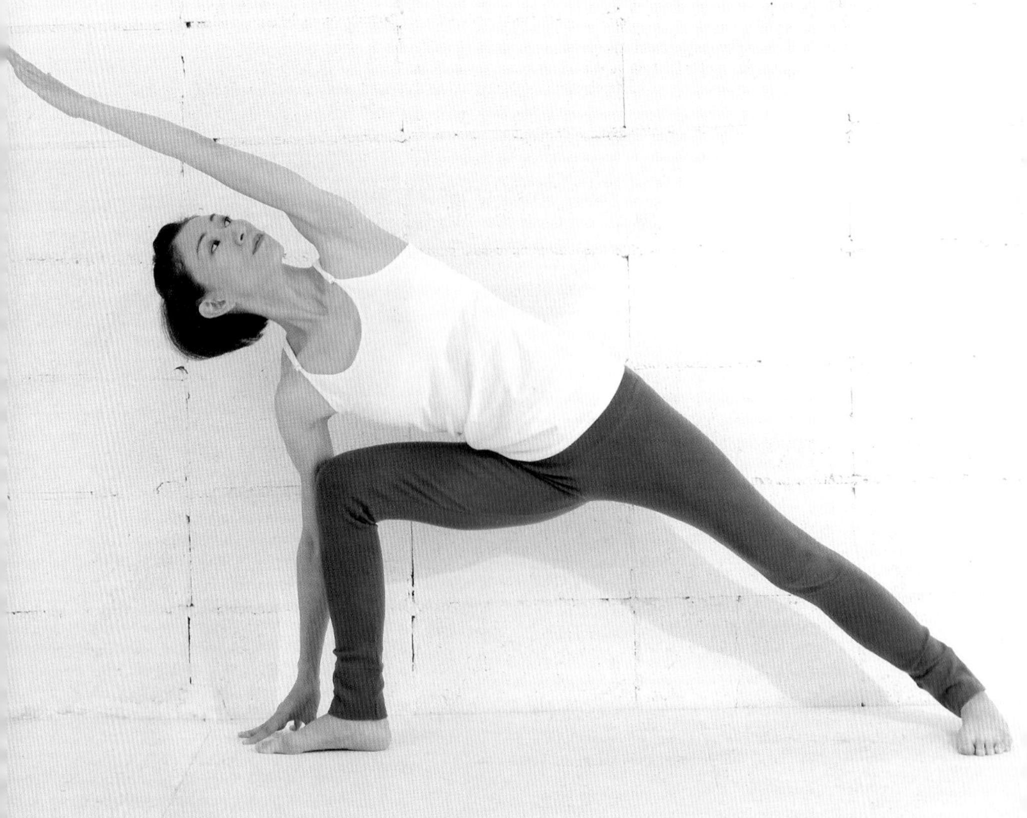

站姿（站立・跪立）

1 彎曲右膝 上半身往右倒

雙腳往左右兩旁大距離跨開，右腳尖朝外打開90度。彎曲右膝至腳跟正上方，上半身往右倒。右前臂置於右膝上方，撐起上半身。

以前臂下壓膝蓋，
撐起上半身
腳尖
朝向右方
上臂內側
往後拉
左大腿肌肉
內旋
右大腿肌肉
外旋
伸展脊椎，
上半身往上扭轉
小腿
垂直於地板

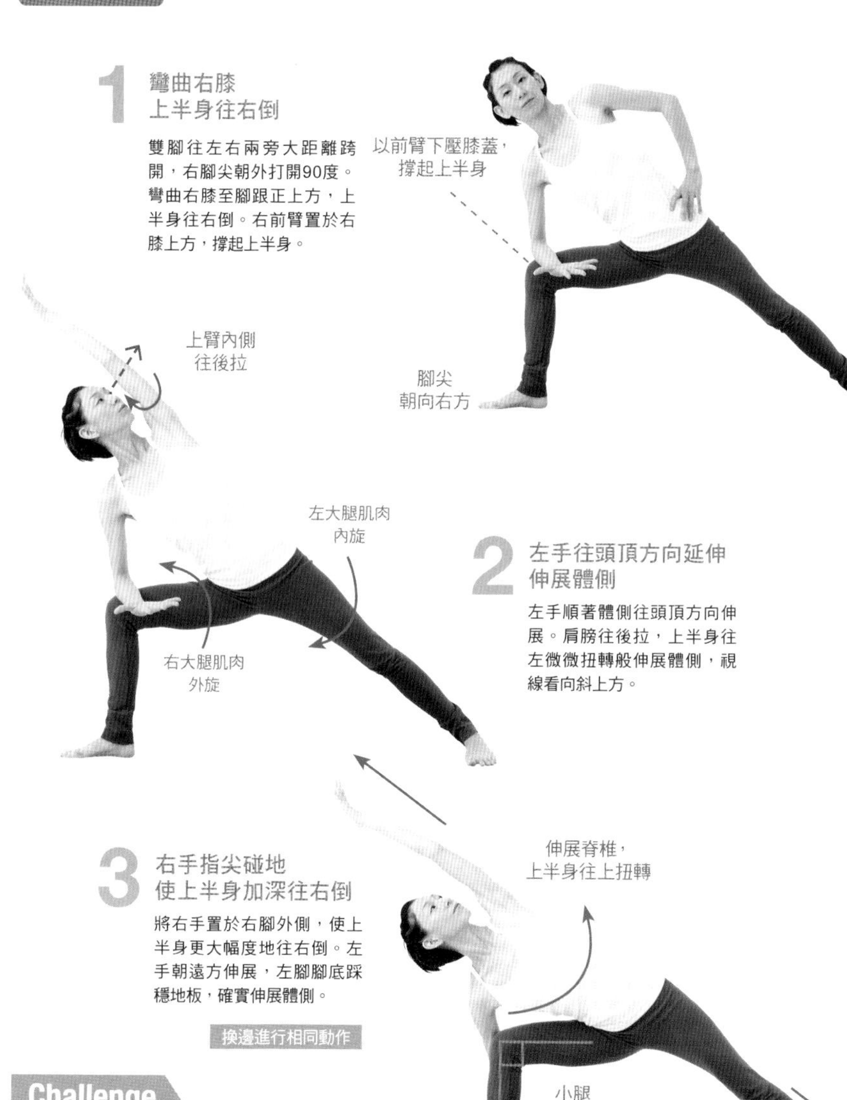

2 左手往頭頂方向延伸 伸展體側

左手順著體側往頭頂方向伸展。肩膀往後拉，上半身往左微微扭轉般伸展體側，視線看向斜上方。

3 右手指尖碰地 使上半身加深往右倒

將右手置於右腳外側，使上半身更大幅度地往右倒。左手朝遠方伸展，左腳腳底踩穩地板，確實伸展體側。

換邊進行相同動作

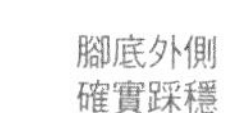

Challenge

30 側邊深度延展式

Baddha Hasta Parsvakonasana

接續動作**3**，上半身倒往斜前方，雙手在身後交握。接著往上提起雙手，視線看向斜前方。

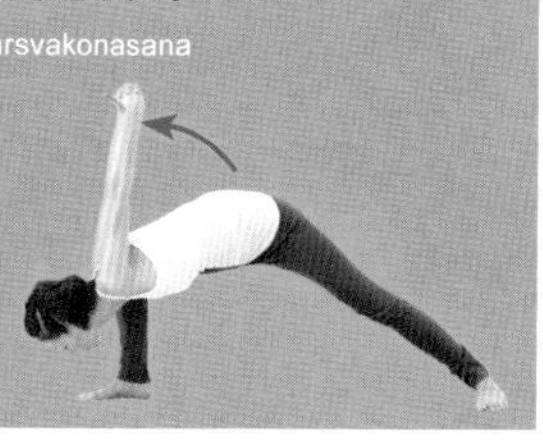

幻椅式

Level ★★★★★

這是可強化腳踝，均衡鍛鍊雙腳肌肉的體式。透過保持上半身的前傾姿勢，亦可強化豎脊肌群。若無法穩定身體，可藉由將雙腳往中央收合，腳底確實踩穩地板來穩定下半身。

重點意識的部位

Back　Front

- 豎脊肌群
- 背闊肌
- 腹肌群
- 股四頭肌
- 大腿後側肌群

效果

- 緊實下半身
- 舒緩肩頸痠痛
- 鍛鍊腹肌、背肌

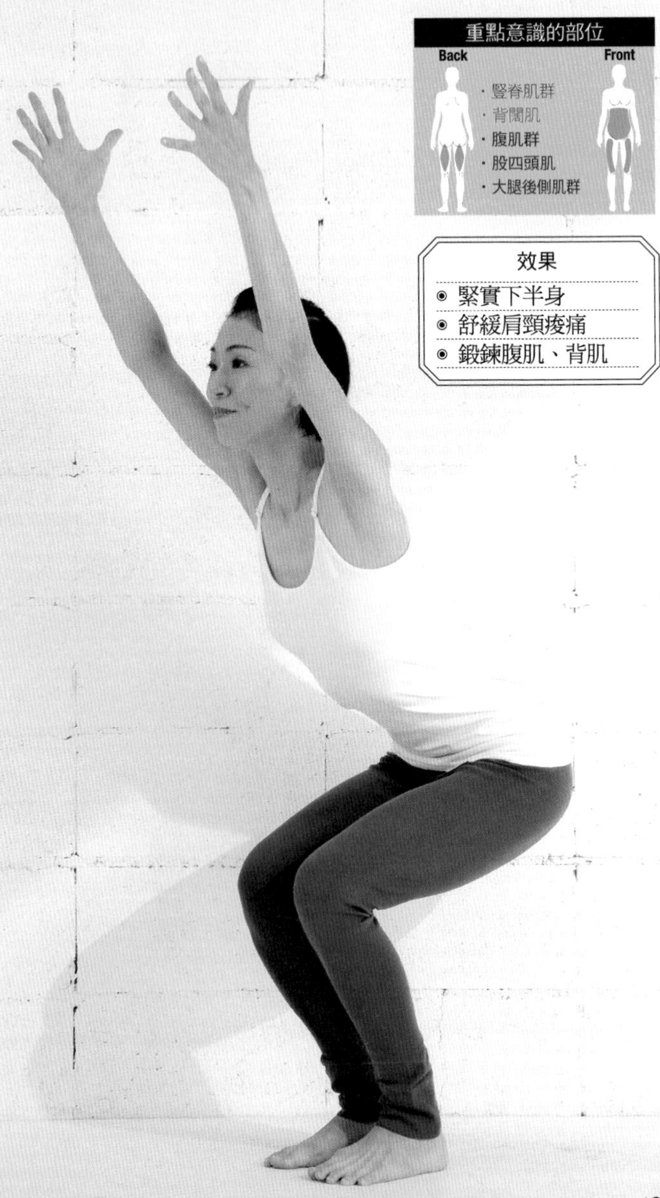

站姿

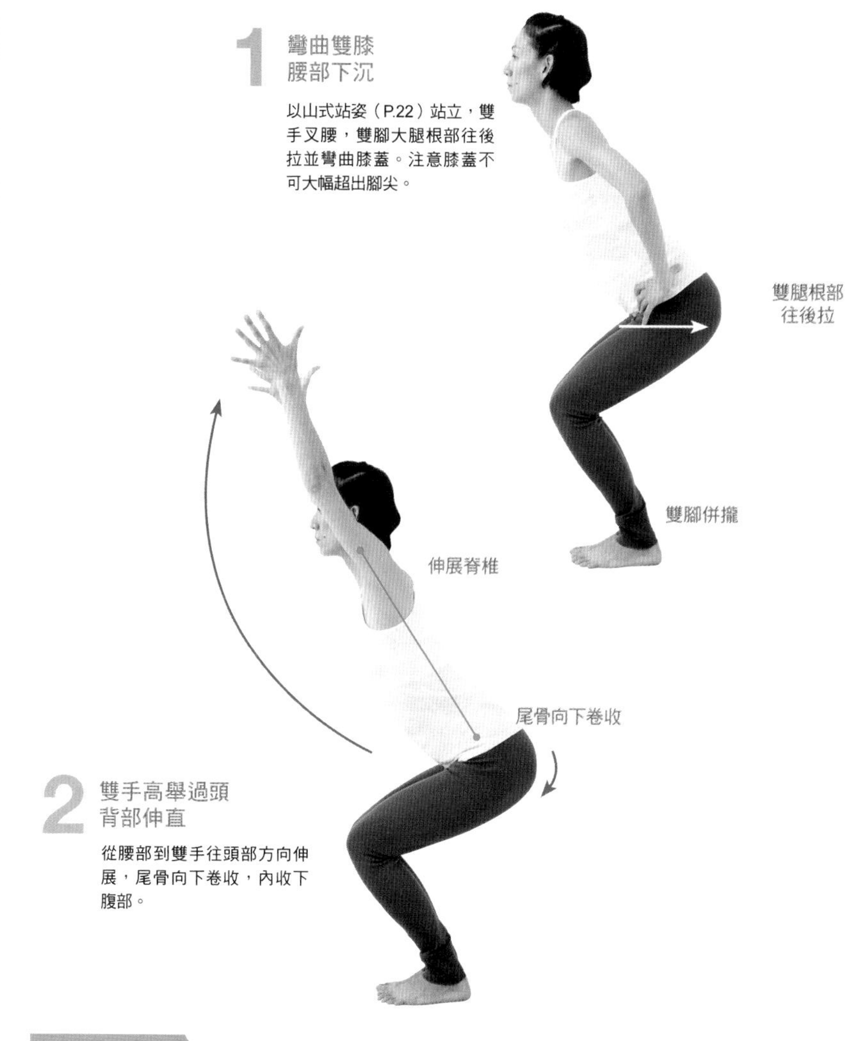

1 彎曲雙膝 腰部下沉

以山式站姿（P.22）站立，雙手叉腰，雙腳大腿根部往後拉並彎曲膝蓋。注意膝蓋不可大幅超出腳尖。

2 雙手高舉過頭 背部伸直

從腰部到雙手往頭部方向伸展，尾骨向下卷收，內收下腹部。

Challenge

32 幻椅式扭轉

Parivrtta Utkatasana

接續動作**2**，雙手合掌，上半身往左扭轉，右手肘置於左膝蓋外側。將雙手拇指拉近胸口以提起上半身。

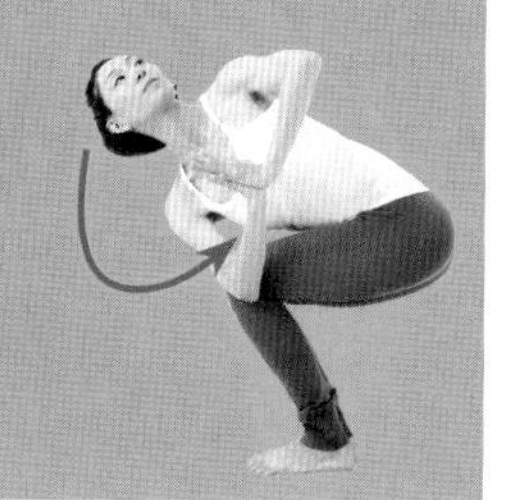

POINT

雙腿根部往後拉

如果只是將腰部往正下方下拉，會帶給膝蓋太多的負擔。因此一定要記得將大腿根部往後拉。

髖關節
沒有向後拉

NG

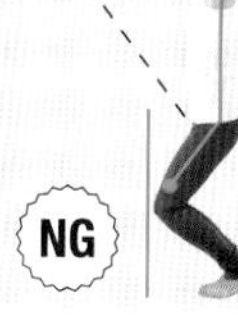

三角式

Level ★★★★★

「三角式」是瑜伽的代表體式。可以伸展位於大腿後側，被稱作大腿後側肌群的細長肌肉，提高髖關節的柔軟度。此外也以可強化位於側腹的腹斜肌群，緊實腰部的鍛鍊效果非常顯著。

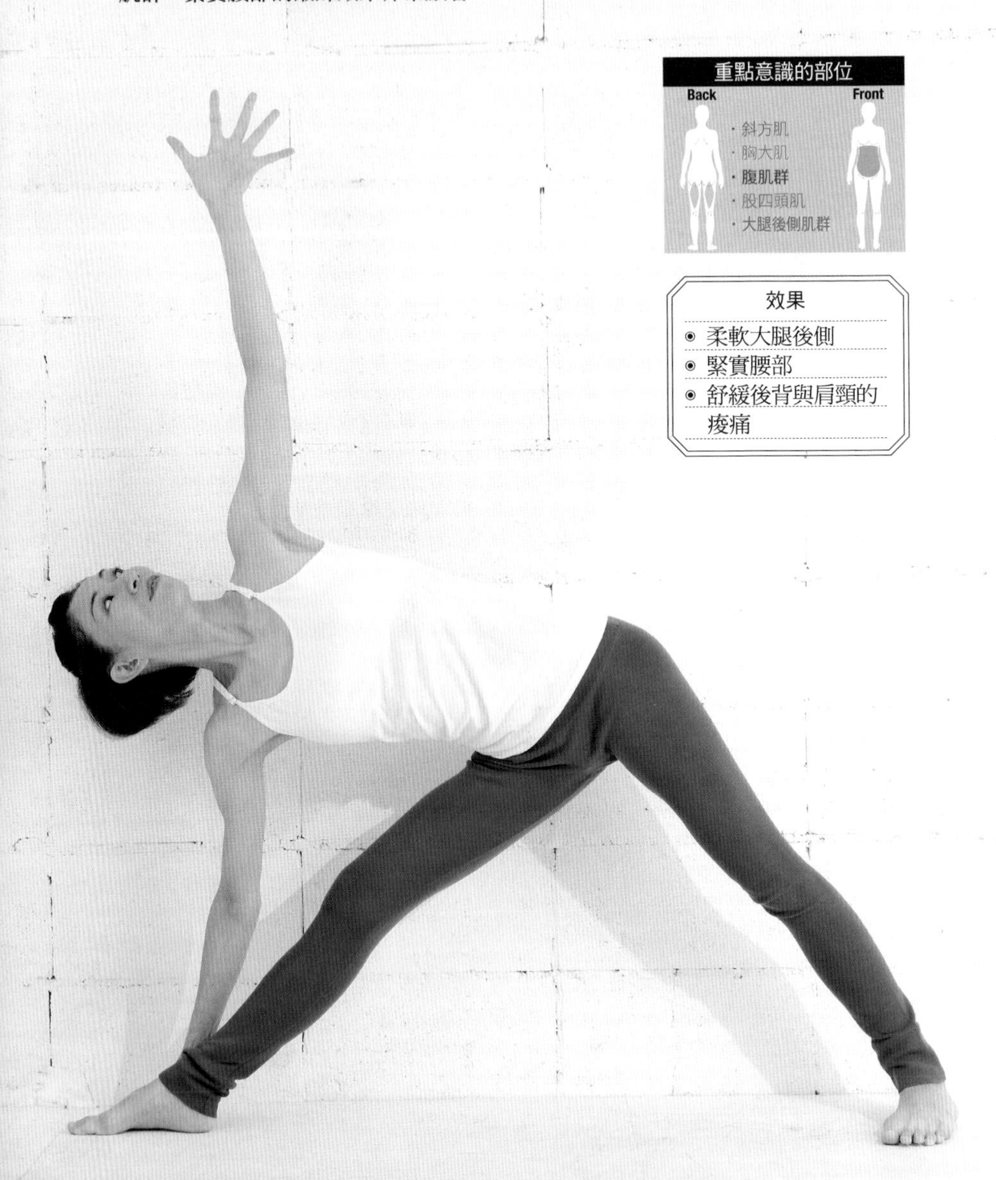

重點意識的部位

Back / Front

- 斜方肌
- 胸大肌
- **腹肌群**
- 股四頭肌
- 大腿後側肌群

效果

- 柔軟大腿後側
- 緊實腰部
- 舒緩後背與肩頸的痠痛

站姿

腳尖
朝向右方
雙手
與地板平行
伸展脊椎，
向上扭轉身體
左大腿
肌肉內旋
右大腿
肌肉外旋
腳趾根部
確實踩穩地板

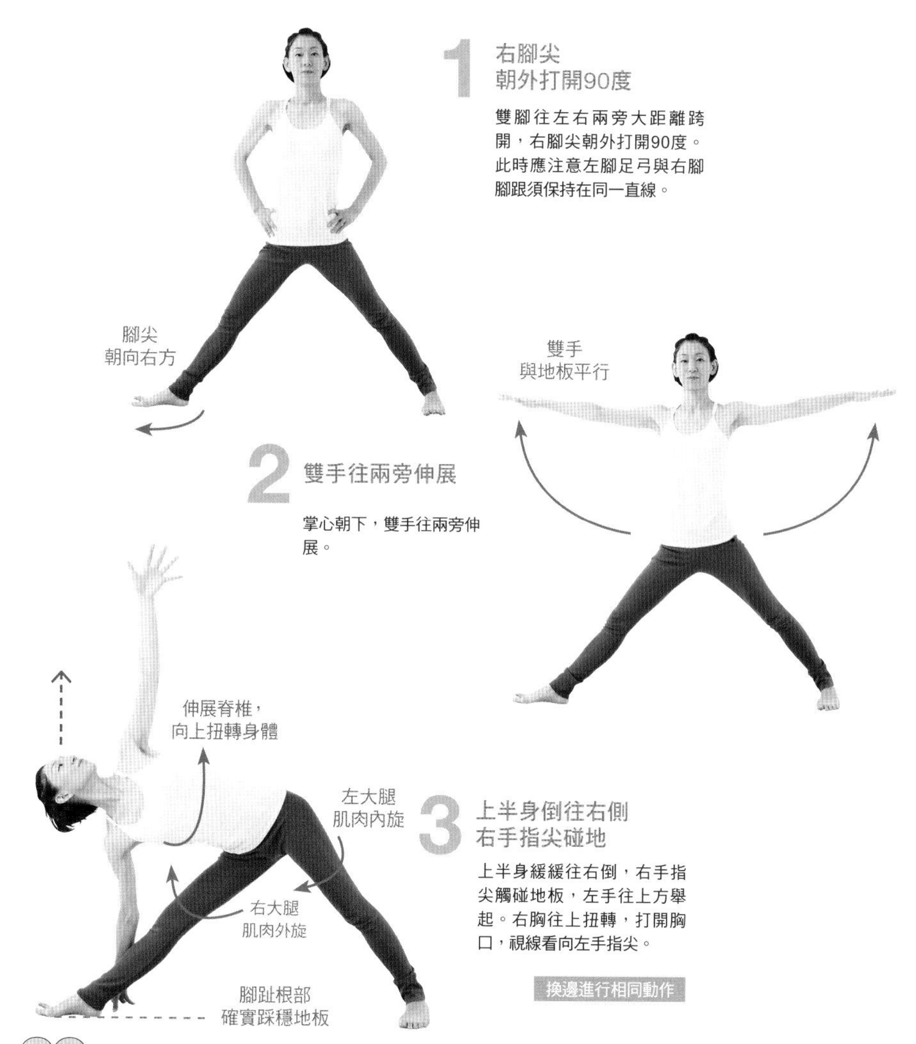

1 右腳尖朝外打開90度

雙腳往左右兩旁大距離跨開，右腳尖朝外打開90度。此時應注意左腳足弓與右腳腳跟須保持在同一直線。

2 雙手往兩旁伸展

掌心朝下，雙手往兩旁伸展。

3 上半身倒往右側 右手指尖碰地

上半身緩緩往右倒，右手指尖觸碰地板，左手往上方舉起。右胸往上扭轉，打開胸口，視線看向左手指尖。

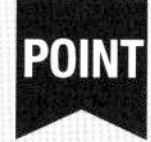

換邊進行相同動作

EASY

把手放在小腿上也OK！

上半身往側邊傾倒時，若指尖碰不到地板，也可以把手放在小腿上。

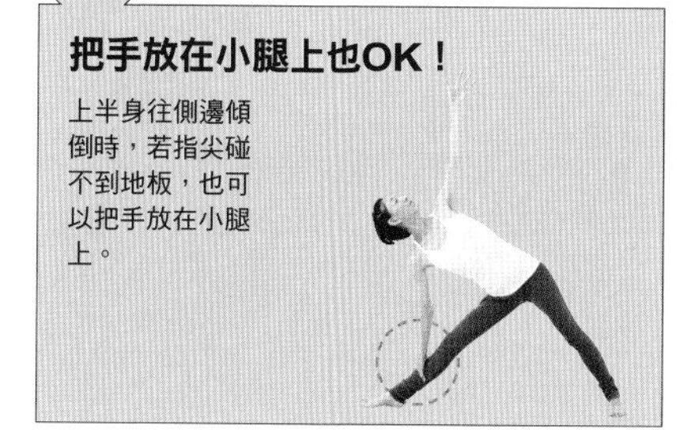

POINT

上半身不可往前傾

動作3應注意上半身不要往前傾也不要拱起背部，且要將背部後拉。

NG

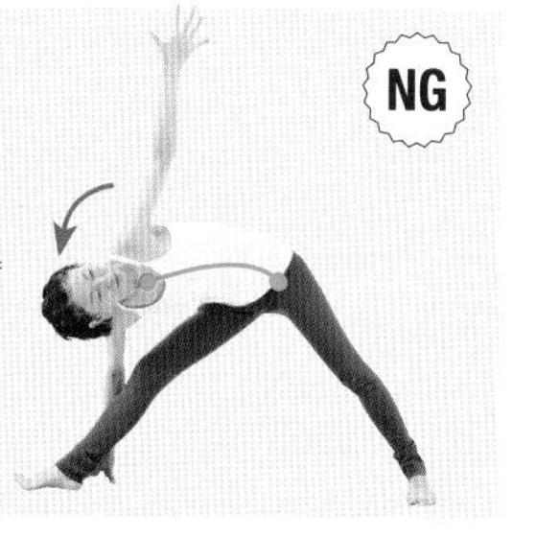

三角前彎式

Level ★★★★★

這個體式可藉由確實將髖骨往上提來刺激神經，使得大腿後側的肌肉更容易伸展。隨著雙腳打開的程度，腳底重心愈容易往外跑，所以請意識著腳底四個點（P.9）下踩的力量來進行練習吧！

重點意識的部位

Back　Front

・豎脊肌群
・股四頭肌
・大腿後側肌群
・大腿內收肌群

效果

- 緊實下半身
- 提高消化機能
- 促進血液循環

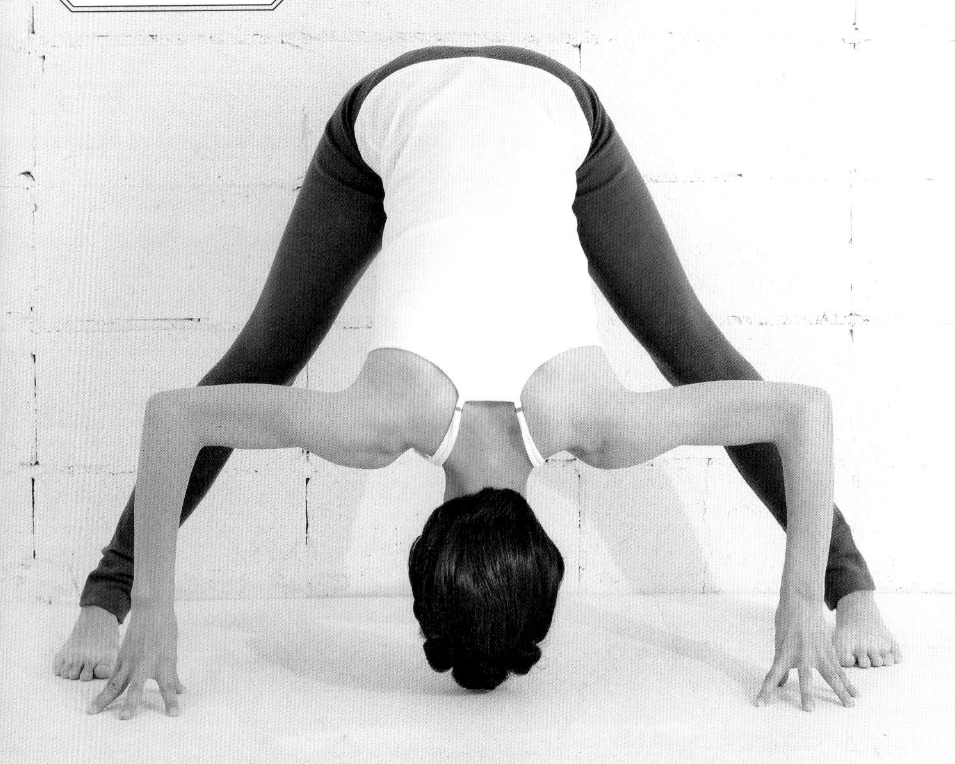

站姿

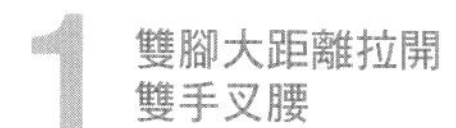

1 雙腳大距離拉開 雙手叉腰

雙腳往左右大幅打開站立，
雙手叉腰，骨盆朝向正前方。

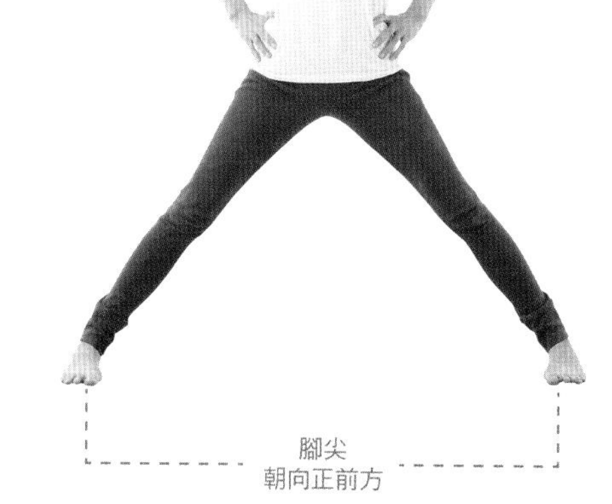

2 上半身前彎 指尖碰地

腳底確實踩穩地板，上半身緩緩向前彎，
指尖碰地。接著兩肘朝左右兩側打開，使
頭頂往下接近地板。

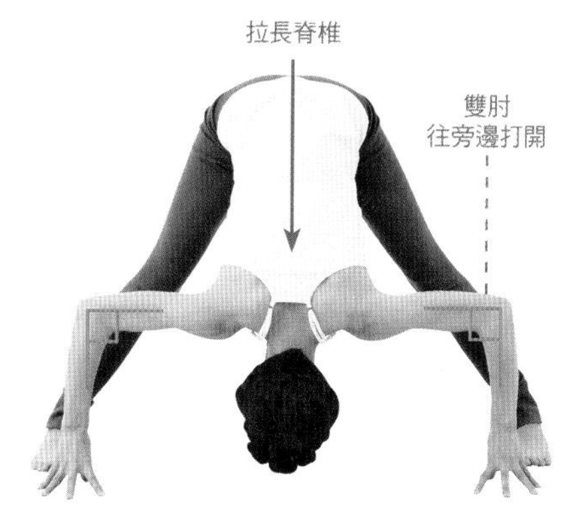

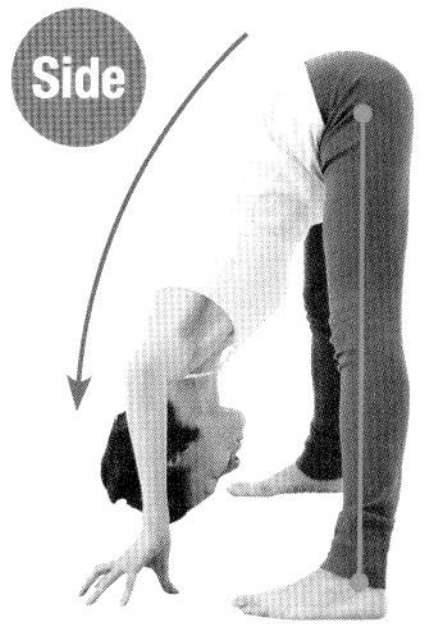

Variation

36 三角前彎式（雙手在背後交握）

Prasarita Padottanasana（雙手在背後交握）

接續動作**1**，雙手在背後交握，腳底確實踩穩地板，上半身向前彎。接著雙手離開腰部往上舉起，讓頭頂更靠近地板，加深前彎的強度。

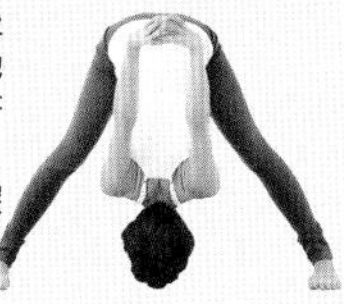

35 三角前彎式（手腳保持在同一直線上）

Prasarita Padottanasana（手腳保持在同一直線上）

接續動作**1**，上半身緩緩前彎，將雙手置於左右兩腳之間。雙肘往後方彎曲，使身體更往前彎，頭頂更接近地板。

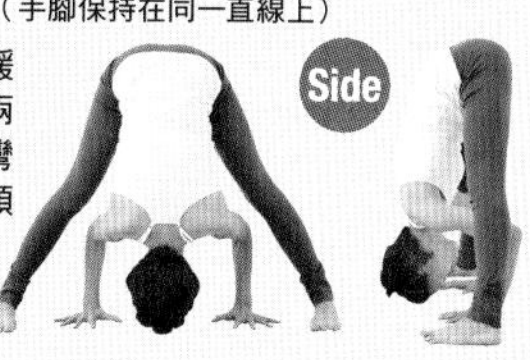

低弓箭步式

Level ★★☆☆☆

雙腳浮腫時，特別推薦練習低弓箭步式。這個體式可強化前腳的下半身肌肉。因為可以促進下半身血液與淋巴循環，有消除雙腳疲勞、舒緩水腫的功效。

重點意識的部位

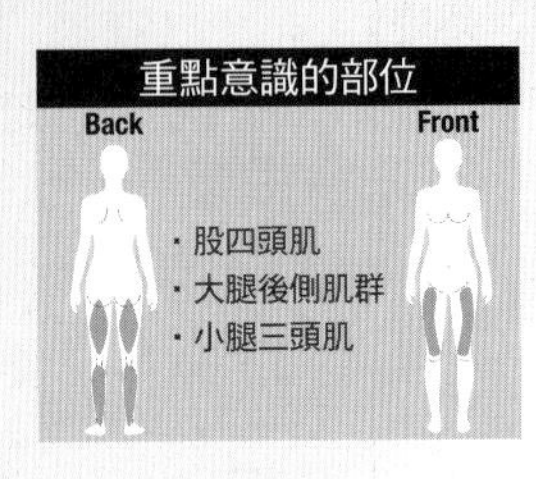

效果

- 柔軟髖關節
- 緊實雙腳
- 舒緩雙腳水腫

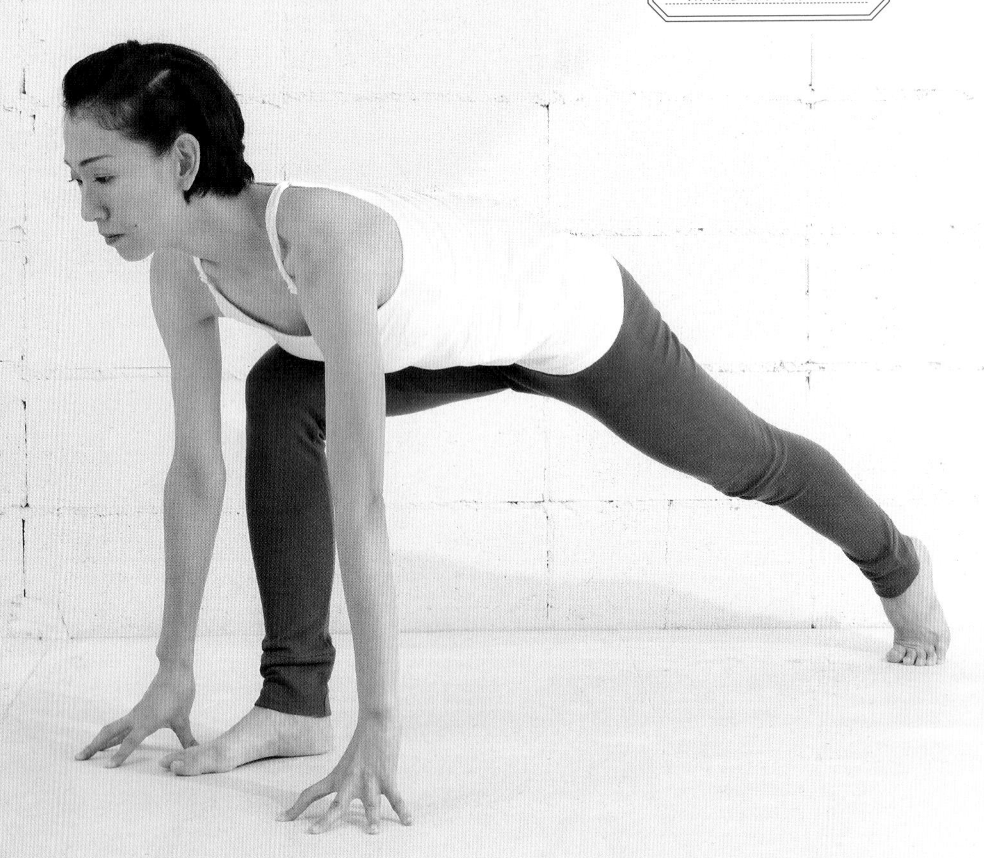

站姿

1 上半身前彎 指尖碰地

以山式站姿（P.22）站立，上半身往前彎，雙手指尖碰地。腳底踩穩地板，指尖朝地板方向下壓，拉長伸展脊椎。

拉長
伸展脊椎
雙手放在
雙腳前方

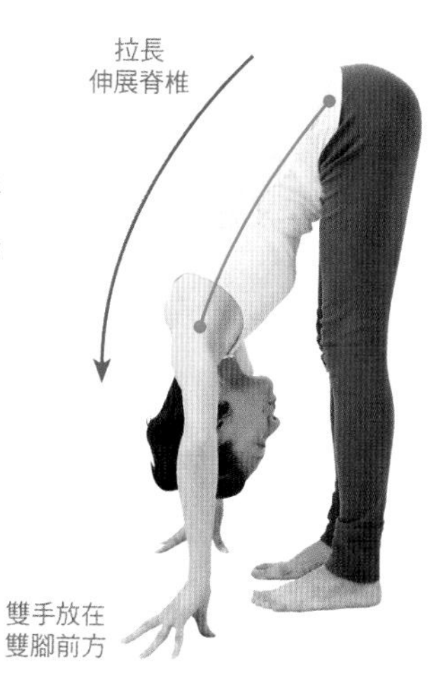

2 左腳大幅向後跨 前後伸展身體

彎曲右膝，左腳大幅向後拉開，腳趾尖著地。頭頂往前方伸展，左腳腳跟往後方推出，前後伸展身體。

換邊進行相同動作

以骨盆為中心點，
前後伸展
膝蓋與腳跟
保持垂直
腳跟朝後方
推出
雙手放在肩膀的
正下方

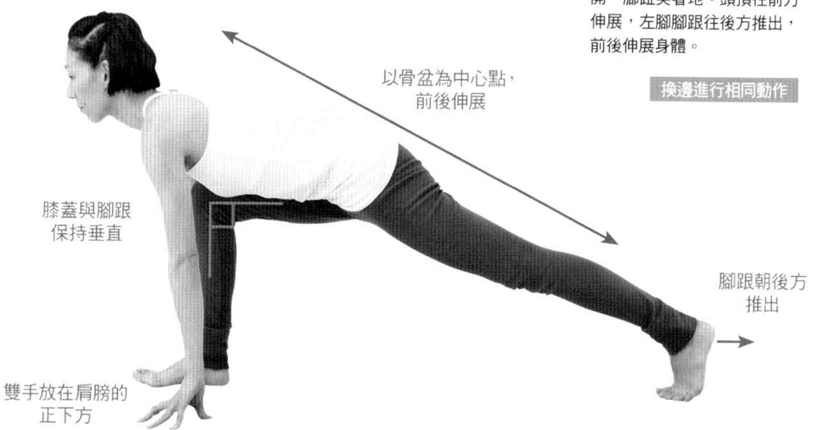

POINT

後腳大腿後側要保持向上提

一邊將後腳大腿內旋，一邊向上提起，保持腳跟往後方推的力量。透過確實的動作，可強化雙腳整體肌肉。

OK
NG

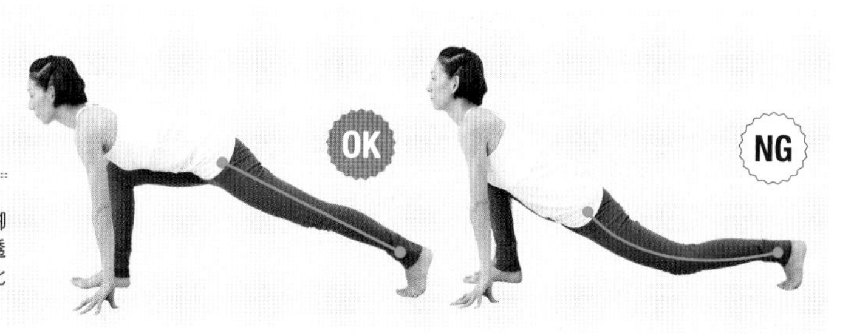

Parivrtta Trikonasana 38

扭轉三角式

Level ★★★★★

這個體式可強力伸展大腿後側肌群並加深扭轉效果，但須注意前腳膝蓋不能鎖死（過度打直）。如果往下伸展的手碰不到地板，可利用瑜伽磚輔助練習。

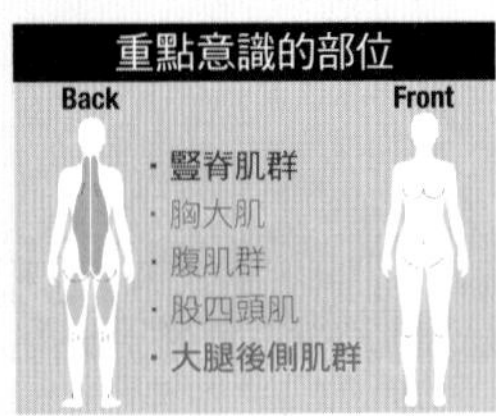

效果

- 緊實腰部
- 活化內臟機能
- 強化下半身

站姿

骨盆
朝向正前方
右大腿肌肉
內旋
腳尖
朝向外側45度
右大腿肌肉
內旋
往上
提起髖骨
從腰部
開始扭轉身體
髖部
保持水平
在背後
合掌

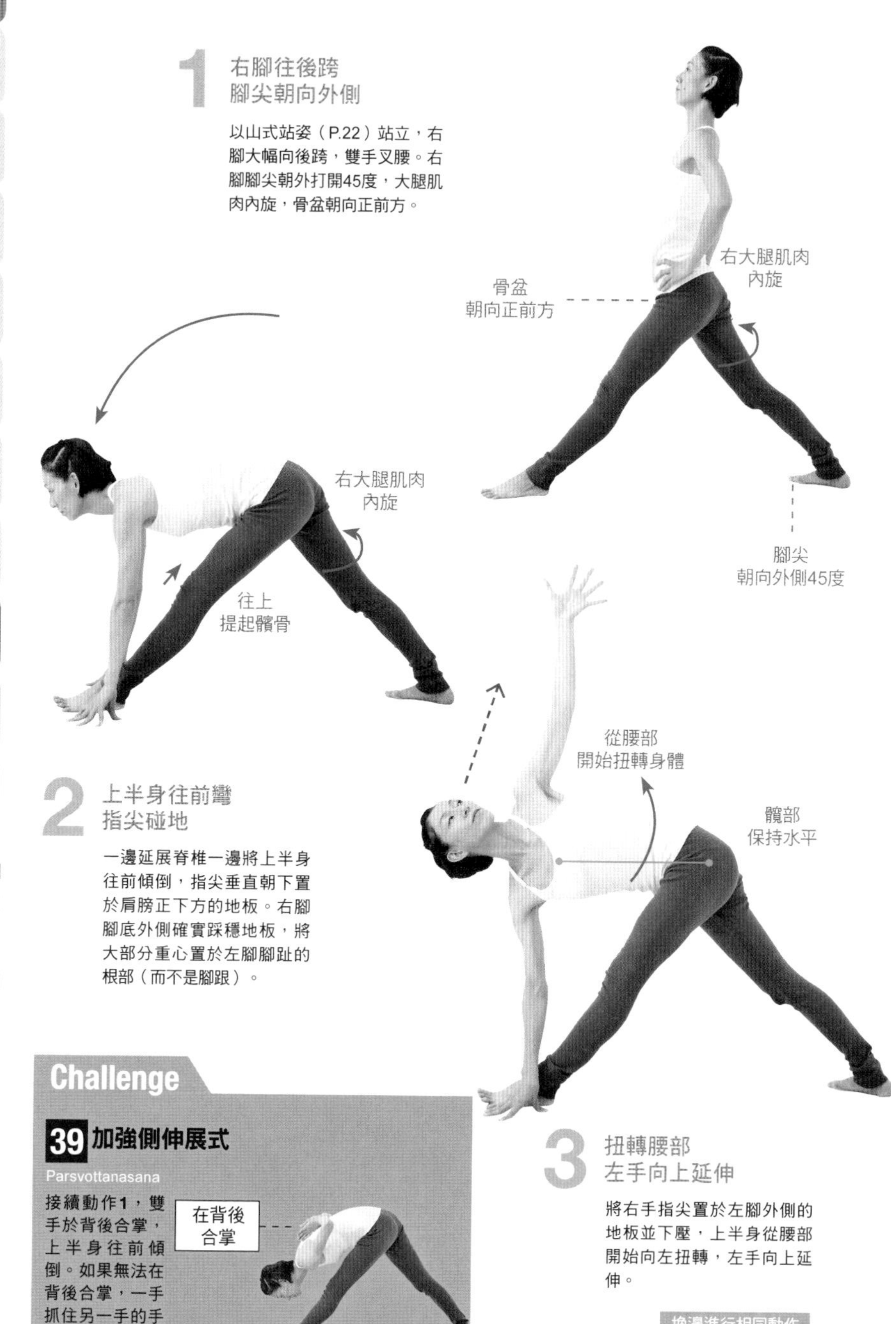

1 右腳往後跨 腳尖朝向外側

以山式站姿（P.22）站立，右腳大幅向後跨，雙手叉腰。右腳腳尖朝外打開45度，大腿肌肉內旋，骨盆朝向正前方。

2 上半身往前彎 指尖碰地

一邊延展脊椎一邊將上半身往前傾倒，指尖垂直朝下置於肩膀正下方的地板。右腳腳底外側確實踩穩地板，將大部分重心置於左腳腳趾的根部（而不是腳跟）。

3 扭轉腰部 左手向上延伸

將右手指尖置於左腳外側的地板並下壓，上半身從腰部開始向左扭轉，左手向上延伸。

換邊進行相同動作

Challenge

39 加強側伸展式

Parsvottanasana

接續動作1，雙手於背後合掌，上半身往前傾倒。如果無法在背後合掌，一手抓住另一手的手腕也OK。

High Lunge 40

高弓箭步式（合掌扭轉）

Level ★★★★★

重點意識的部位

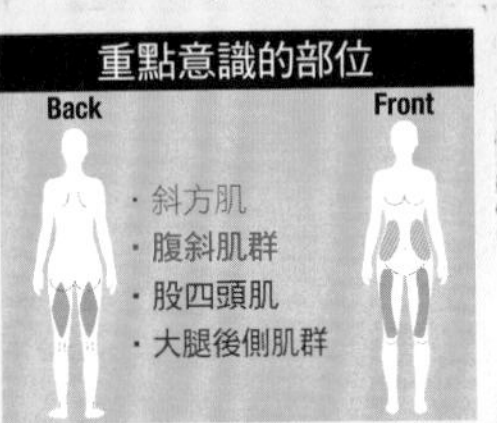

效果

- 緊實雙腳與二頭肌
- 活化內臟機能
- 強化下半身

腳往前踏之後，合掌扭轉腰部的體式。透過利用前臂推壓大腿的扭轉姿勢來強化斜方肌。無法穩定身體的情況下，可意識著前後腳往中心收的力量來穩定重心。

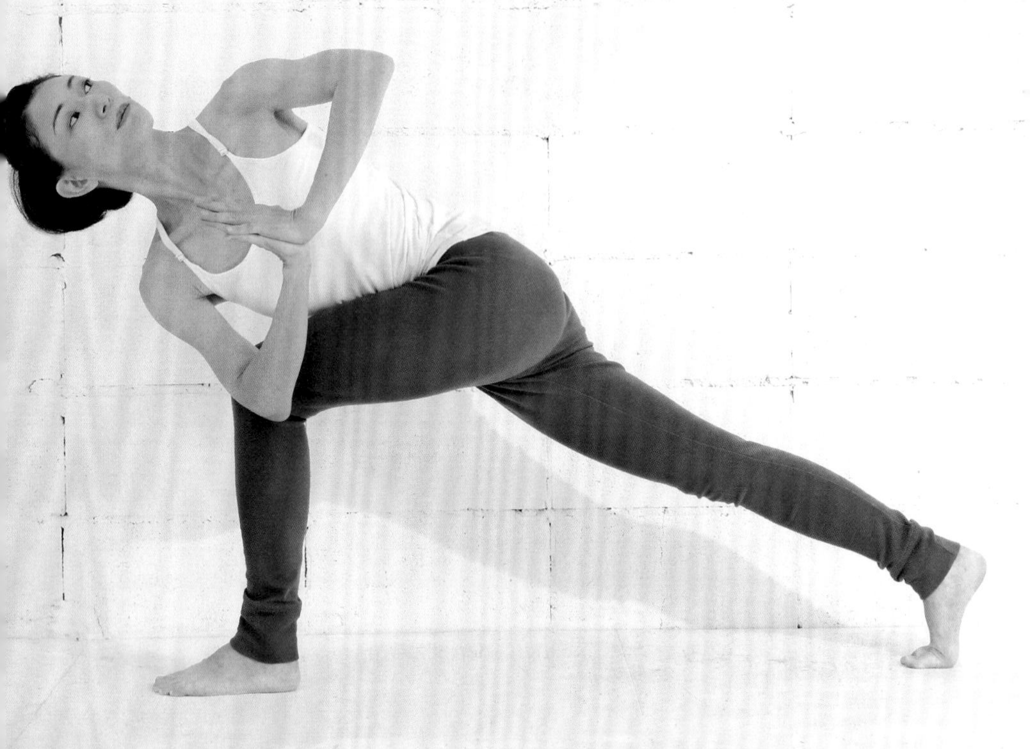

站姿

1 左腳往前跨出 腳跟位於膝蓋正下方

首先雙手雙膝著地，然後左腳往前跨一大步，至雙手之間靠左的位置，並使腳跟位於膝蓋正下方。

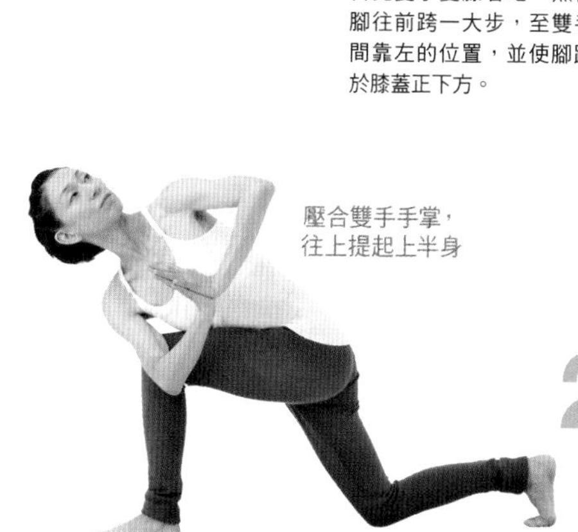

壓合雙手手掌，往上提起上半身

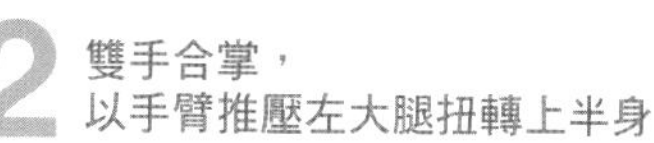

2 雙手合掌，以手臂推壓左大腿扭轉上半身

將右上臂抵住左大腿，雙手合掌。利用右臂推壓左大腿，上半身往左扭轉。再藉由雙手用力壓合雙掌，往上提起上半身。

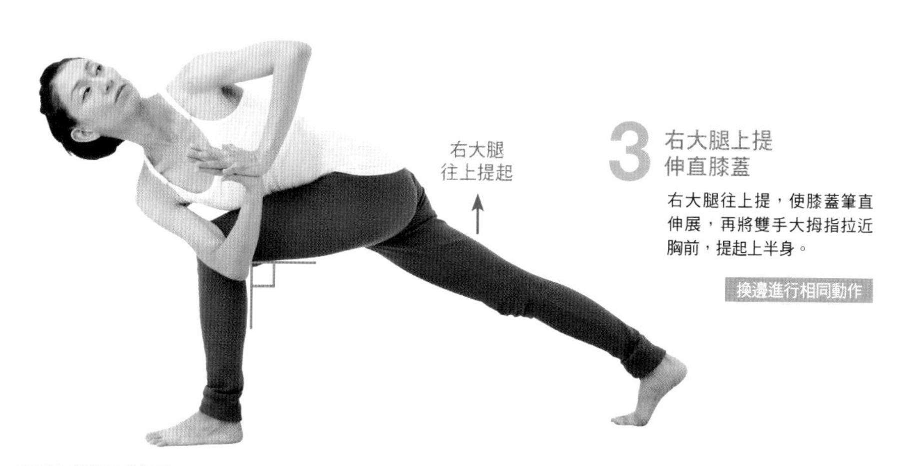

右大腿往上提起

3 右大腿上提 伸直膝蓋

右大腿往上提，使膝蓋筆直伸展，再將雙手大拇指拉近胸前，提起上半身。

換邊進行相同動作

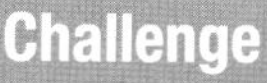

Challenge

41 三角扭轉側伸展式

Parivrtta Parsvakonasana

接續動作3，將右手放在左腳外側的地板，左手往頭部方向舉起，順著體側往上伸展。

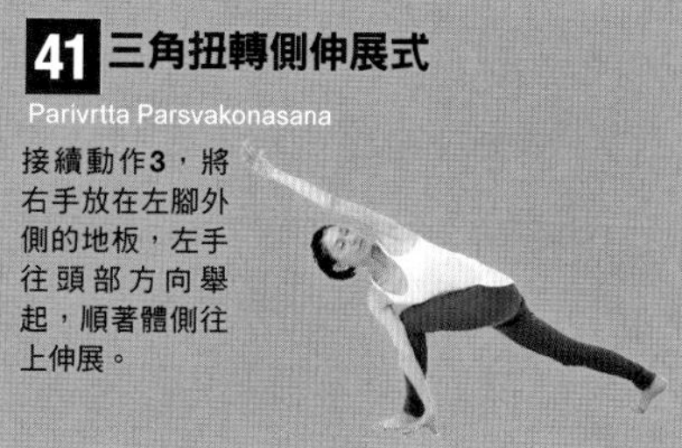

POINT

往上提起上半身

動作3應注意上半身不可往下沉。藉由使大拇指靠近胸口中心點的意識，保持向上提起上半身，是這個動作的重點。

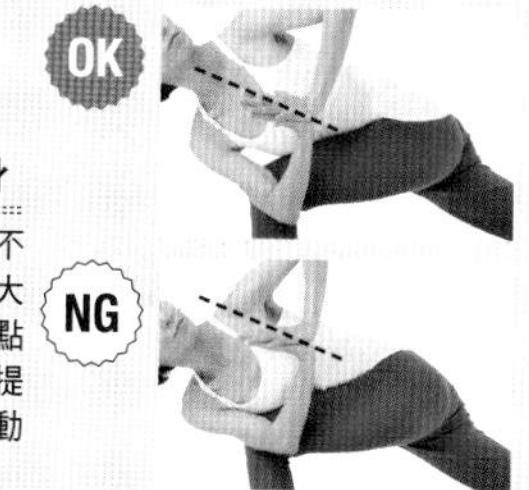

側角扣手式

Level ★★★★★

側角伸展式（P.38）的變化版。在這個體式裡，藉由加深扭轉的強度，可伸展上方的胸大肌並打開胸口。如果雙手難以交握，可使用瑜伽伸展帶輔助。

重點意識的部位

Back　Front

・斜方肌
・胸大肌
・腹斜肌群
・股四頭肌
・大腿後側肌群

效果

- 緊實下半身
- 柔軟髖關節
- 舒緩背部與肩膀的緊繃痠痛

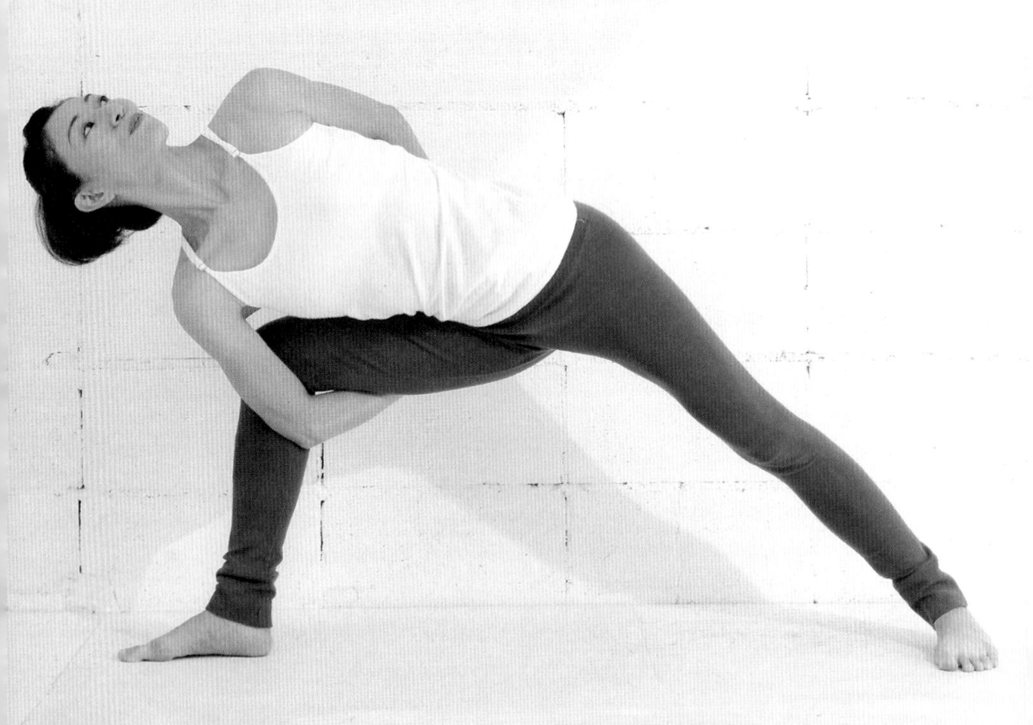

站姿
(站立・跪立)

以前臂下壓膝蓋，
撐起上半身
腳尖朝右
左手往後
繞過後背
肩膀向後拉，
上半身向上扭轉
下方的手抓住
上方的手腕
使用瑜伽伸展帶
也OK
腳底確實
踩穩地板

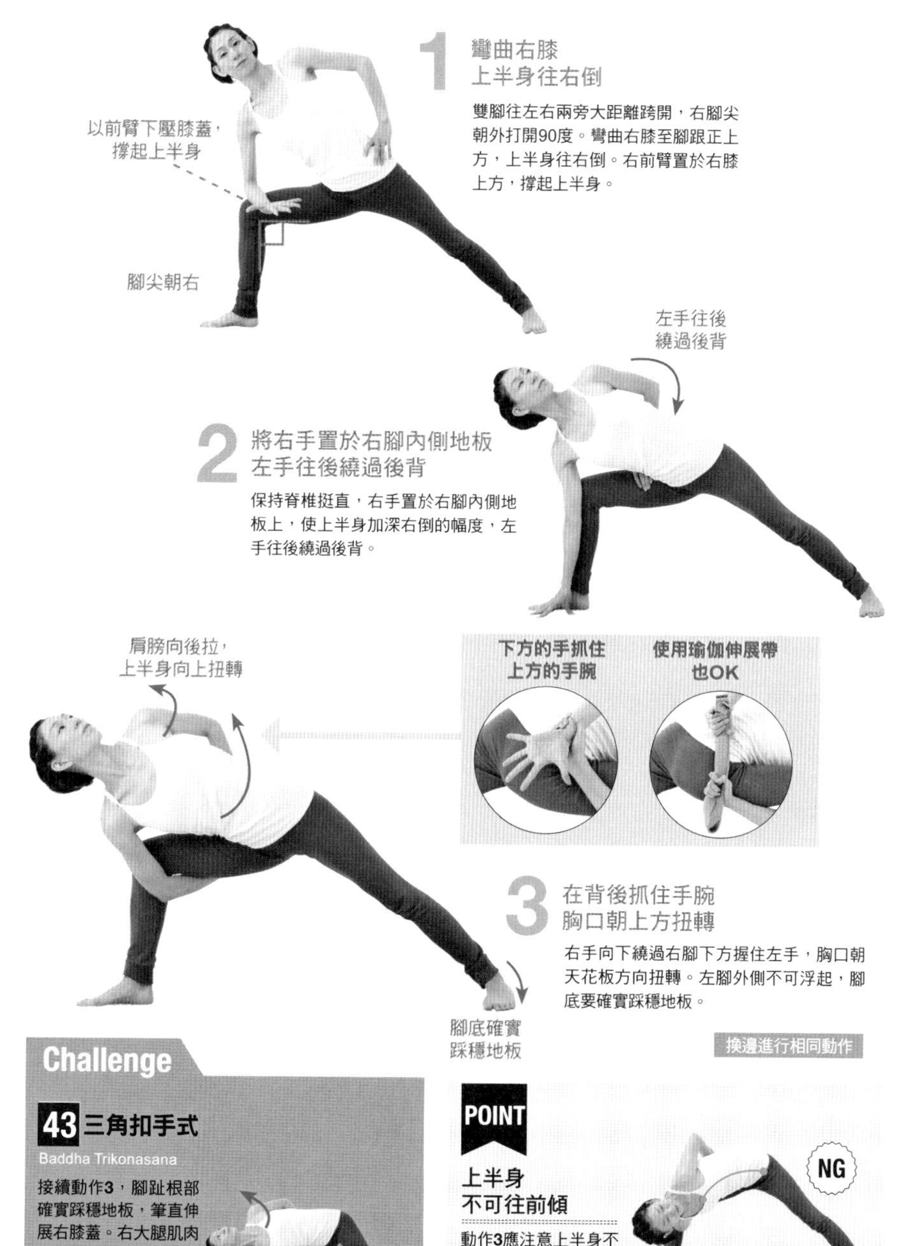

1 彎曲右膝 上半身往右倒

雙腳往左右兩旁大距離跨開，右腳尖朝外打開90度。彎曲右膝至腳跟正上方，上半身往右倒。右前臂置於右膝上方，撐起上半身。

2 將右手置於右腳內側地板 左手往後繞過後背

保持脊椎挺直，右手置於右腳內側地板上，使上半身加深右倒的幅度，左手往後繞過後背。

3 在背後抓住手腕 胸口朝上方扭轉

右手向下繞過右腳下方握住左手，胸口朝天花板方向扭轉。左腳外側不可浮起，腳底要確實踩穩地板。

換邊進行相同動作

髖關節

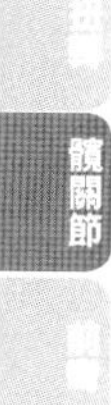

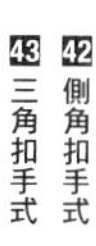

Challenge

43 三角扣手式

Baddha Trikonasana

接續動作**3**，腳趾根部確實踩穩地板，筆直伸展右膝蓋。右大腿肌肉外旋，脊椎朝腳尖方向伸展，上半身微微後傾。

POINT

上半身不可往前傾

NG

動作**3**應注意上半身不要往前傾！要將左肩往後拉，使下側胸口朝天花板方向扭轉。

側角扭轉扣手式（提起腳跟）

Level ★★★★★

側角扣手式（P.52）加上扭轉身體、提起腳跟的變化版。這是在保持平衡的同時，還能強化腳力與深層扭轉的體式。請先使用瑜伽伸展帶輔助練習，熟悉之後再挑戰沒有瑜伽伸展帶的版本吧！

重點意識的部位

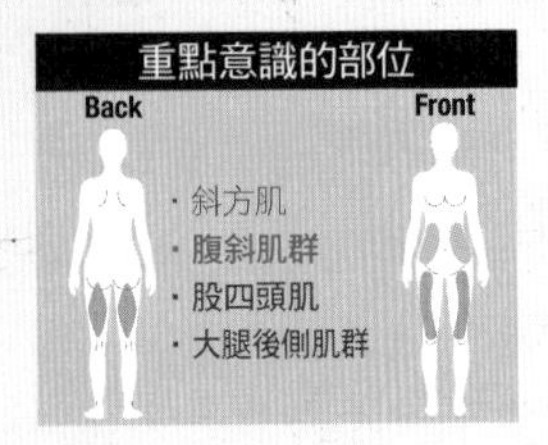

效果

- 緊實下半身
- 緊實腰部
- 舒緩背部或肩膀的緊繃痠痛

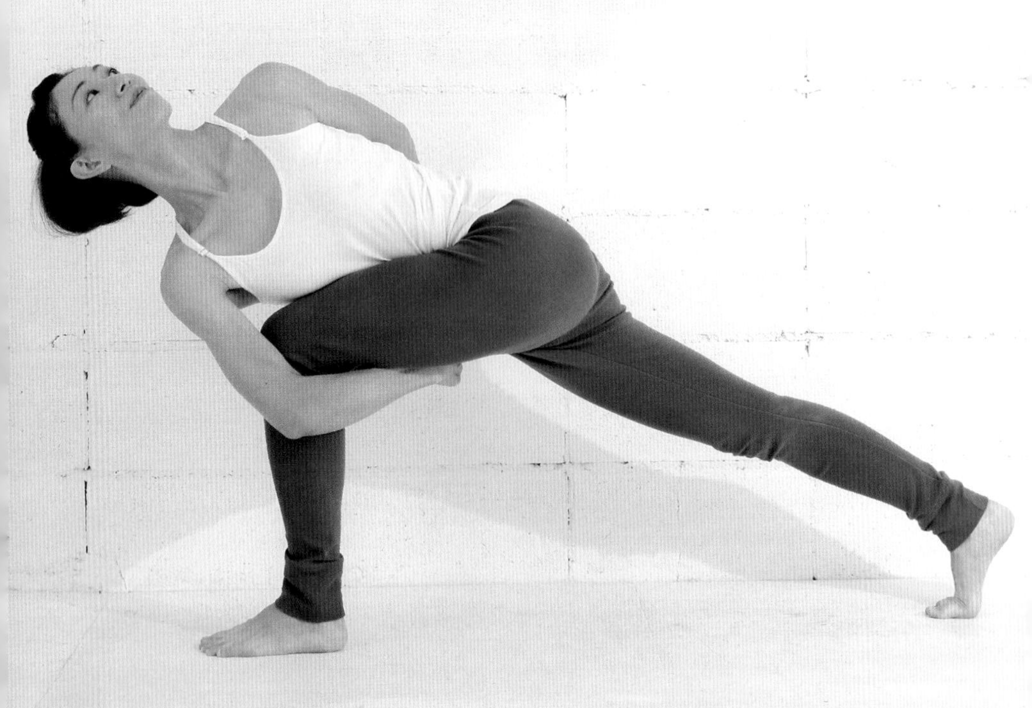

站姿

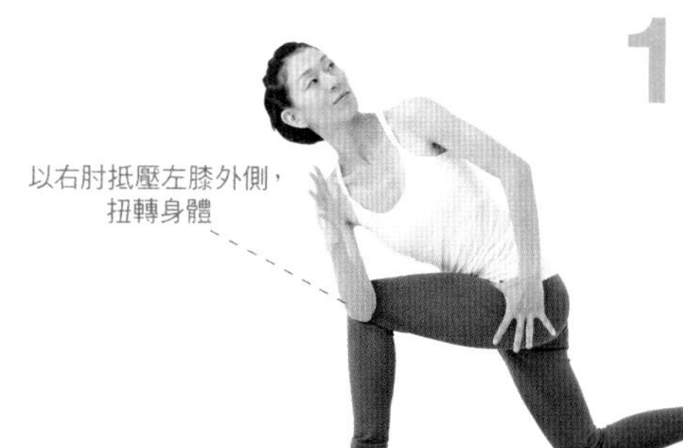

1 右肘抵住左膝 上半身往左扭轉

首先雙手雙膝著地，左腳往前跨出，腳跟位於膝蓋正下方。確認位置後，撐起上半身，右肘施力抵住左膝外側，胸口向上提起。

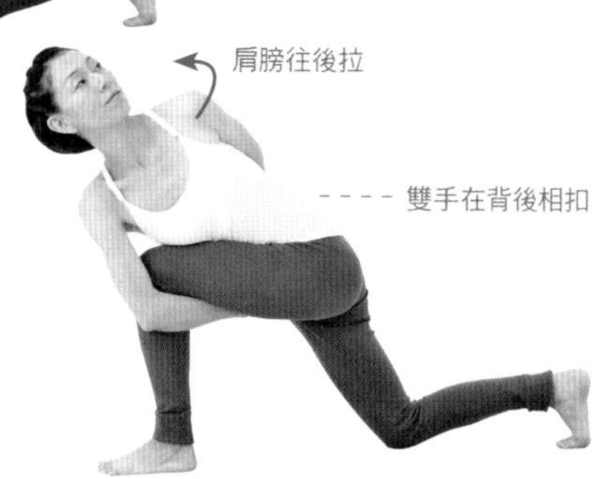

2 右手從下方往後繞過左腳 左手往後繞至後背

右手肌肉朝內旋轉，從腳的下方往後繞至後背。左手肌肉朝內旋轉繞至後背，以右手抓住左手。

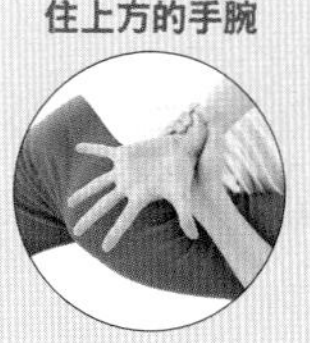

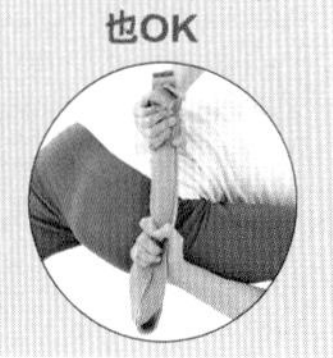

右大腿
往上提起

腳跟
往後推

3 右大腿往上提起 腳跟往後推

右大腿上提伸展膝蓋，腳跟往後推。胸口朝天花板方向扭轉，前後伸展身體。

換邊進行相同動作

Challenge

46 側角扭轉扣手式

Baddha Parivrtta Parsvakonasana

在動作3時後腳腳跟著地，前腳的坐骨朝向後腳腳跟方向。

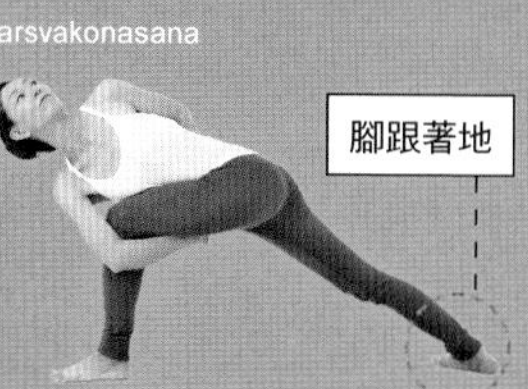

45 三角扭轉扣手式

Baddha Parvrtta Trikonasana

接續動作3，緩緩地將前腳膝蓋伸直，左右腳腳底確實踩穩地板。

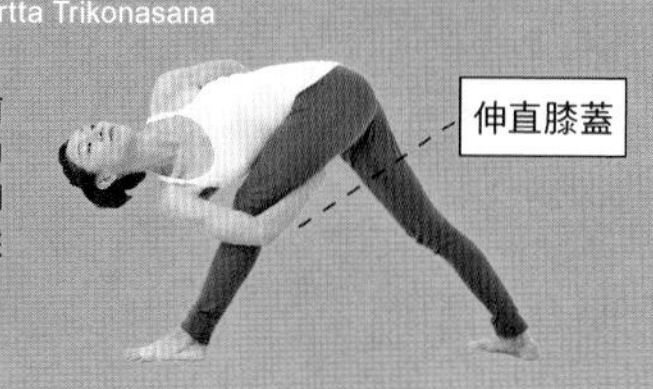

樹式

Level ★★★★★

這是透過雙手有精神地往頭頂方向上舉，伸展背闊肌的體式。在平衡體位法中，體幹（腹肌群）的安定是穩定身體的祕訣。若單腳站立向上伸展雙手時無法穩定身體，維持雙手合掌的狀態也OK。

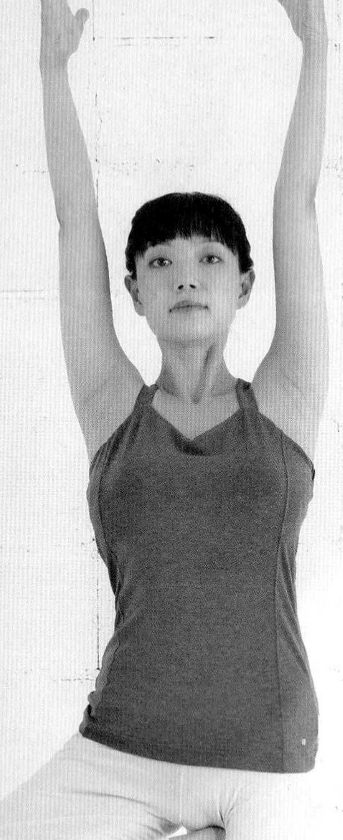

重點意識的部位

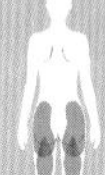
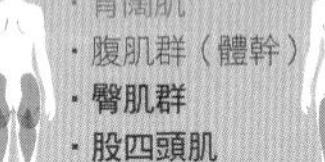

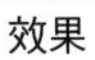

效果

- 緊實下半身
- 提升身體平衡感
- 提高注意力

1 重心移至左腳 右腳腳掌抵住大腿內側

兩腳併攏站立，雙手叉腰。再將重心移至左腳，右手抓住右腳踝拉往左大腿內側，使右腳掌抵住左大腿內側，腳掌與大腿內側貼合。

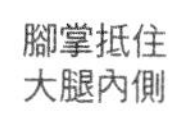

腳掌抵住大腿內側

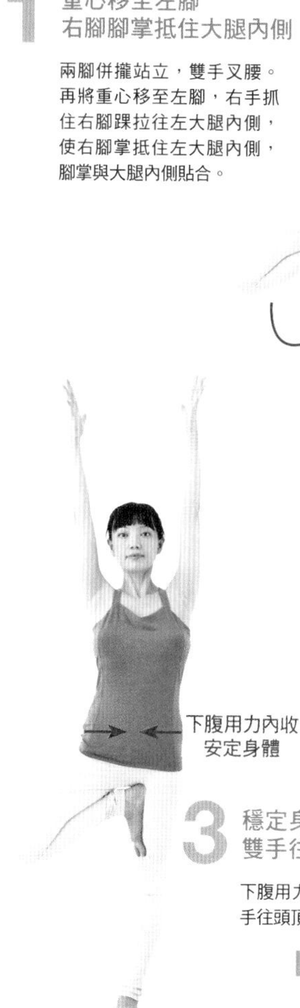

膝蓋往斜下方推出

以骨盆為中心點，身體朝上下兩端伸展

腳掌與大腿內側貼合

下腹用力內收安定身體

2 雙手於胸前合掌 右膝朝向外側

雙手於胸前合掌，右膝朝向外側往斜下方推出。左腳腳底確實踩穩地板，挺起胸口，感覺身體上下伸展。

3 穩定身體 雙手往頭頂方向伸展

下腹用力內收安定身體，雙手往頭頂方向伸展。

換邊進行相同動作

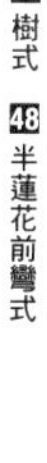

Challenge

48 半蓮花前彎式

Ardha Baddha Padmottanasana

接續動作2，右腳腳背抵住左大腿根部，右腳趾尖壓向左大腿，身體往前下彎。

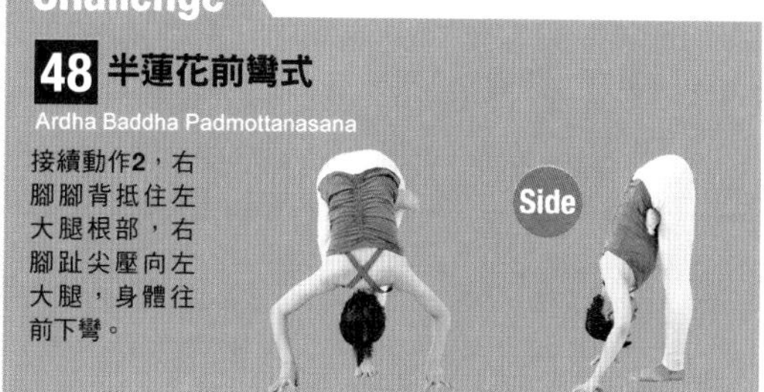

POINT

以腳掌抵住軸心腳的大腿內側

在動作2時，注意骨盆不要往外推出！藉由右腳底與左大腿往相反方向互推抗衡，可強化臀部的肌肉。

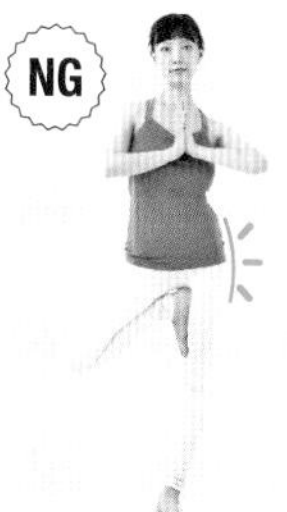

鷹式

Level ★★★★★

雙手與雙腳互相纏繞，以單腳站立取得平衡的體式。因為可均衡使用雙腳全體的肌肉，所以可期待這個動作的瘦腳效果。此外，可透過此動作鍛鍊到肩胛骨周圍與背部的肌肉，所以也能改善這些部位的僵硬與痠痛。

重點意識的部位

Back　Front

・斜方肌
・背闊肌
・股四頭肌
・大腿後側肌群

效果

◉ 舒緩背部與肩膀的緊繃痠痛
◉ 緊實雙腳
◉ 提高注意力

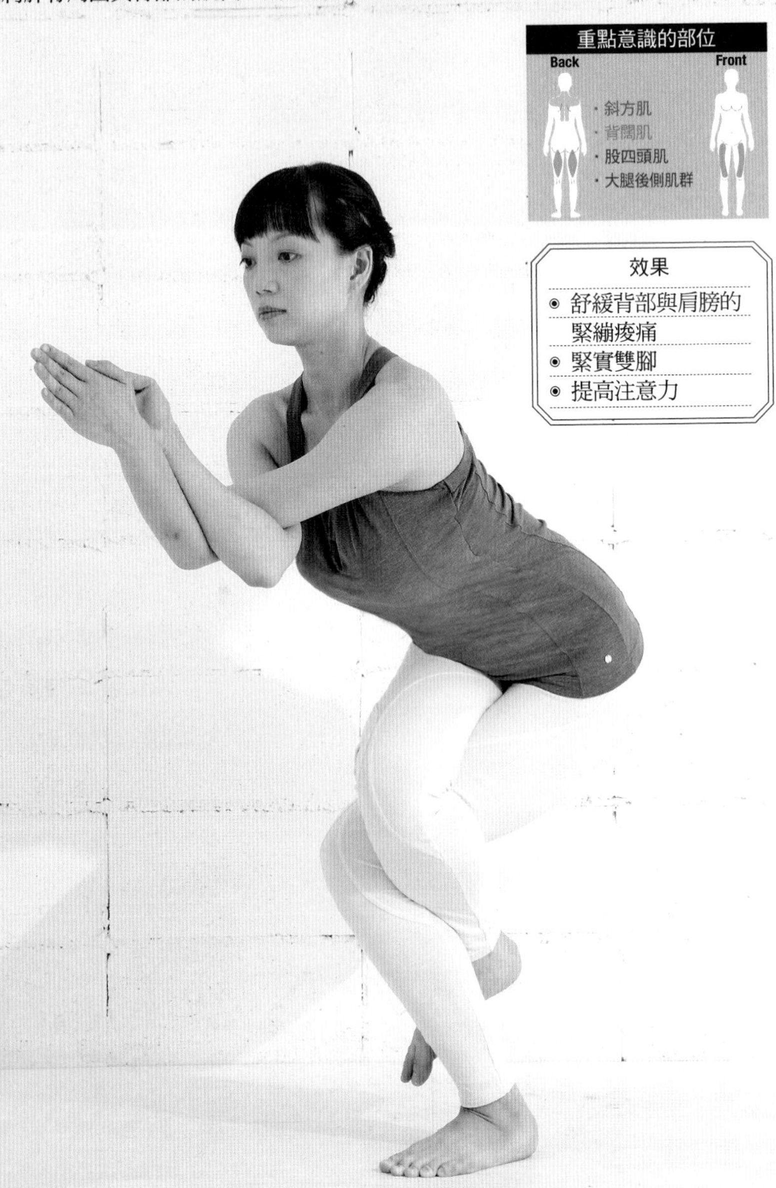

站姿平衡

1 雙腳併攏 膝蓋微彎

雙腳併攏站立，雙手叉腰。感覺從兩大腿根部往後拉，輕輕彎曲雙膝。

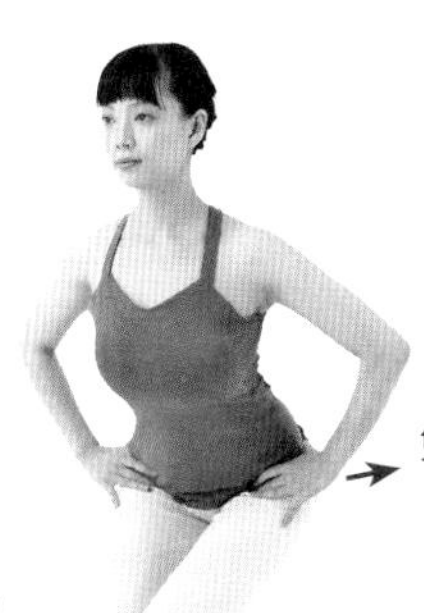

2 將重心移至左腳 以右腳纏繞左腳

將重心移至左腳，以右腳纏繞左腳。腳尖勾住小腿肚，用力纏住左腳。

腳尖用力
勾住左腿

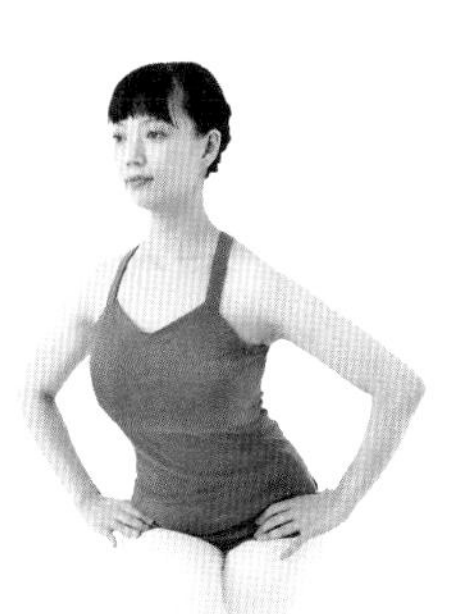

3 雙手向前伸出 呈十字交叉

在穩定下半身的狀態下，雙手向前方伸出，將左手置於右手上方，呈十字交叉。

雙手深深地
十字交叉

雙手與臉部
拉開距離
雙腿根部
往後拉

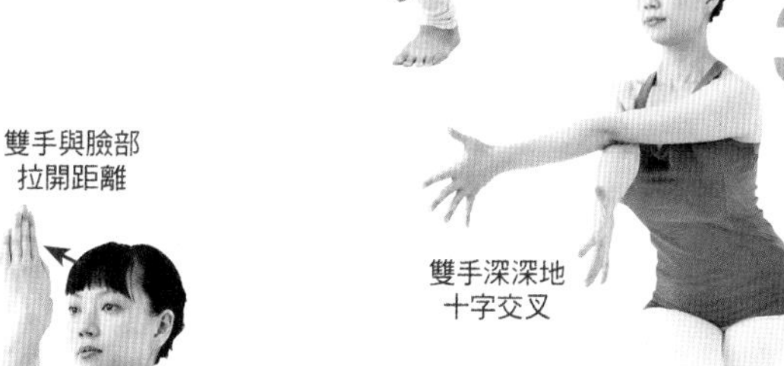

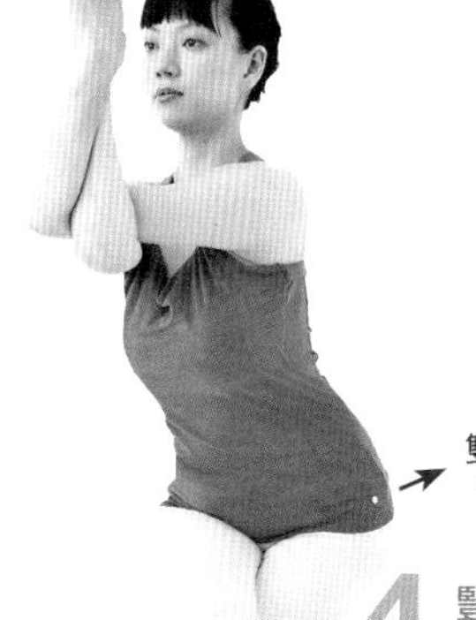

4 豎立前臂 掌心相對

雙肘彎曲，左右手互相交纏，使掌心相對合。筆直伸展脊椎，雙腿根部再次往後拉，輕輕彎曲雙膝。

換邊進行相同動作

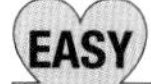

EASY

雙手手背貼合也可以

僅將雙手手背合十也OK。若雙腳難以纏繞，可將抬起的腳踩在瑜伽磚等輔助物上，如此一來身體便會更容易取得平衡。

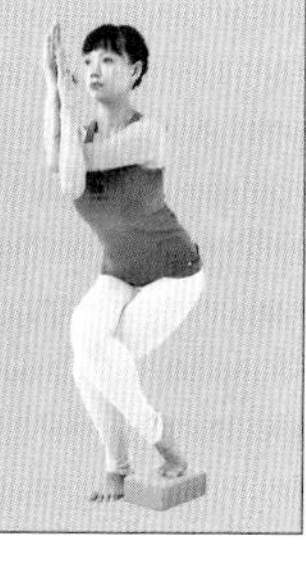

半月式

Level ★★★★★

這是強化軸心腳的同時，也可伸展軸心腳的大腿後側肌群與大腿內收肌群的體式。以軸心腳支撐身體，也可強迫運動到往後伸展那隻腳的肌肉。請從動作中尋找保持平衡的正確姿勢吧！

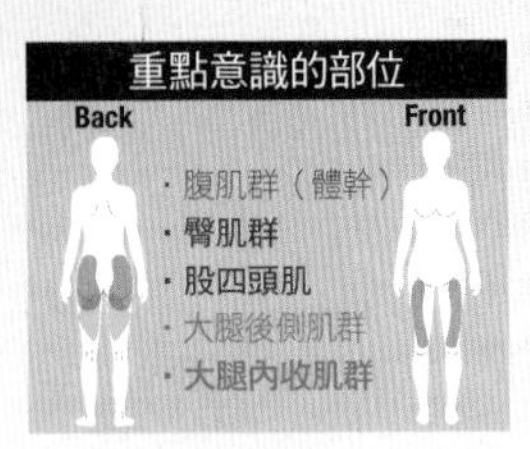

效果

- 緊實下半身
- 提高注意力
- 調整姿勢體態

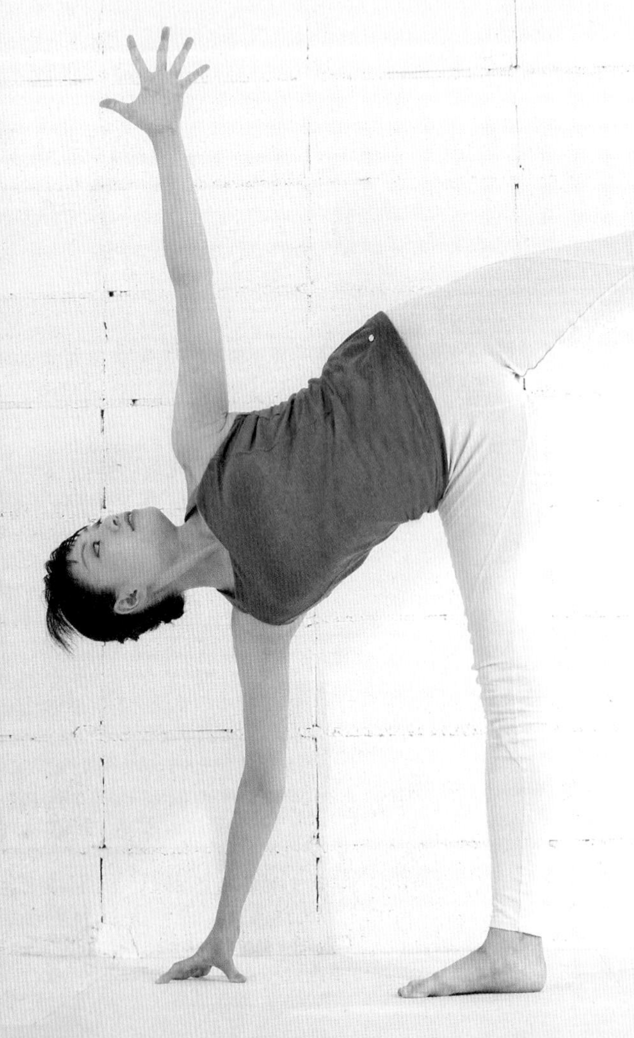

1 三角式

從三角式（P.42）開始。

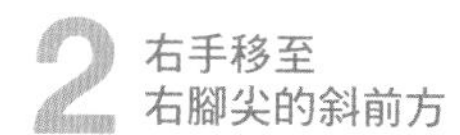

2 右手移至右腳尖的斜前方

左手叉腰，視線朝下，將重心移至右腳並彎曲右腳膝蓋。將右手指尖置於距離右腳尖約40至50cm的斜右前方地板上。

重心
移至右腳
右手置於距離右腳
40至50cm（體側長度）
的斜前方處

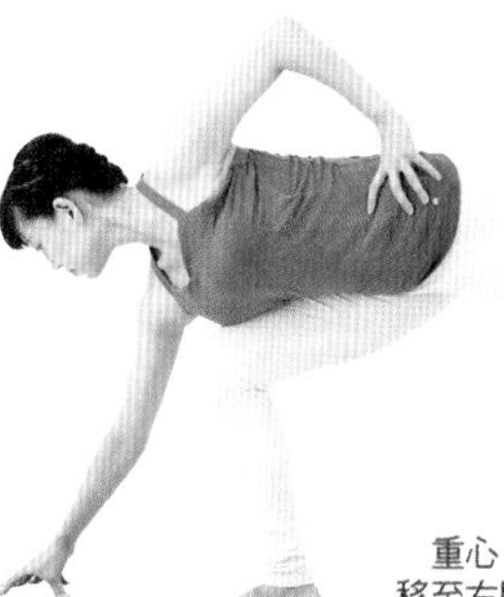

3 左腳向上抬起與地板保持平行

右手指尖與右腳往地板方向下壓，左腳向上抬起與地板保持平行。頭頂往前、左腳腳跟往後伸展般，使身體朝前後兩端延展。

腳跟
往後推出

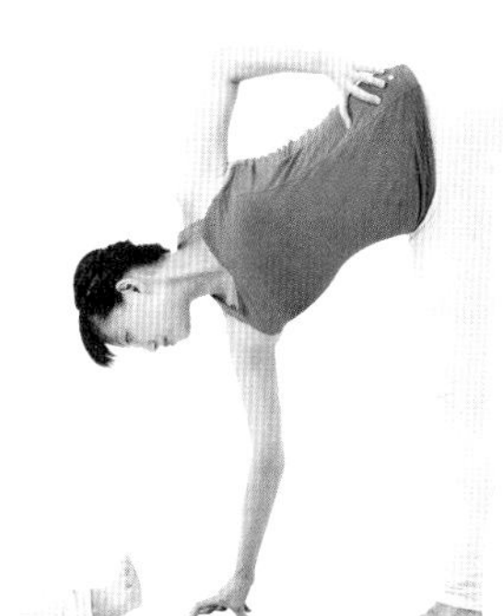

4 左手往上舉起打開胸口

左手向上伸展打開胸口，視線看向左手指尖。

換邊進行相同動作

打開胸口
後腳整體
肌肉用力

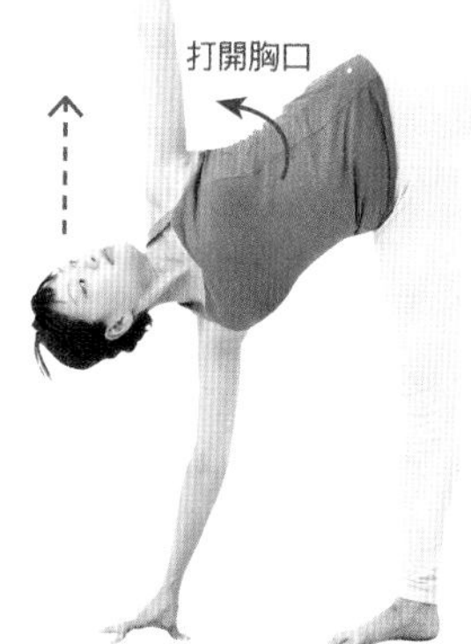

Challenge

51 半月弓式

Ardha Chandra Chapasana

接續動作4，將舉起腳的膝蓋往後彎曲，左手抓住左腳腳背，以腳背將手往後拉。

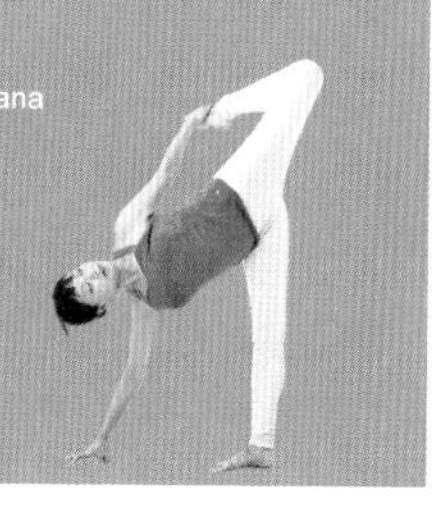

英雄式Ⅲ

Level ★★★★★

又稱為T字平衡的體式。取得平衡的技巧是有意識地使用腹肌群（體幹）與軸心腳側臀肌群的肌肉，可帶來緊實下半身、調整身體姿態的效果。

重點意識的部位

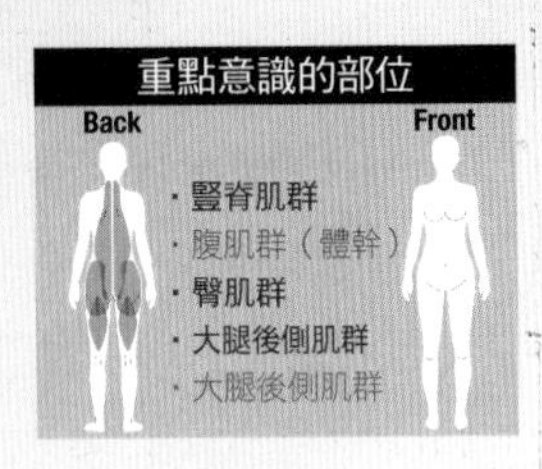

效果

- 緊實下半身
- 調整姿勢體態
- 提高注意力

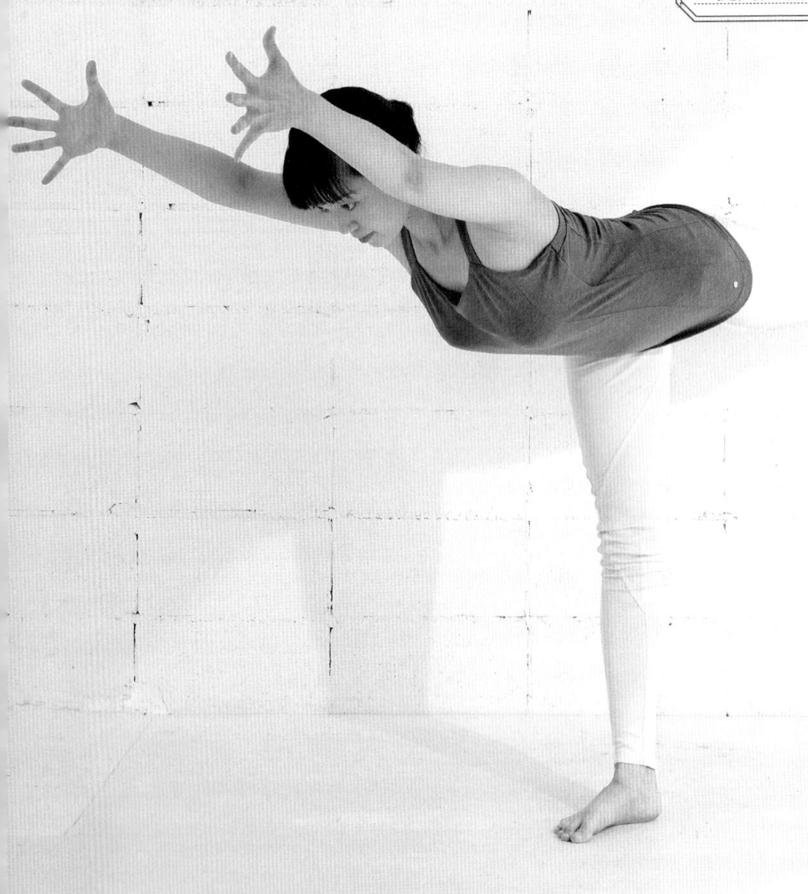

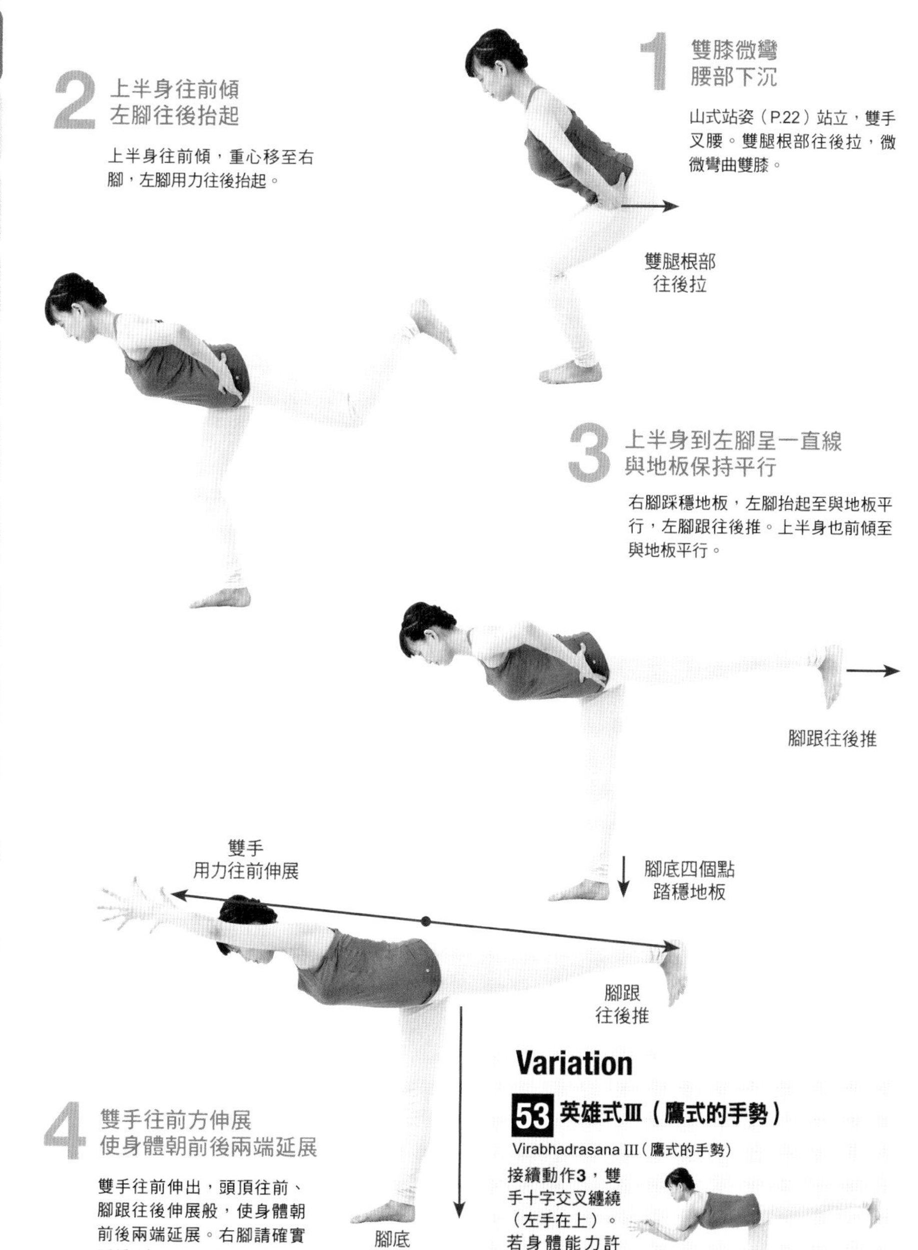

1 雙膝微彎 腰部下沉

山式站姿（P.22）站立，雙手叉腰。雙腿根部往後拉，微微彎曲雙膝。

2 上半身往前傾 左腳往後抬起

上半身往前傾，重心移至右腳，左腳用力往後抬起。

3 上半身到左腳呈一直線 與地板保持平行

右腳踩穩地板，左腳抬起至與地板平行，左腳跟往後推。上半身也前傾至與地板平行。

4 雙手往前方伸展 使身體朝前後兩端延展

雙手往前伸出，頭頂往前、腳跟往後伸展般，使身體朝前後兩端延展。右腳請確實踩穩地板以取得身體平衡。

換邊進行相同動作

Variation

53 英雄式Ⅲ（鷹式的手勢）

Virabhadrasana III（鷹式的手勢）

接續動作3，雙手十字交叉纏繞（左手在上）。若身體能力許可，雙手掌心相對貼合。

站姿（站立、坐立） 站姿平衡 腹肌 手臂平衡 倒轉① 倒轉② 側彎 後仰 扭轉 髖關節 前彎
52 英雄式Ⅲ 53 英雄式Ⅲ（鷹式的手勢）

站立劈腿式

Level ★★★★★

單腳站立前彎，高舉另一腳的變化體式。強化軸心腳的臀肌群與大腿後側肌群的同時，也可達到伸展肌肉的效果。因頭部朝下，所以可促進全身血液與下半身的淋巴循環。

重點意識的部位

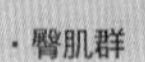

Back Front

・臀肌群
・股四頭肌
・大腿後側肌群
・大腿後側肌群

效果

- 緊實下半身
- 舒緩腳部水腫
- 提高注意力

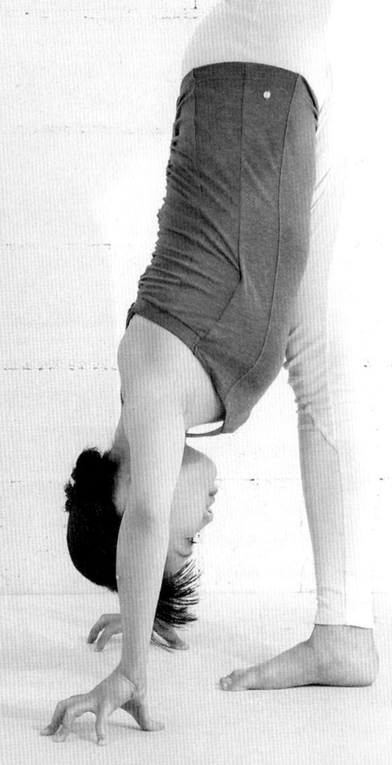

站姿（站立．蹲立）
站姿平衡
腹肌
手臂平衡
扭轉
髖關節
前彎

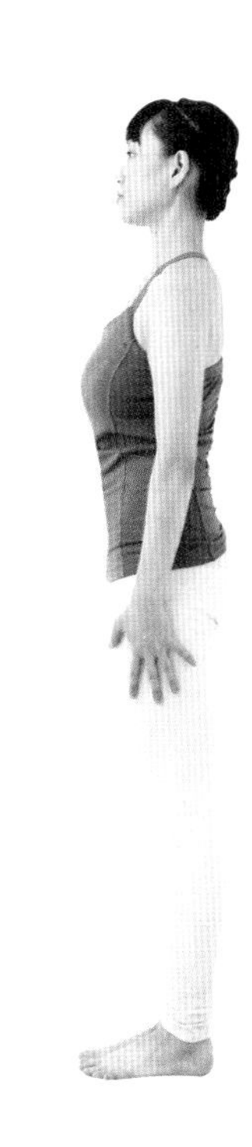

1 雙腳打開 與腰同寬

以山式（P.22）站立。

脊椎
筆直伸展

2 上半身前彎 指尖碰地

上半身往前彎，雙手指尖碰地，脊椎筆直伸展。

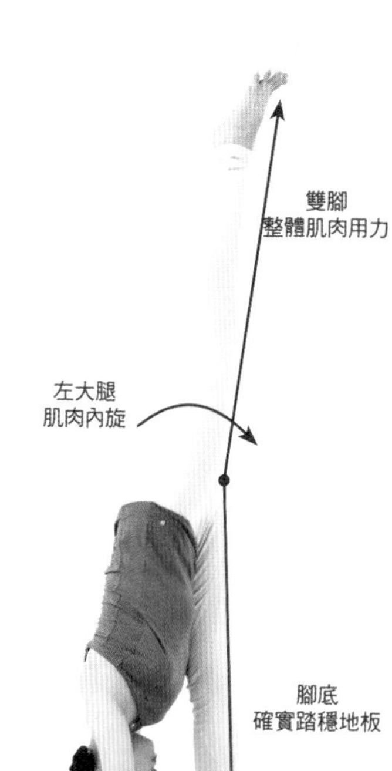

3 左腳 盡可能地舉高

一邊將左大腿肌肉內旋使其穩定，一邊舉起左腳。右腳確實踩穩地板，左腳盡可能舉高並往上伸展。眼睛視線看向後方。

換邊進行相同動作

POINT

大腿肌肉內旋

若大腿往外側打開，就無法鍛鍊到原本應該伸展的肌肉。此練習須注意腳舉高時，要有意識地從大腿根部帶動肌肉往內側旋轉。

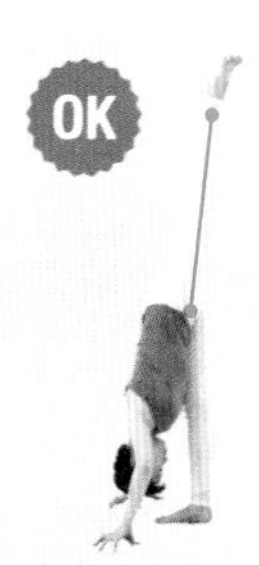

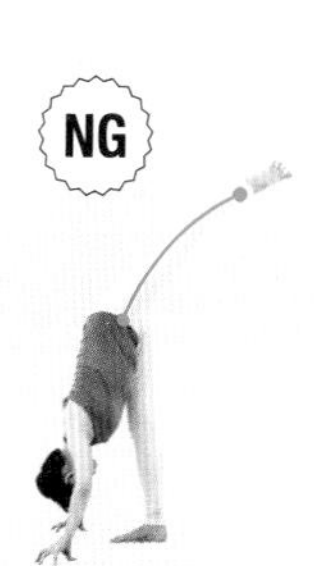

Natarajasana **55**

舞王式（簡易版）

Level ★★★☆☆

重點意識的部位

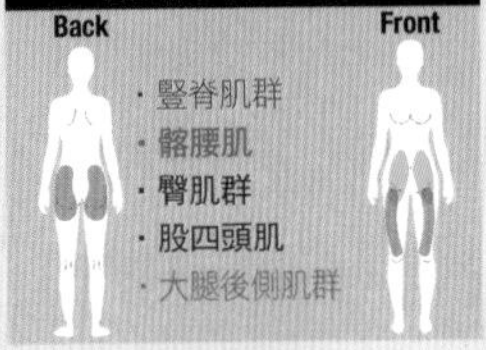

Back　Front

- 豎脊肌群
- 髂腰肌
- 臀肌群
- 股四頭肌
- 大腿後側肌群

這是可以強化軸心腳的臀肌群，柔軟髖關節的體式。濕婆神相傳是傳授瑜伽與舞蹈的印度神明，傳說中濕婆神即以舞蹈掌控了宇宙的運作。

效果

- 緊實下半身
- 提高注意力
- 調整姿勢體態

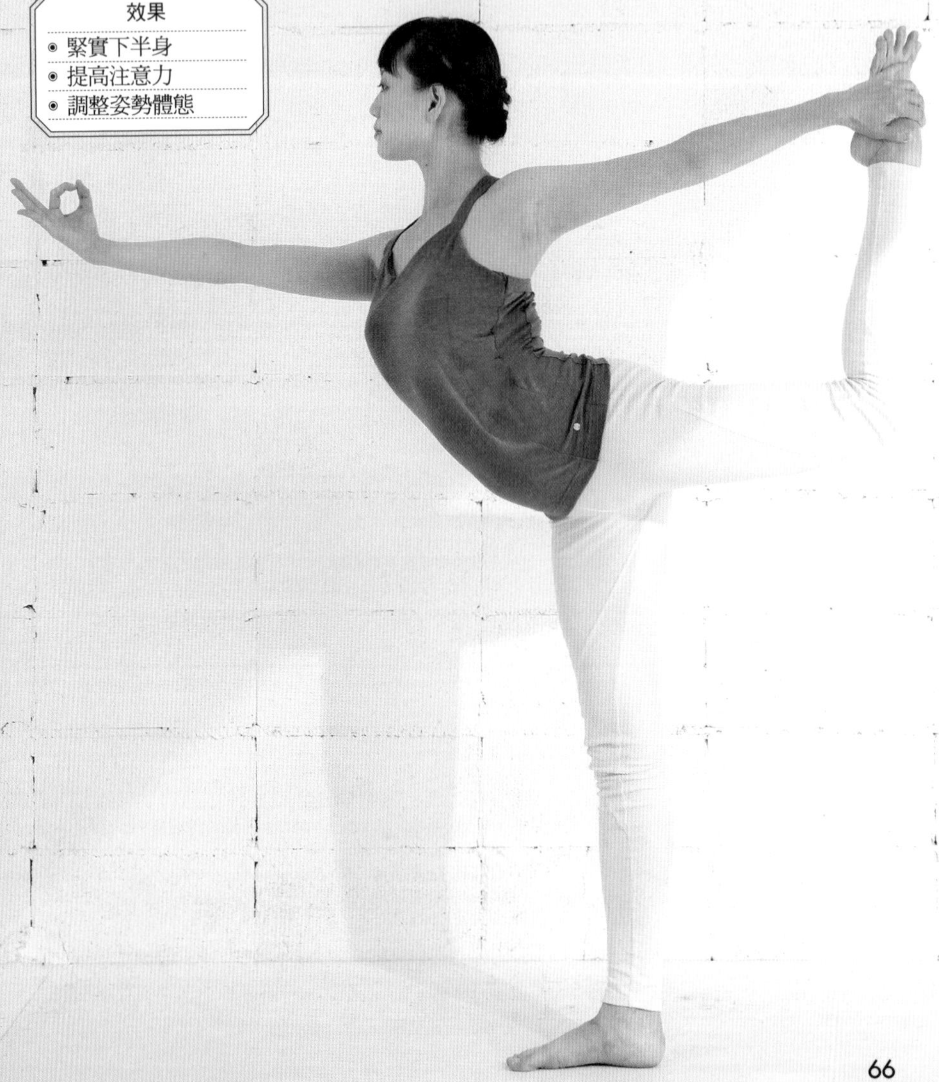

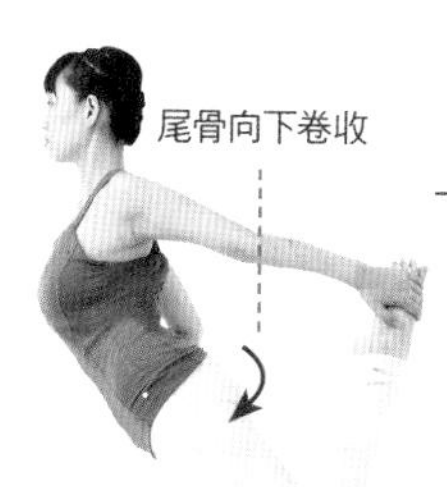

1 左腳往後彎曲 左手抓握腳尖

雙腳併攏站立，右手叉腰。將重心移至右腳，向後彎曲左膝，以左手抓握左腳背。將左腳跟靠近左邊坐骨，伸展左大腿前側。

2 左腳往後拉 上半身往前傾

右腳腳底確實踩穩地板，左腳朝後方拉高的同時將上半身往前傾。

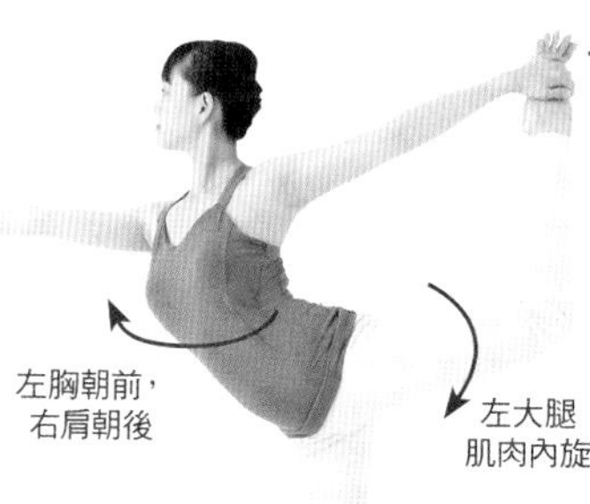

3 提高左腳 右手朝向前方伸展

以左腳背將左手往後拉的同時，右手往前方伸展。左大腿肌肉內旋，膝蓋朝下。

換邊進行相同動作

Challenge

56 舞王式（瑜伽伸展帶）

Natarajasana（瑜伽伸展帶）

在動作2時將瑜伽伸展帶套住左腳背，雙手抓緊伸展帶。雙手往外旋轉，藉由左腳朝後拉的力量將雙手往後帶。

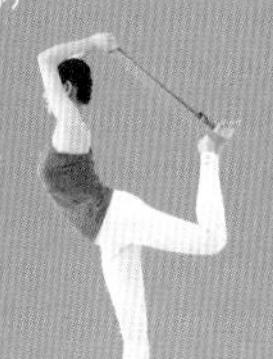

57 舞王式（從頭頂雙手握腳）

Natarajasana（從頭頂雙手握腳）

在動作2時抓住左腳尖，將左上臂往外旋轉使左肘朝向前方。右手從上方往後彎曲抓握左手，再順著左手往後抓握左腳。

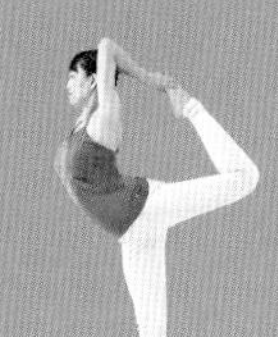

扭轉半月式

Level ★★★★★

這是半月式（P.60）加上扭轉動作的體式。因為有扭轉的要素，所以比起半月式而言程度又更高了！可以同時活化全身的肌肉。

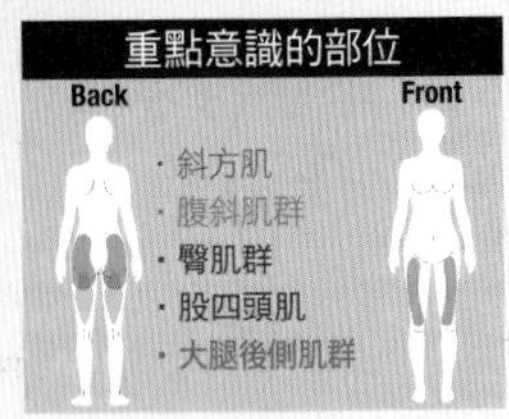

效果

- 緊實下半身與腰部
- 活化內臟機能
- 提高注意力

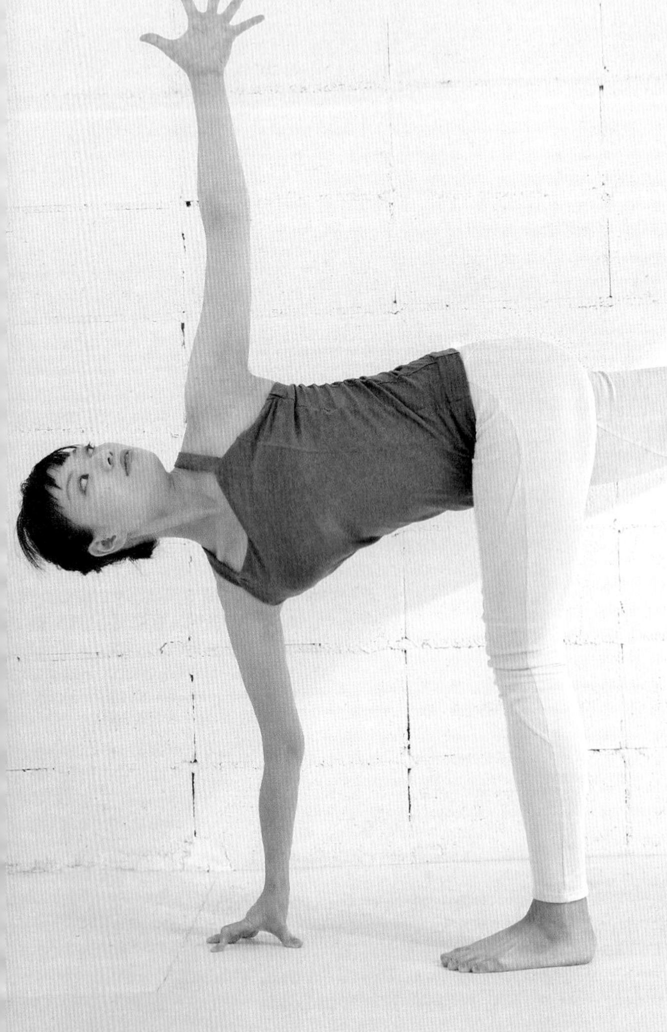

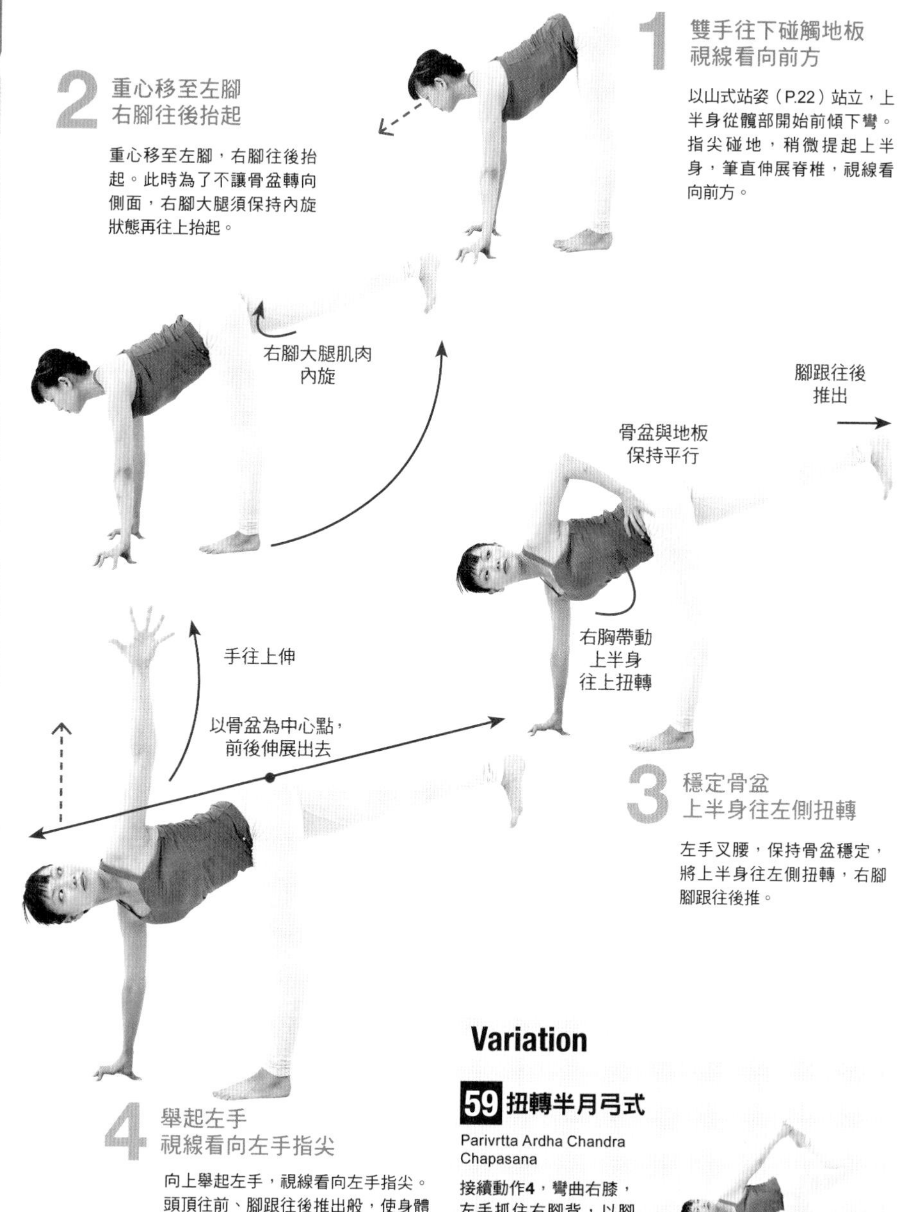

1 雙手往下碰觸地板 視線看向前方

以山式站姿（P.22）站立，上半身從髖部開始前傾下彎。指尖碰地，稍微提起上半身，筆直伸展脊椎，視線看向前方。

2 重心移至左腳 右腳往後抬起

重心移至左腳，右腳往後抬起。此時為了不讓骨盆轉向側面，右腳大腿須保持內旋狀態再往上抬起。

3 穩定骨盆 上半身往左側扭轉

左手叉腰，保持骨盆穩定，將上半身往左側扭轉，右腳腳跟往後推。

4 舉起左手 視線看向左手指尖

向上舉起左手，視線看向左手指尖。頭頂往前、腳跟往後推出般，使身體朝前後兩端伸展。

換邊進行相同動作

Variation

59 扭轉半月弓式

Parivrtta Ardha Chandra Chapasana

接續動作**4**，彎曲右膝，左手抓住右腳背，以腳背將手往後拉。

反轉手抓腳單腿站立式

Level ★★★★★

單腿站立，以反方向的手抓握往上舉起的腳。這個動作在伸展脊椎的同時還能扭轉上半身，因此具有調整姿勢體態、活化內臟機能的效果。

重點意識的部位

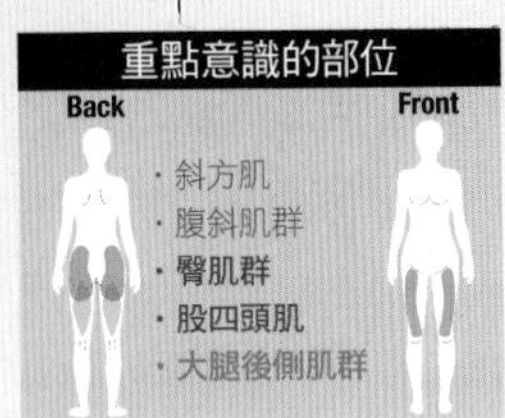

效果

- 緊實腰部
- 調整姿勢體態
- 強化下半身

站姿平衡

1 提起左腳 以右手抓握左腳背

以山式站姿（P.22）站立，將重心移至右腳，左腳往上提起。右手從外側抓住左腳背，使膝蓋靠近胸口。

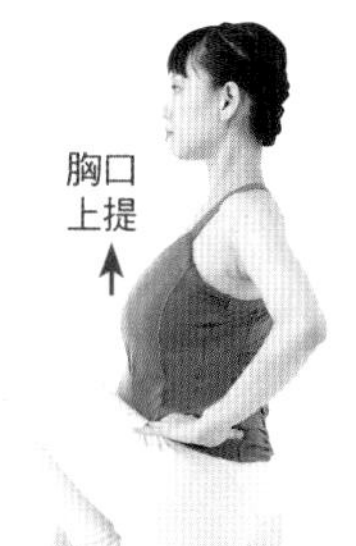

腳底
往前推

手往
後拉

2 左腳往前筆直推出 手往腳的相反方向回拉

將左腳往前方筆直推出，手和腳底用力壓合。軸心腳腳底確實踩穩地板，胸口高高挺起。

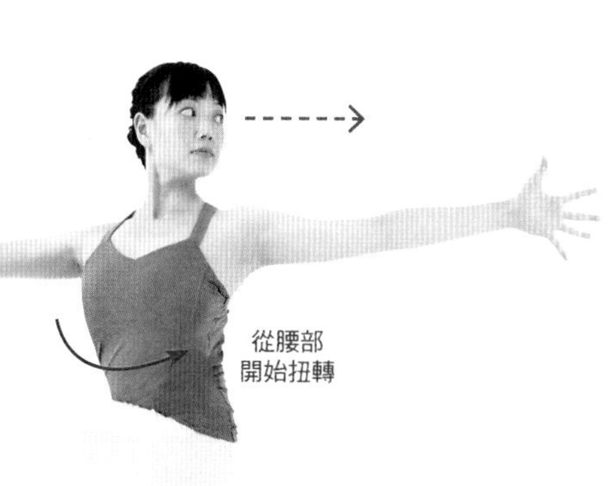

EASY

彎曲膝蓋進行

在動作**2**難以筆直推出左腳的情況下，彎曲膝蓋進行也OK。

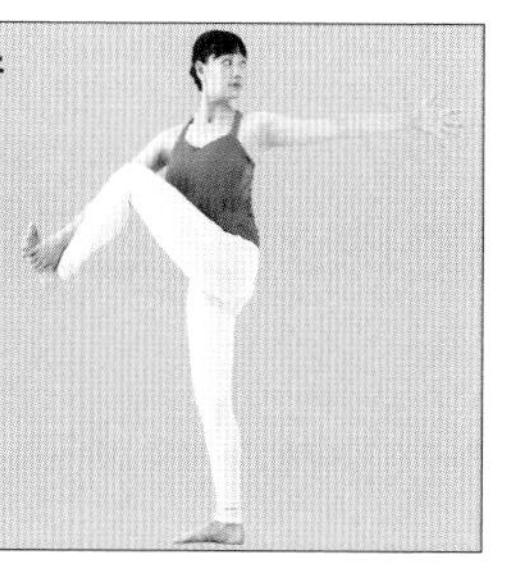

3 左手朝後方打開 緩緩扭轉上半身

左手舉起與肩同高，朝後方打開，緩緩扭轉上半身。視線看向左手指尖。

換邊進行相同動作

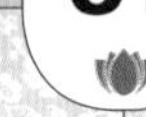

手抓腳單腿站立伸展式（側抬腿）

Level ★★★★★

單腿站立，高舉另一隻腿往側邊打開的體式。把握身體朝上下兩端伸展的感覺，試著取得完美平衡，提高髖關節的柔軟度吧！

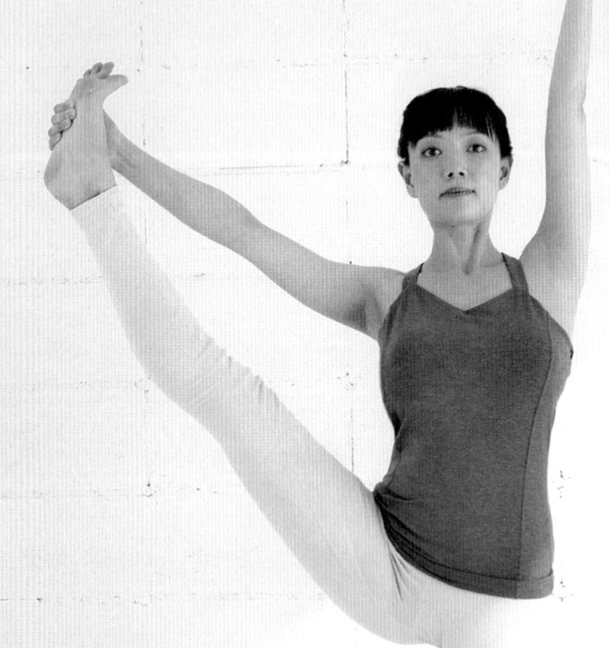

重點意識的部位

Back　Front

- 腹肌群（體幹）
- 臀肌群
- 股四頭肌
- 大腿後側肌群
- 大腿內收肌群

效果

- 緊實下半身
- 提高身體平衡感
- 提高注意力

1 提起右腳 以右手抓握右腳腳背

以山式站姿（P.22）站立，將重心移到左腳，右腳往上提起。再以右手從外側抓握右腳腳背，使膝蓋靠近胸口。

從外側
抓握腳底

2 右腳往前筆直推出 手往相反方向回拉

右腳往前方筆直推出，
手和腳底用力壓合。

手和腳底
用力壓合

胸口上提

右大腿
肌肉外旋

腳底確實
踩穩地板

3 右腳往側邊打開 左手高舉過頭

保持骨盆穩定後，將右腳往側邊打開，左手高舉過頭。上半身往頭頂伸展、左腳往下方伸展，左腳腳底確實踩穩地板。

換邊進行相同動作

Challenge

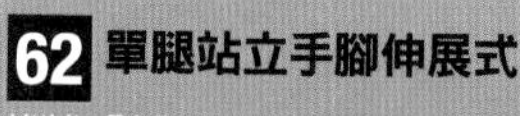

62 單腿站立手腳伸展式

Utthita Trivikramasana

接續動作3，雙手抓握右腳，將右腳往頭頂方向拉近。

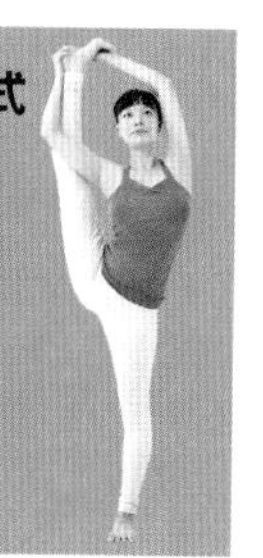

天堂鳥式

Level ★★★★☆

這是需要兼具柔軟度與平衡感的高階體式。朝上伸展的腳，在可以達成的範圍內盡量舉高就OK了。為了不要駝背，請有意識地將脊椎拉長伸展並打開胸口。

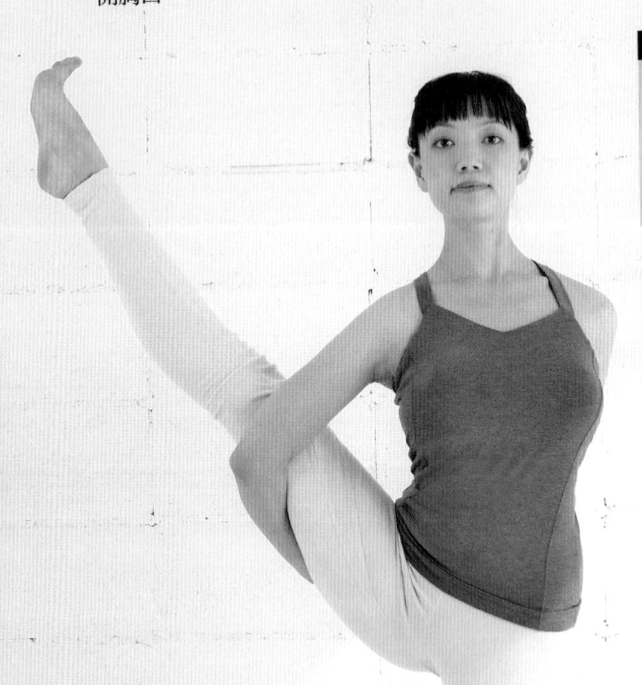

重點意識的部位

Back　Front

- 腹肌群（體幹）
- 臀肌群
- 股四頭肌
- 大腿後側肌群
- 大腿內收肌群

效果

- 提高髖關節的柔軟度
- 提高身體平衡感
- 調整姿勢體態

1 右手從右腳下方繞往背後並握住左手手腕

以山式站姿（P.22）站立，上半身往前下彎，左手往後繞至後背，右手從右腳下方繞往背後，並握住左手手腕。

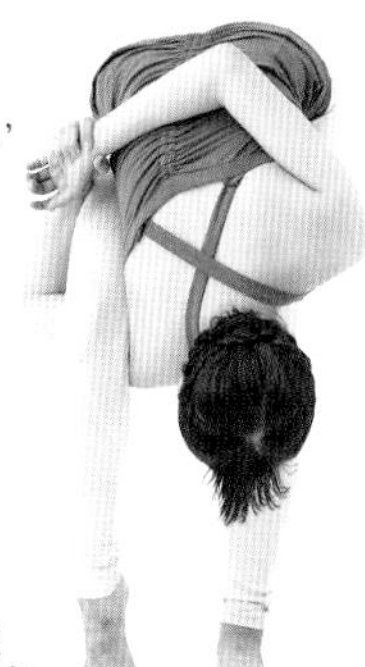

2 重心移至左腳抬起上半身

將重心移至左腳，左腳腳底確實踩穩地板，緩緩抬起上半身。

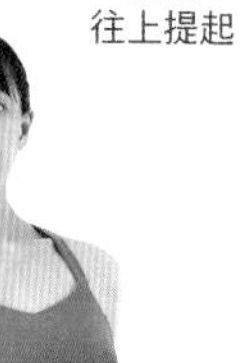

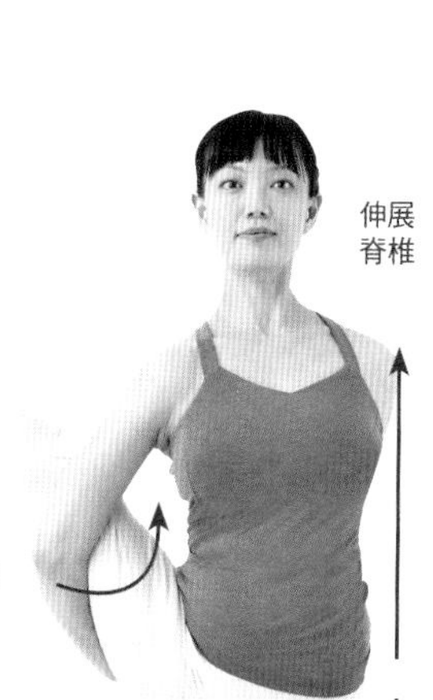

3 右大腿一邊外旋一邊伸直膝蓋

脊椎筆直伸展，左腳腳底確實踩穩地板。右大腿肌肉一邊外旋，一邊將膝蓋伸直。

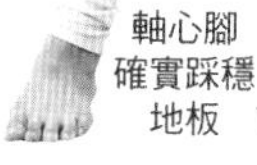

Variation

64 單腳站立花環式

Eka Pada Malasana

以山式站姿（P.22）站立，右膝蓋彎曲上提靠近胸口，雙手前後環抱右膝蓋。右手從右膝外側往內旋，並抓住從左側繞至後背的左手。

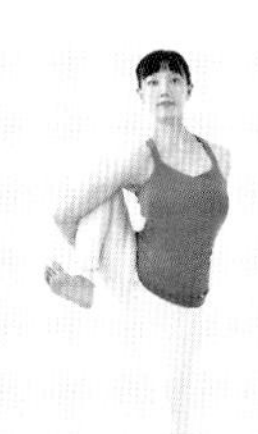

新月式

Level ★★★★★

前後打開髖關節，雙手高舉過頭的體式。上半身不刻意往後傾，而是順著脊椎延伸，從胸口到腹部正面，直至大腿根部，舒適地享受伸展吧！

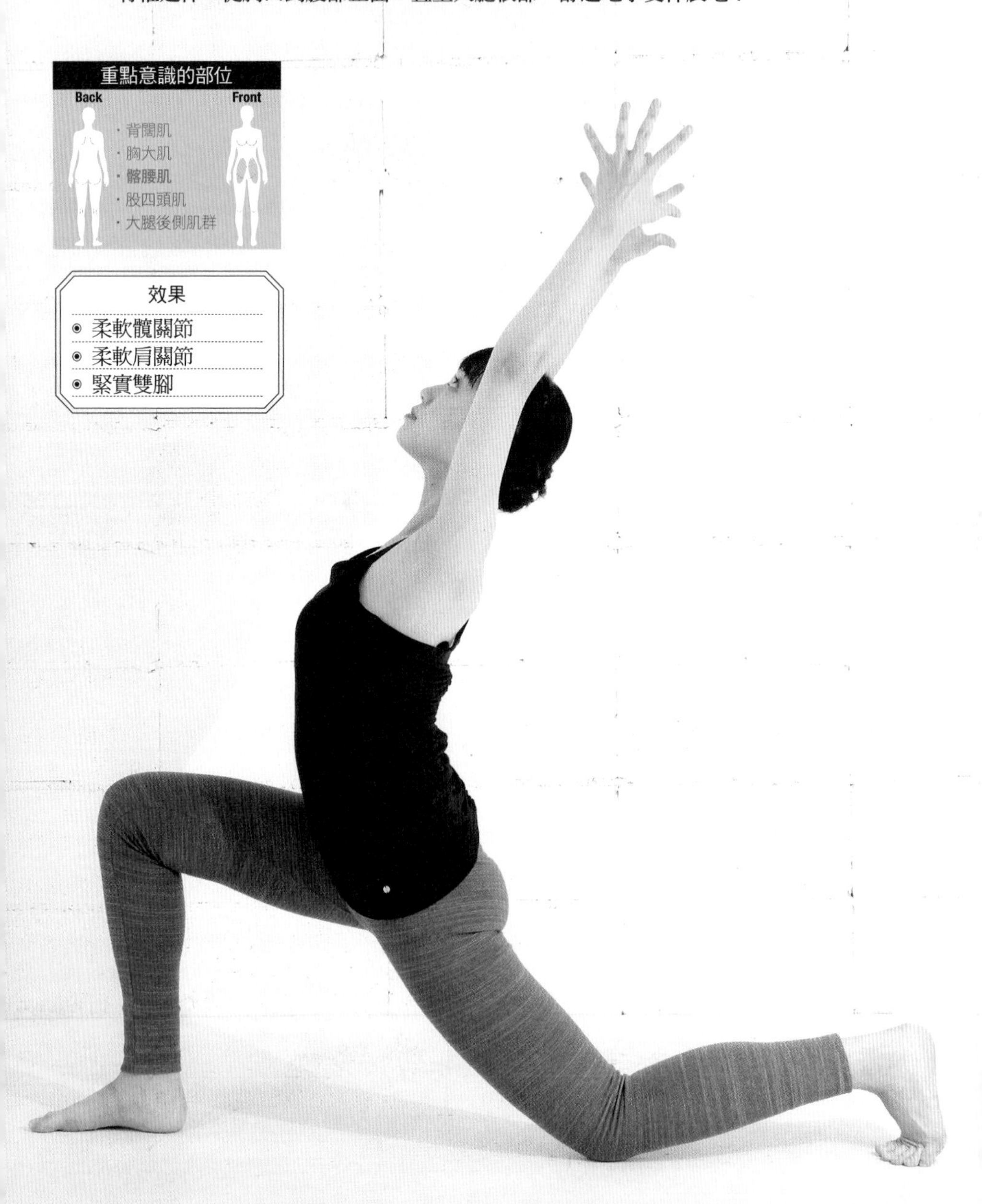

重點意識的部位

Back　Front

- 背闊肌
- 胸大肌
- 髂腰肌
- 股四頭肌
- 大腿後側肌群

效果

- 柔軟髖關節
- 柔軟肩關節
- 緊實雙腳

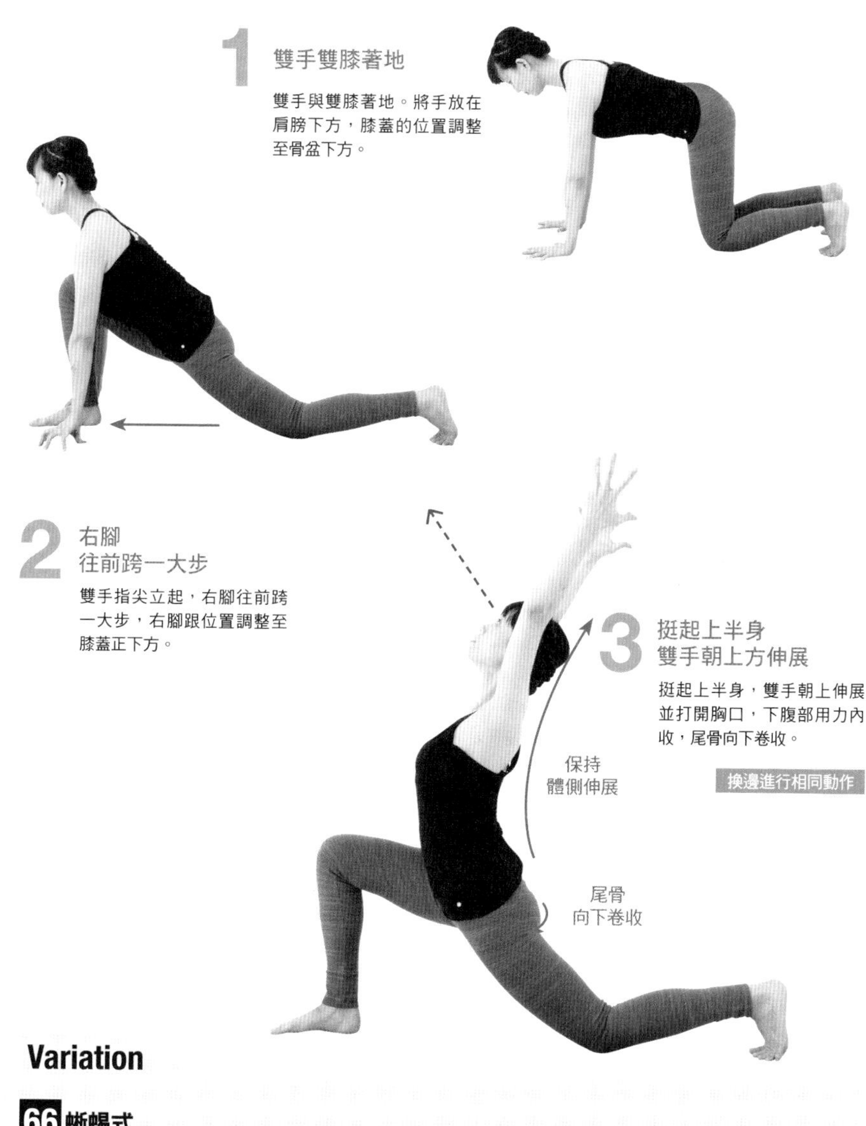

1 雙手雙膝著地

雙手與雙膝著地。將手放在肩膀下方，膝蓋的位置調整至骨盆下方。

2 右腳往前跨一大步

雙手指尖立起，右腳往前跨一大步，右腳跟位置調整至膝蓋正下方。

3 挺起上半身 雙手朝上方伸展

挺起上半身，雙手朝上伸展並打開胸口，下腹部用力內收，尾骨向下卷收。

換邊進行相同動作

Variation

66 蜥蜴式

Utthan Pristhasana

1 接續動作**1**，將右腳往前踏一大步至右手外側，雙肘置於肩膀的正下方。

2 左腳跟往後方推出，左膝蓋從地板上提起。

提起膝蓋

半猴王式

Ardha Hanumanasana **67**

Level ★★★★★

猴王式（P.170）的簡單版。這個體式可以伸展到前腳的大腿後側肌群。後腳著地的膝蓋如果感到不適，可在膝蓋下方墊瑜伽鋪巾或坐墊。

重點意識的部位
Back
Front
・豎脊肌群
・大腿後側肌群

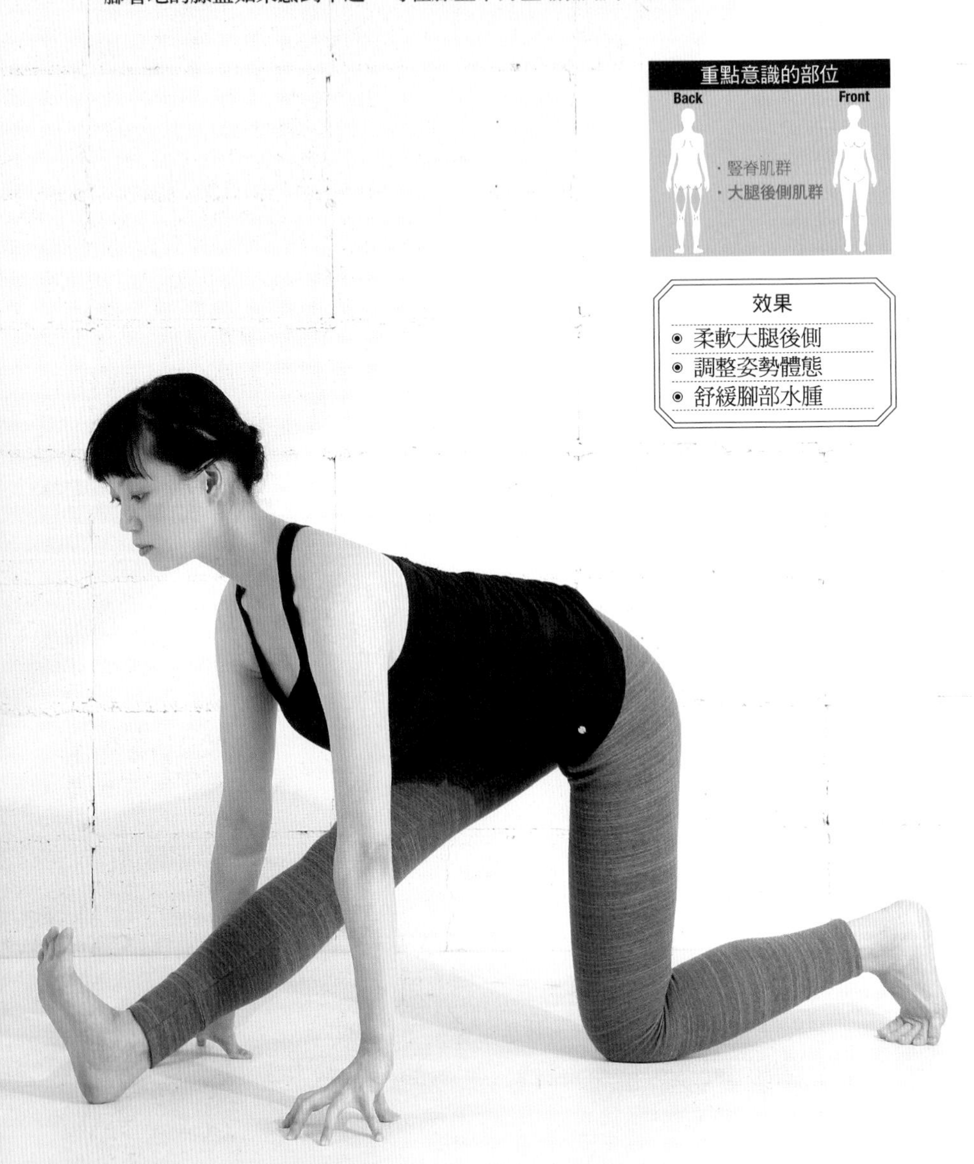

效果

- 柔軟大腿後側
- 調整姿勢體態
- 舒緩腳部水腫

跪姿

保持脊椎伸展
腳跟
下壓地板
膝蓋與腳尖
往後方挪動

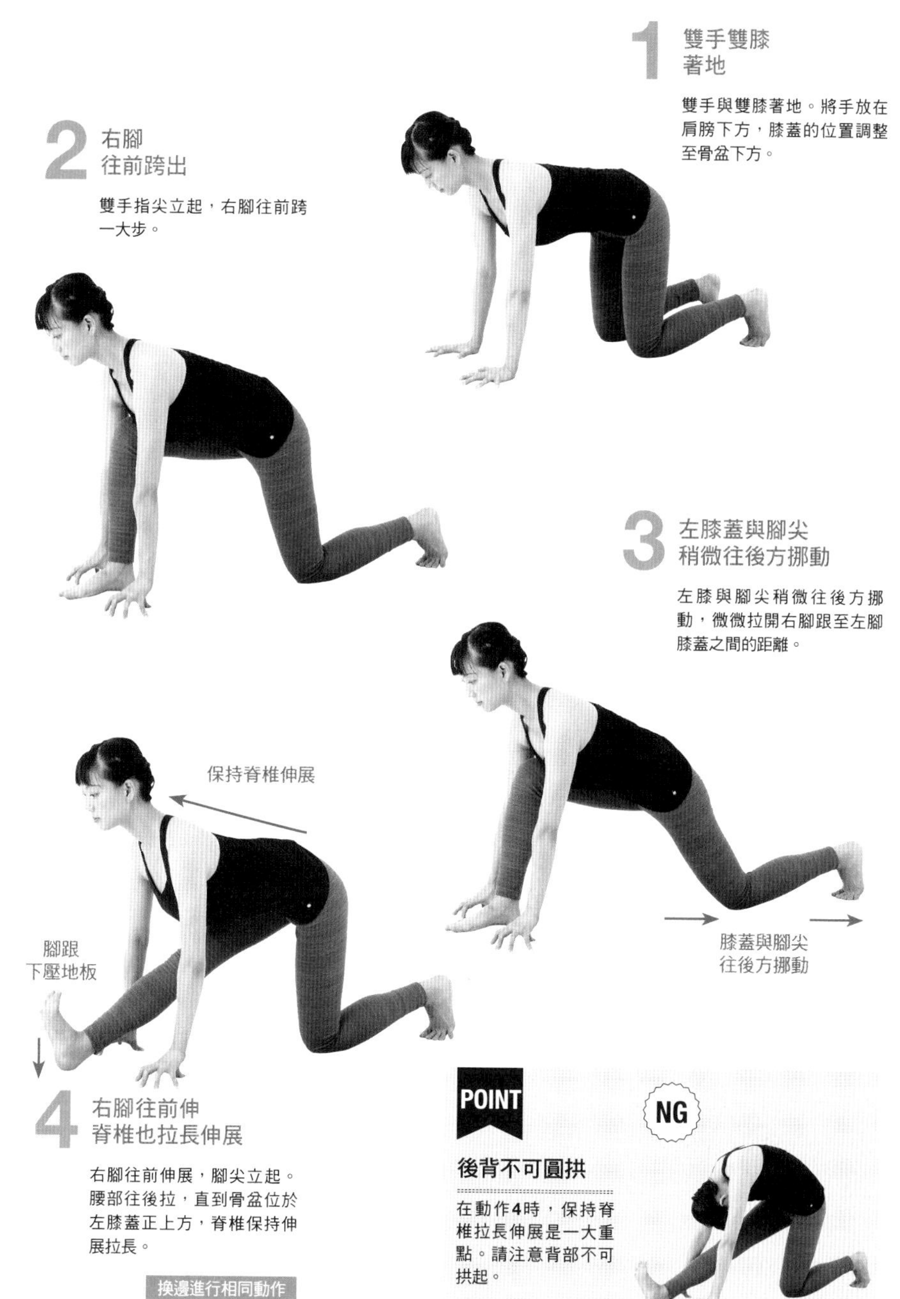

1 雙手雙膝著地

雙手與雙膝著地。將手放在肩膀下方，膝蓋的位置調整至骨盆下方。

2 右腳往前跨出

雙手指尖立起，右腳往前跨一大步。

3 左膝蓋與腳尖稍微往後方挪動

左膝與腳尖稍微往後方挪動，微微拉開右腳跟至左腳膝蓋之間的距離。

4 右腳往前伸 脊椎也拉長伸展

右腳往前伸展，腳尖立起。腰部往後拉，直到骨盆位於左膝蓋正上方，脊椎保持伸展拉長。

換邊進行相同動作

POINT

NG

後背不可圓拱

在動作4時，保持脊椎拉長伸展是一大重點。請注意背部不可拱起。

單腿鴿王式 I（預備式・前彎）

Level ★★★★★

對於柔軟髖關節、擴展髖部可動區域很有效的體式。被鍛鍊延展的是前腳的臀肌群，以及髖關節向外旋轉時會用到的髖部外旋肌。亦可作為以蓮花坐等體式進行冥想前的預備體式。

重點意識的部位

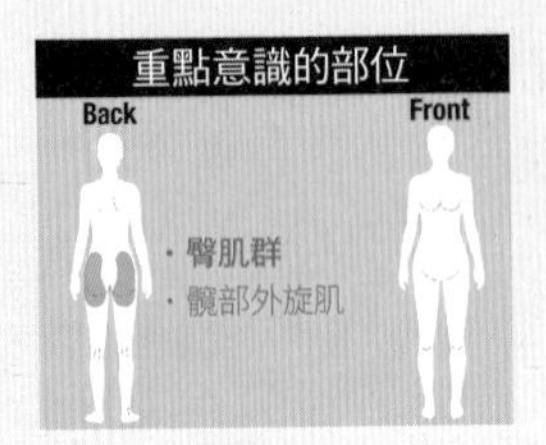

效果

- 柔軟髖關節
- 柔軟臀部
- 鎮定神經系統

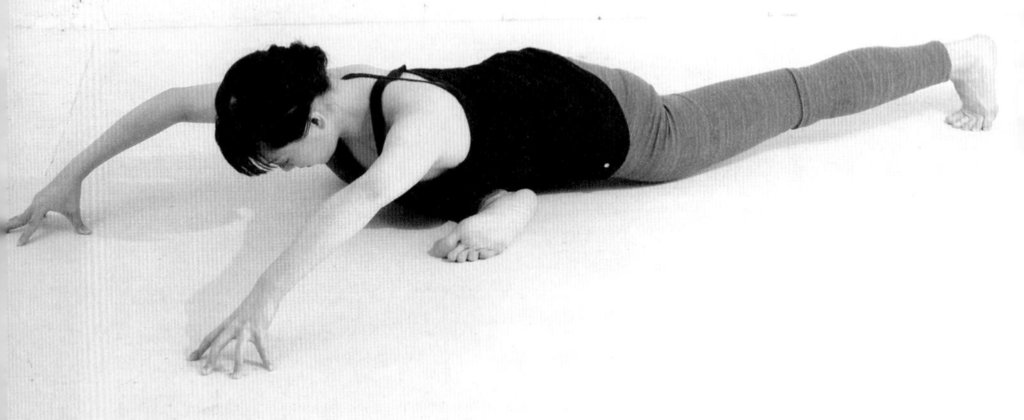

跪姿

膝蓋
往外側
打開
勾起腳尖
左大腿
肌肉內旋
將重心放在
左大腿前側

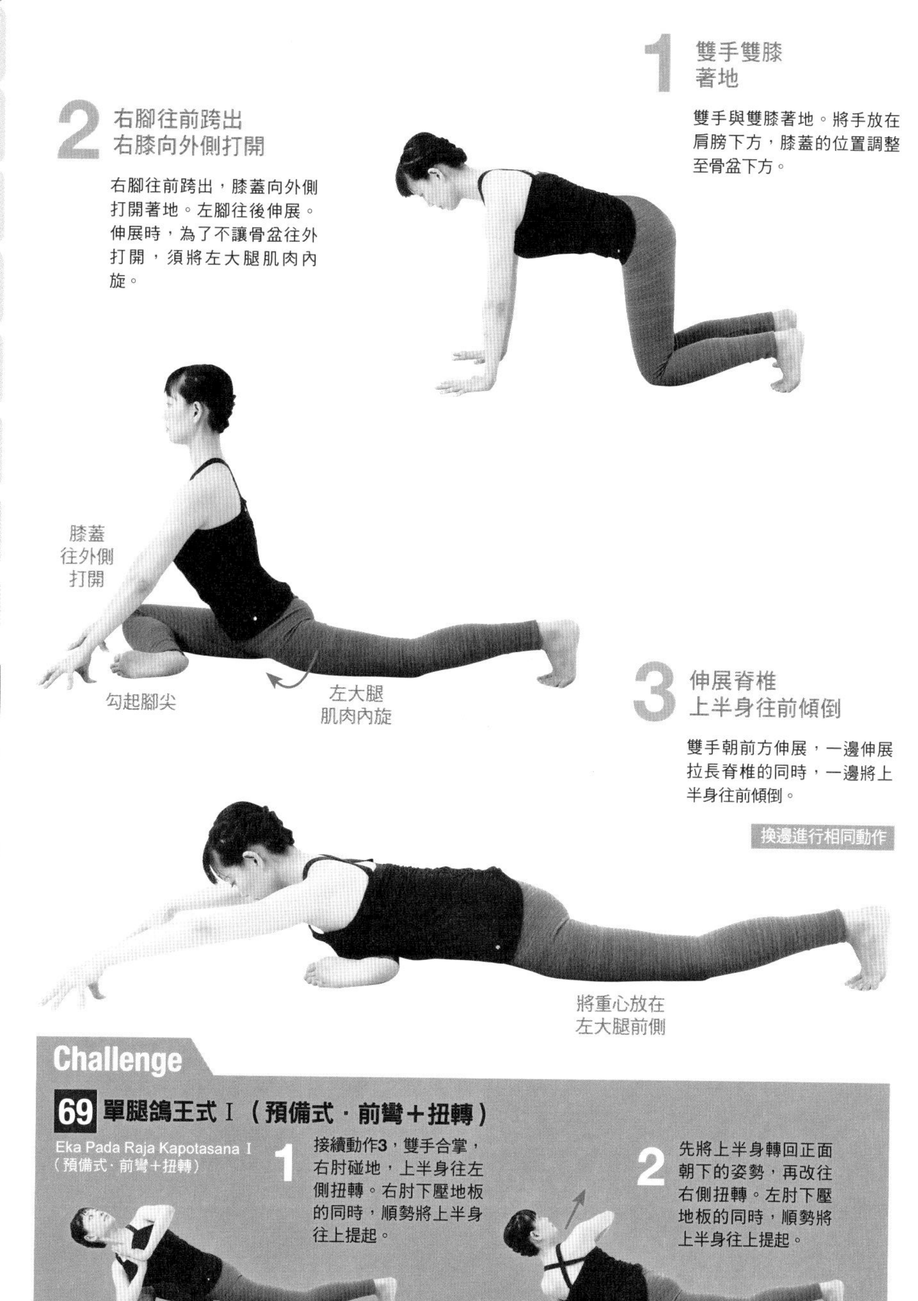

1 雙手雙膝著地

雙手與雙膝著地。將手放在肩膀下方，膝蓋的位置調整至骨盆下方。

2 右腳往前跨出 右膝向外側打開

右腳往前跨出，膝蓋向外側打開著地。左腳往後伸展。伸展時，為了不讓骨盆往外打開，須將左大腿肌肉內旋。

3 伸展脊椎 上半身往前傾倒

雙手朝前方伸展，一邊伸展拉長脊椎的同時，一邊將上半身往前傾倒。

換邊進行相同動作

Challenge

69 單腿鴿王式 I（預備式・前彎＋扭轉）

Eka Pada Raja Kapotasana I
（預備式・前彎＋扭轉）

1 接續動作**3**，雙手合掌，右肘碰地，上半身往左側扭轉。右肘下壓地板的同時，順勢將上半身往上提起。

2 先將上半身轉回正面朝下的姿勢，再改往右側扭轉。左肘下壓地板的同時，順勢將上半身往上提起。

駱駝式

Level ★★★★★

上半身後仰，打開胸口的體式。重點是尾骨向下卷收、收緊下腹，保持伸展拉長體側與頸部的姿態向上方伸展。

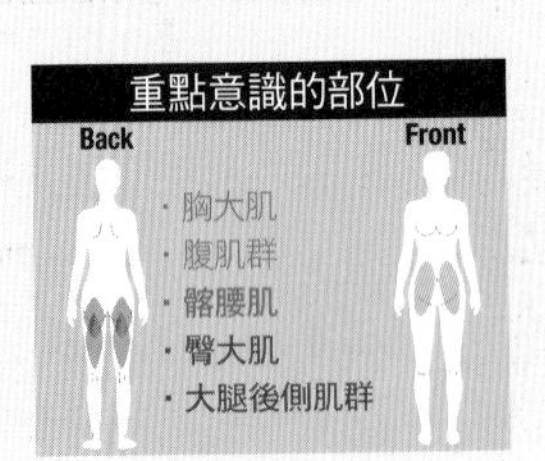

效果

- 調整姿勢體態
- 緊實下半身
- 改善呼吸機能

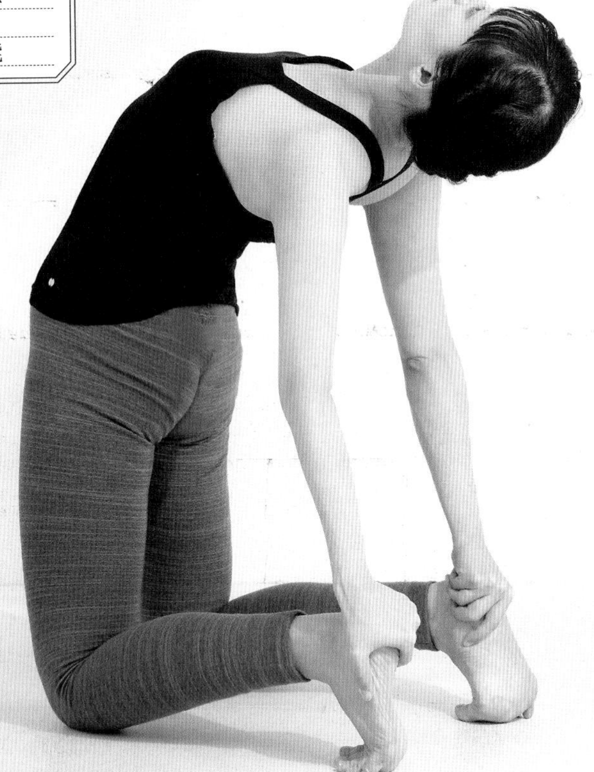

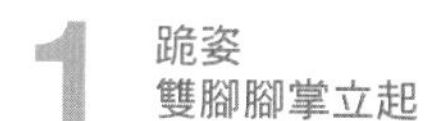
跪姿

1 跪姿 雙腳腳掌立起

從金剛坐（P.18）到跪立，雙膝打開與腰同寬，雙腳的腳掌立起。

膝蓋
打開與腰同寬

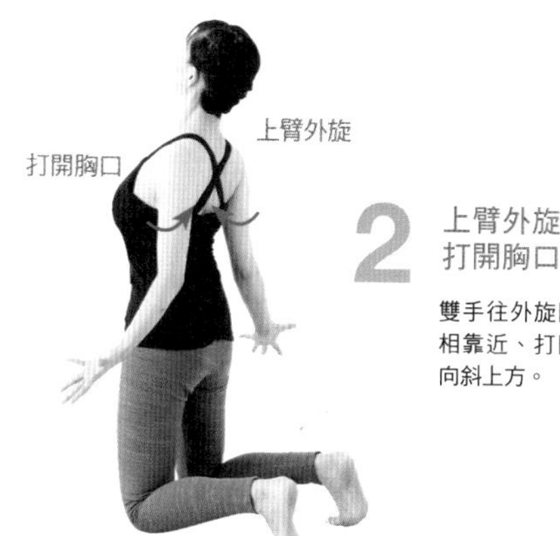

2 上臂外旋 打開胸口

雙手往外旋開，使肩胛骨互相靠近、打開胸口，臉部朝向斜上方。

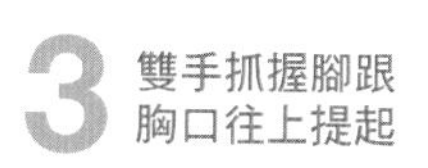

3 雙手抓握腳跟 胸口往上提起

右手抓握右腳跟，左手抓握左腳跟，將胸口與腹部往上提起，視線看向上方。並注意尾骨向下卷收，收緊下腹部。

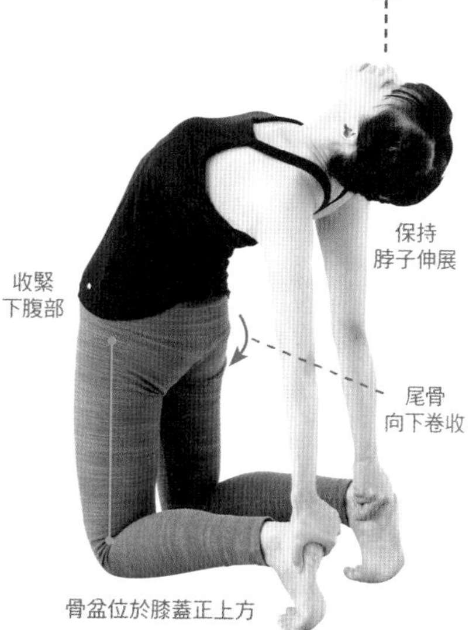

Challenge

72 駱駝式（單手伸展）

Eka Hasta Ustrasana

接續動作3，右手往後延伸。保持收緊下腹部，脊椎往後方伸展。再換邊進行相同動作。

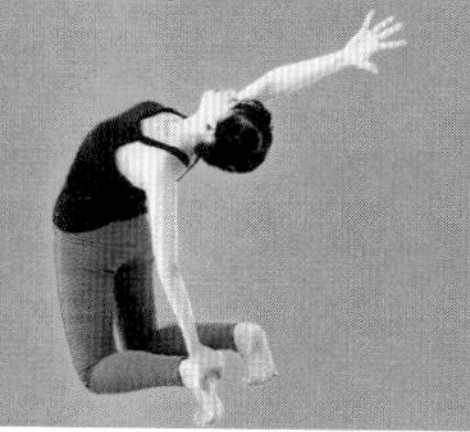

71 駱駝式（單手抓握足部）

Ustrasana + Eka Pada Bhekasana

接續動作3，舉起左腳並以左手抓握左腳背，使腳跟靠近坐骨。再換邊進行相同動作。

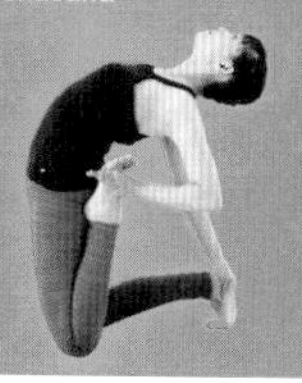

人魚式 I

Level ★★★★☆

單側膝蓋彎曲坐下，另一側的腳勾住手臂的體式。可伸展胸口與髖關節周邊的肌肉。雖然勾住手臂的那隻腳的力道容易將上半身拉轉至側向，但還是要盡可能保持身體朝前。

重點意識的部位

Back　Front

- 斜方肌
- 豎脊肌群
- 胸大肌
- 腹斜肌群
- 髂腰肌

效果

- 柔軟髖關節
- 提高呼吸機能
- 調整姿勢體態

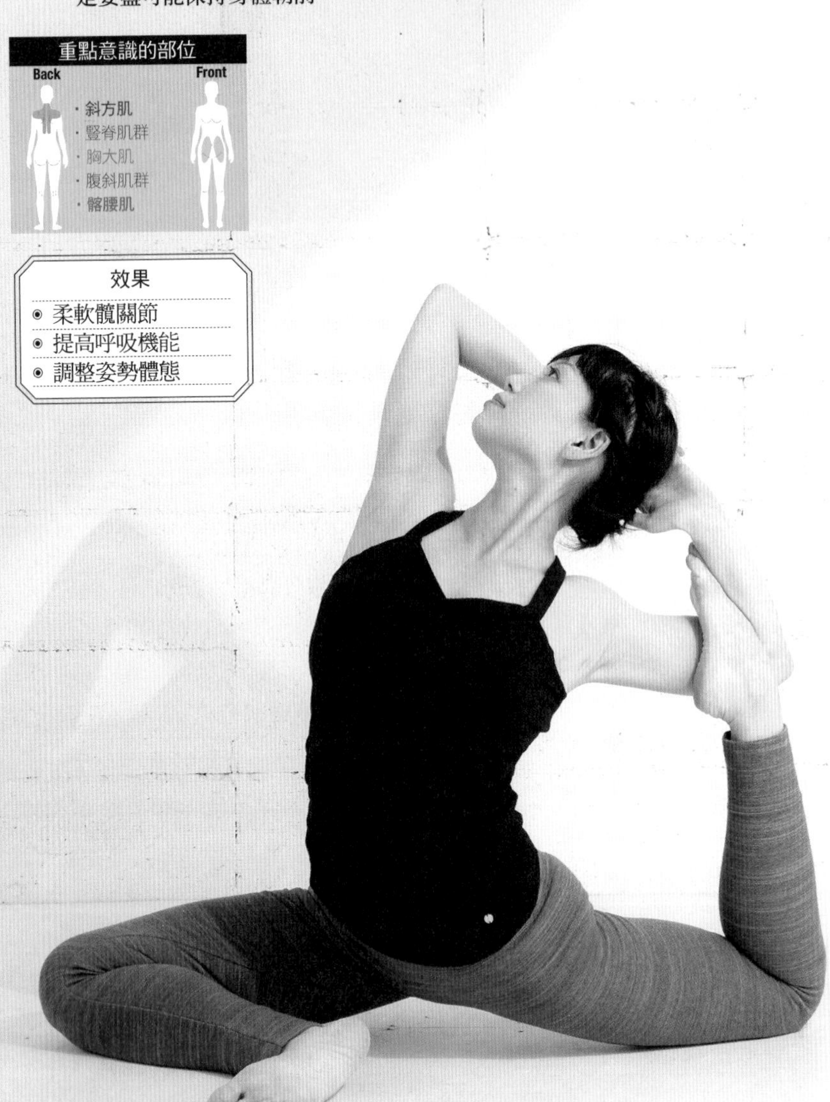

跪姿

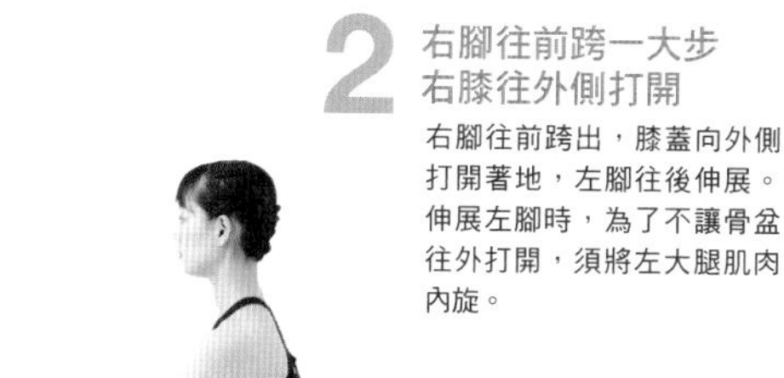

1 雙手雙膝著地

雙手與雙膝著地。將手放在肩膀下方，膝蓋的位置調整至骨盆下方。

2 右腳往前跨一大步 右膝往外側打開

右腳往前跨出，膝蓋向外側打開著地，左腳往後伸展。伸展左腳時，為了不讓骨盆往外打開，須將左大腿肌肉內旋。

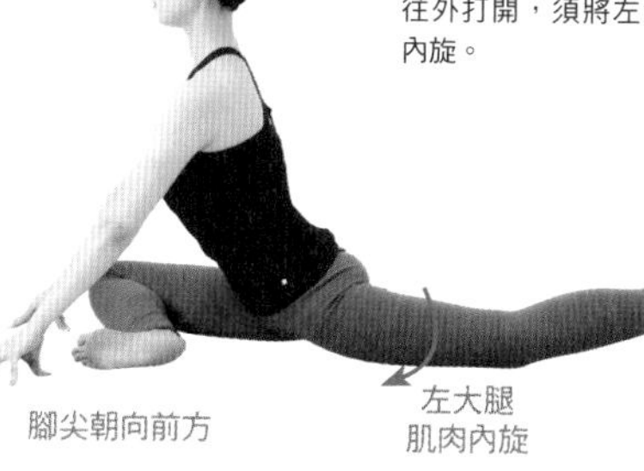

3 彎曲左膝 左腳尖勾住左肘

彎曲左膝，抓住腳背將其往身體方向拉近，並以左肘勾住腳背。再將雙腳往中間收合，骨盆上提。

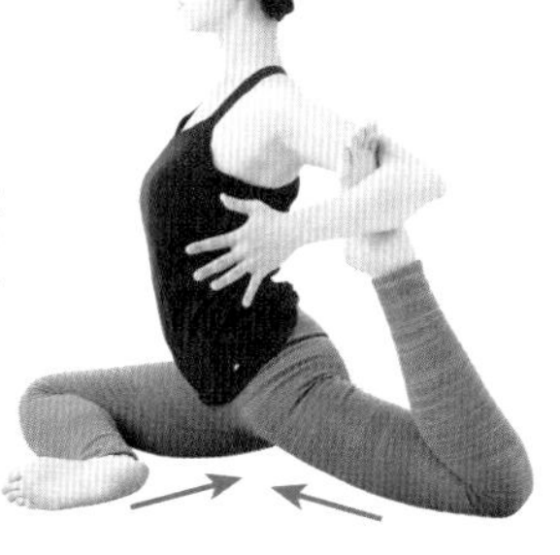

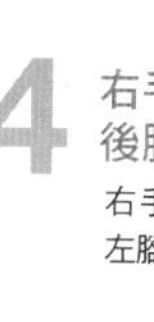

4 右手靠近 後腦杓

右手靠近後腦杓，上半身往左腳靠近。

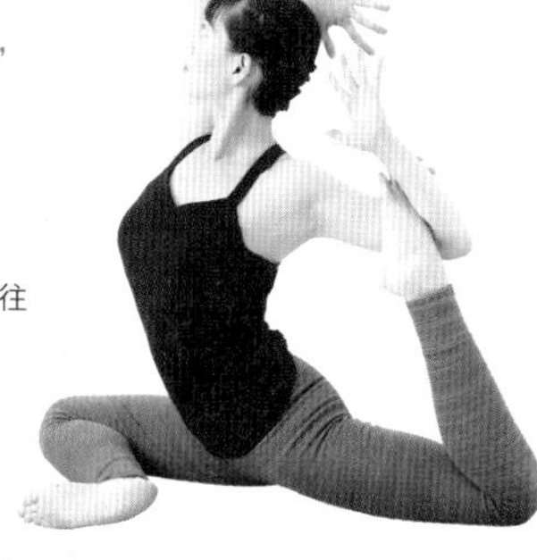

5 雙手在後腦杓互相交握 提高上半身

提高上半身，雙手相握。互相交握的手掌緊握貼合後腦杓，上半身往右側扭轉。

換邊進行相同動作

Variation

74 人魚式 II

Mermaid II

接續動作5，右腳往前跨出並立起右膝。左肘勾住左腳腳背，雙手在後腦杓相握，上半身往右側扭轉。

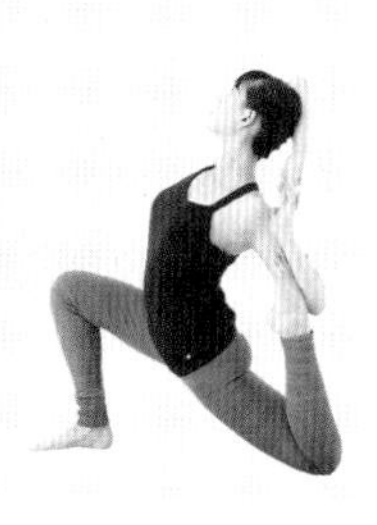

單腿鴿王式 I

Level ★★★★★

在人魚式 I（P.84）裡原本勾住手臂的腳，改成被繞過頭頂的雙手抓住。可加深後仰強度，伸展腹部前方與髖關節周圍的肌肉。

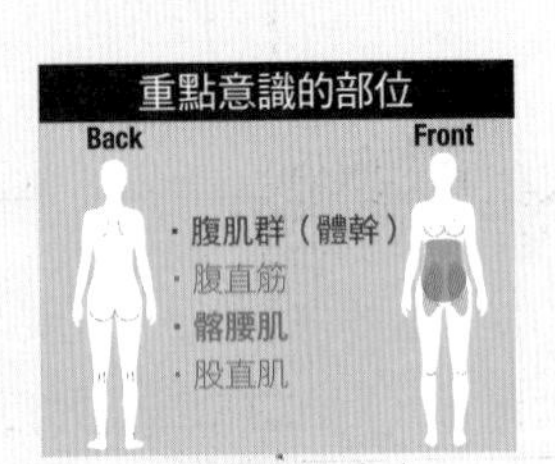

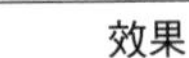

效果

- 調整姿勢體態
- 改善呼吸機能
- 柔軟髖關節

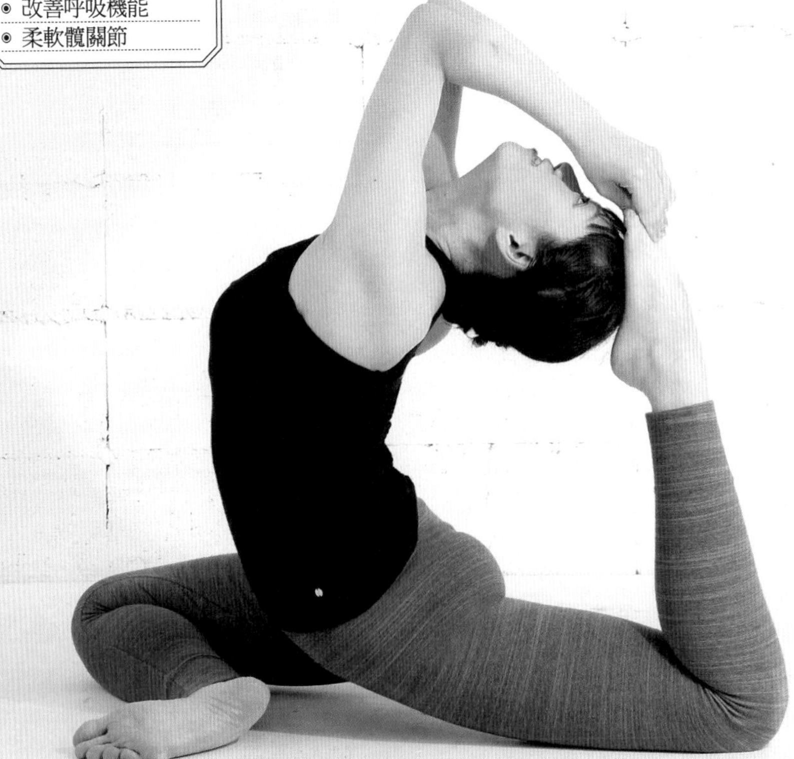

跪姿

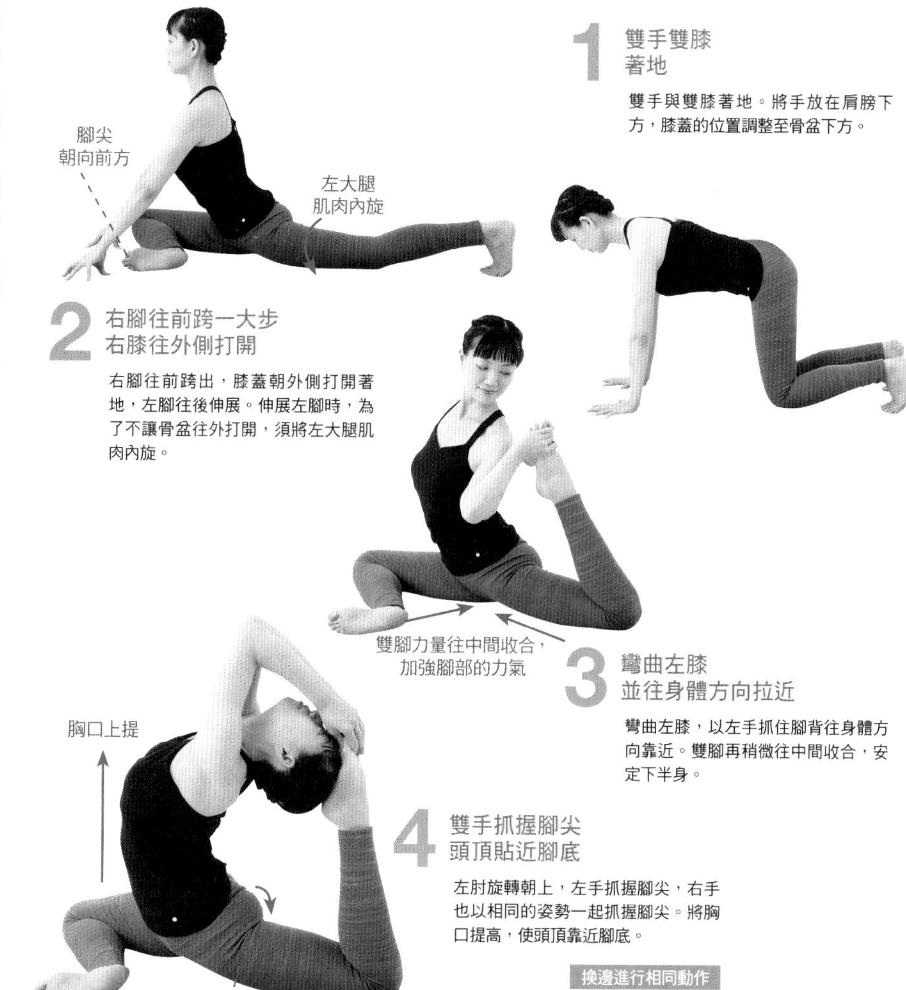

1 雙手雙膝著地

雙手與雙膝著地。將手放在肩膀下方，膝蓋的位置調整至骨盆下方。

2 右腳往前跨一大步 右膝往外側打開

右腳往前跨出，膝蓋朝外側打開著地，左腳往後伸展。伸展左腳時，為了不讓骨盆往外打開，須將左大腿肌肉內旋。

3 彎曲左膝 並往身體方向拉近

彎曲左膝，以左手抓住腳背往身體方向靠近。雙腳再稍微往中間收合，安定下半身。

4 雙手抓握腳尖 頭頂貼近腳底

左肘旋轉朝上，左手抓握腳尖，右手也以相同的姿勢一起抓握腳尖。將胸口提高，使頭頂靠近腳底。

換邊進行相同動作

EASY

76 單腿鴿王式 I（預備式・伸展單手）

Eka Pada Raja Kapotasana I
＋ Bhekasana

接續動作**3**，將腳背從後往前壓，使腳跟靠近臀部。再將右手往上高舉伸展，胸口往上提高。

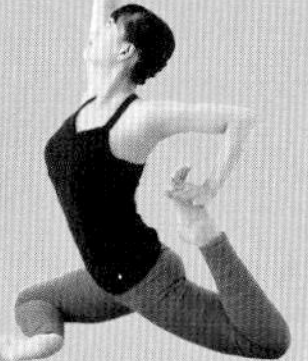

以瑜伽伸展帶勾住腳部

接續動作**3**，以瑜伽伸展帶勾住左腳腳背，並以雙手拉住瑜伽伸展帶。一邊漸漸縮短瑜伽伸展帶，一邊拉近手與腳之間的距離。

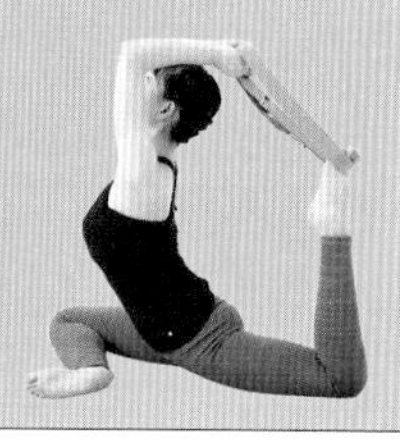

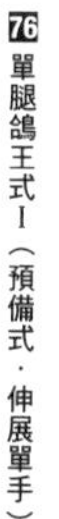

單腿鴿王式 II

Level ★★★★★

將單腿鴿王式 I（P.86）裡原本平放地面的前腳膝蓋立起的體式。雖然和「單腿鴿王式 I」相同，可以伸展腹部前方與髖關節周圍的肌肉，但這個體式更要求身體的平衡感與柔軟度。

重點意識的部位

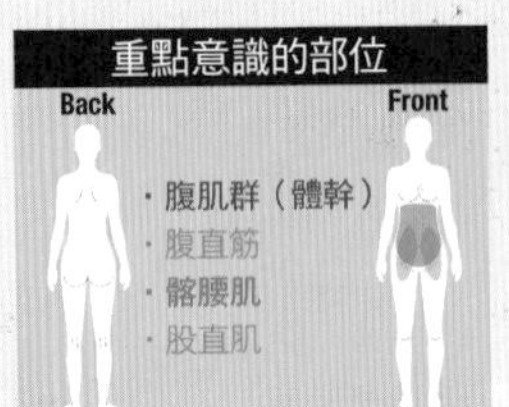

效果

- 調整姿勢體態
- 改善呼吸機能
- 緊實雙腳

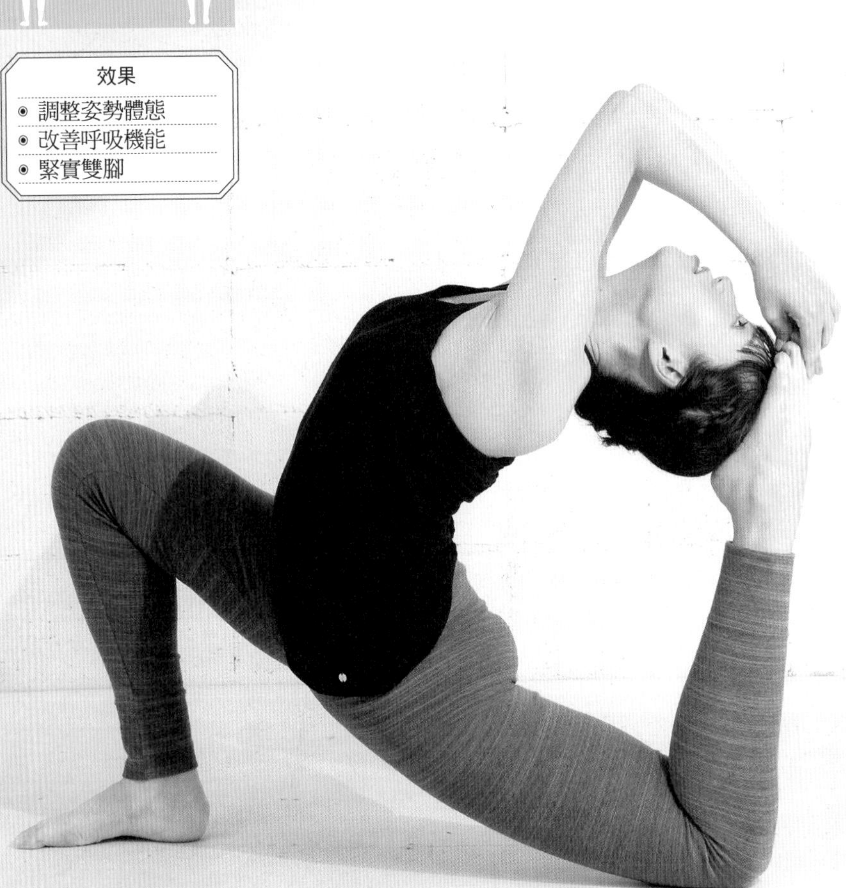

跪姿

1 雙手雙膝著地 右腳向前跨步

首先雙手與雙膝著地，將手放在肩膀下方，膝蓋的位置調整至骨盆下方。雙手指尖立起，右腳往前跨出，將腳跟位置調整至膝蓋正下方。

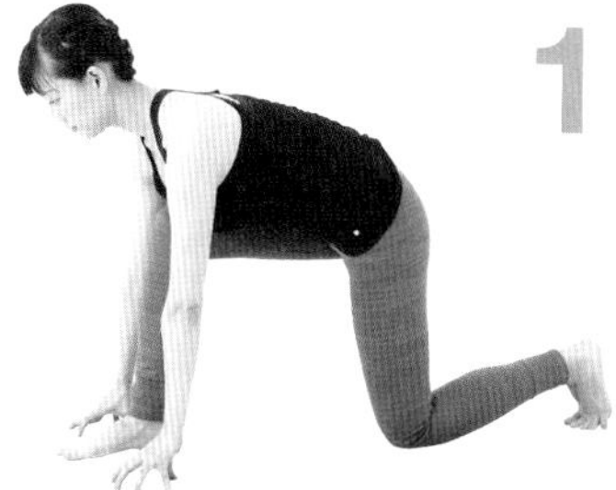

2 雙手置於右大腿上 抬起上半身

雙手疊放右大腿上，挺起上半身。

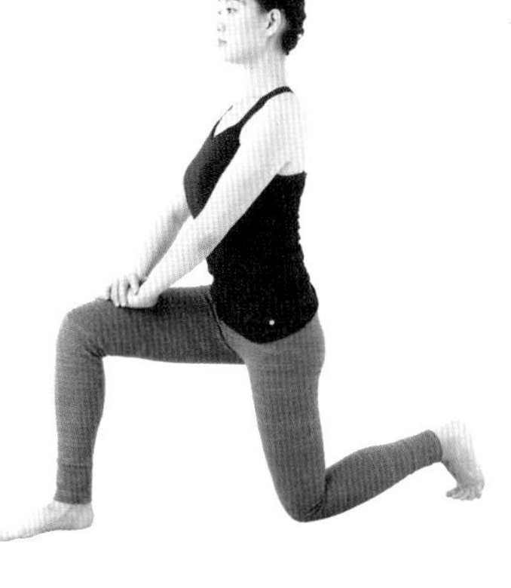

3 彎曲左膝 使其靠近臀部

彎曲左膝，以左手抓握左腳腳尖，將腳跟往臀部方向拉近。注意收緊下腹部，伸展拉長脊椎。

胸口上提

腳跟靠近坐骨

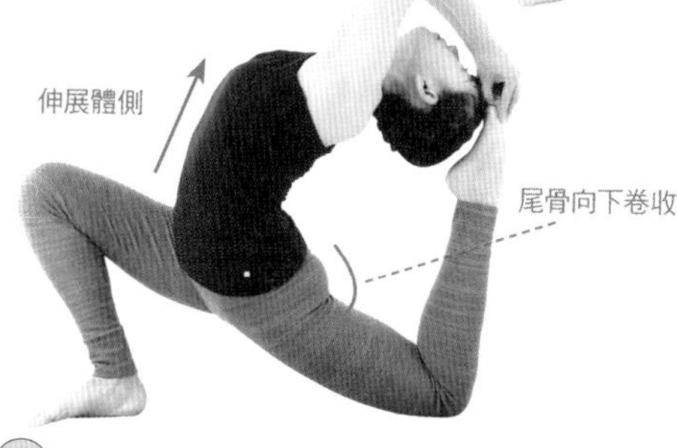

4 雙手抓握腳尖 頭往後貼近腳底

抓握腳尖，左上臂往外側旋轉，手肘靠近耳朵朝向上方，右手也以相同的姿勢一起抓握腳尖。再將胸口上提，使頭頂往後貼近腳底。

換邊進行相同動作

EASY

79 單腿鴿王式II（預備式・伸展單手）

Eka Pada Raja Kapotasana II
（伸展單手）

接續動作**3**，將右手往上伸展。像是要拉近右腳跟與左腳膝蓋似地將力量注入腳部，藉以取得身體平衡。

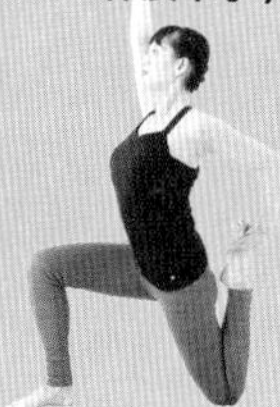

78 單腿鴿王式II（預備式・扭轉）

Eka Pada Raja Kapotasana II＋Bhekasana

在動作**1**時，左腳往前跨出，上半身靠近地板。以左手抓握右腳腳背，使腳跟靠近臀部。右手前臂貼放於地板上，朝左側扭轉上半身。

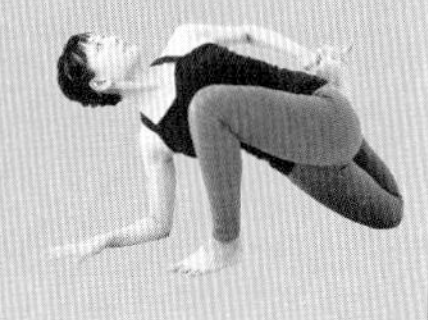

鶴式

Level ★★★★★

彎曲膝蓋，以雙手支撐身體的體式。可以鍛鍊肱三頭肌與活動肩膀時所需的三角肌。雙腳往上抬離地板時需要用到腹肌的力量，因此可期待有緊實腰部、活化內臟機能的效果。

重點意識的部位

Back　Front

- 三角肌
- 肱三頭肌
- 前鋸肌
- 腹肌群（體幹）
- 大腿內收肌群

效果

- 緊實二頭肌
- 強化腹肌
- 活化內臟機能

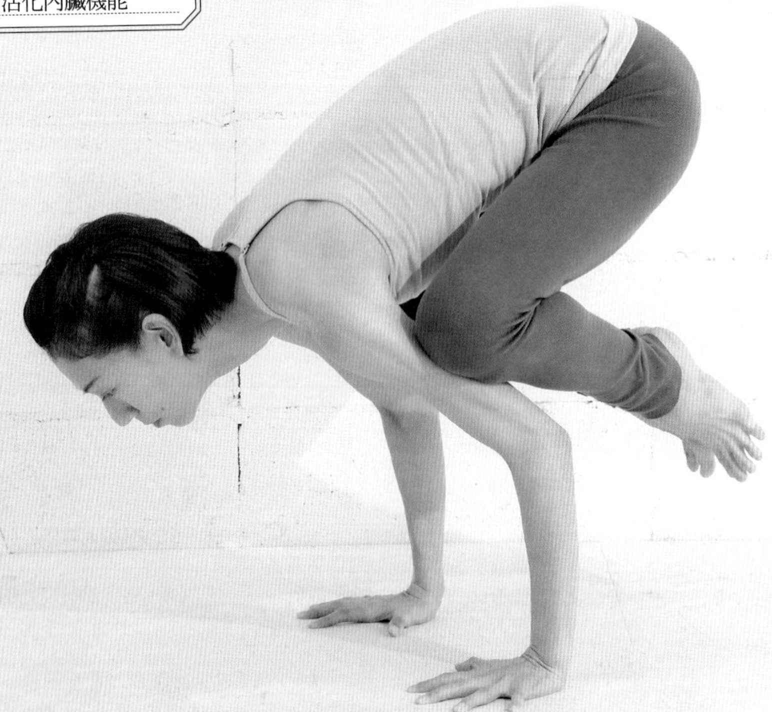

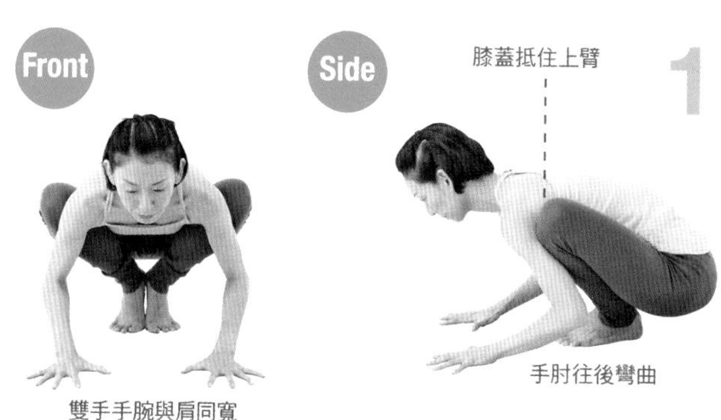

1 雙手打開與肩同寬 膝蓋抵住上臂

雙腳併攏，膝蓋朝外側打開並蹲下。彎曲雙肘，並將雙膝抵住上臂。雙手著地，打開與肩同寬。

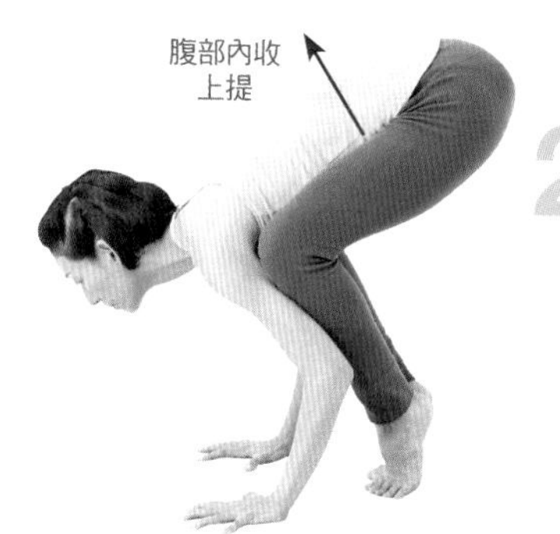

2 提高腹部與臀部 將體重放在上臂

雙手手掌確實撐住地板，腹部內收上提，將體重慢慢地放到雙臂上。

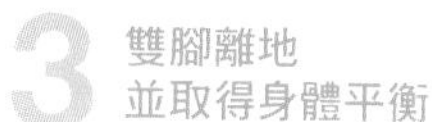

3 雙腳離地 並取得身體平衡

將體重放到雙臂上後，可以一腳先一腳後，也可以雙腳一起，將腳往上提起離開地面。上臂與膝蓋互相壓合，腹部內收上提，使身體騰空，視線看向斜前方。

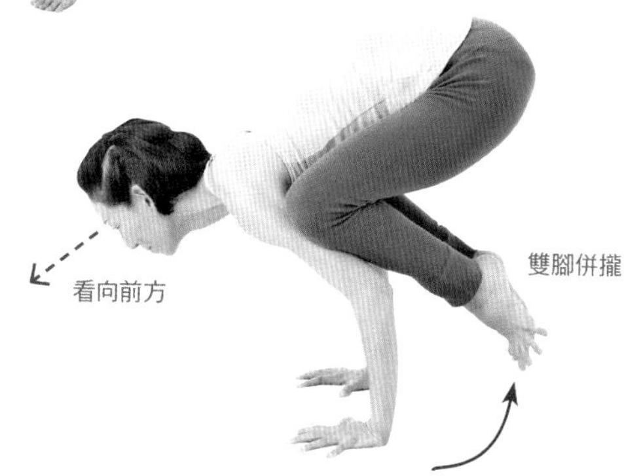

EASY

雙腳夾住瑜伽磚

在無法穩定身體的情況下，只要以雙腳夾住瑜伽磚，就可以抓到雙腳往內收緊力道的感覺，會比較容易取得身體的平衡。

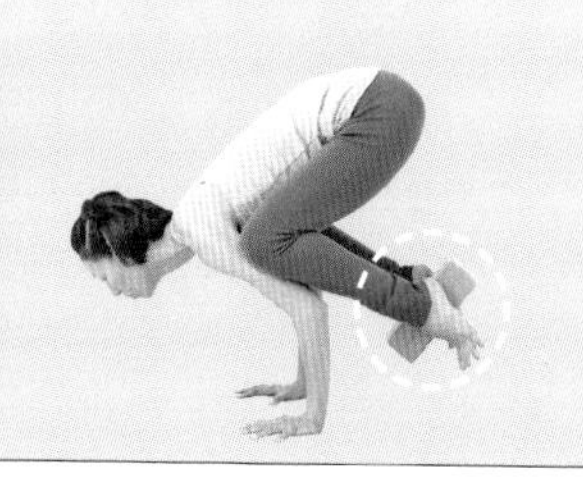

以瑜伽磚支撐頭部

在前方放置瑜伽磚，並以額頭頂住，輔助取得身體平衡。待雙腳騰空掌握全身力量的分配後，再慢慢將頭部抬離瑜伽磚。

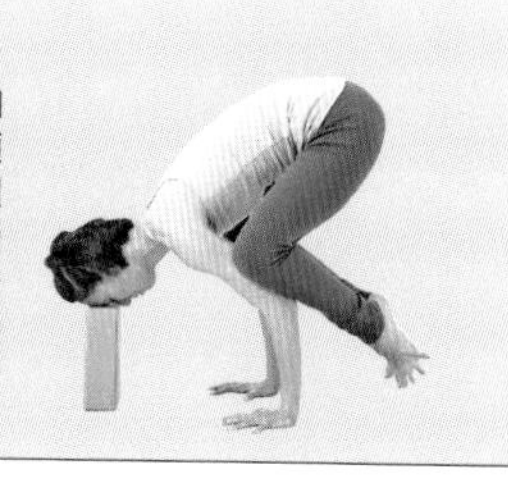

側板式（雙腳併攏）

Level ★★★★★

側板式（P.108）有多種變化版本，請根據自己的程度選擇練習。這個體式可以強化靠近地板側的腹斜肌群與臀肌群，並請藉由練習此動作強化體幹，抓住筆直保持身體軸線的感覺。

重點意識的部位

Back / Front

- 胸大肌
- 前鋸肌
- 腹肌群（體幹）
- 臀肌群

效果

- 強化體幹部位
- 緊實腰部
- 提高注意力

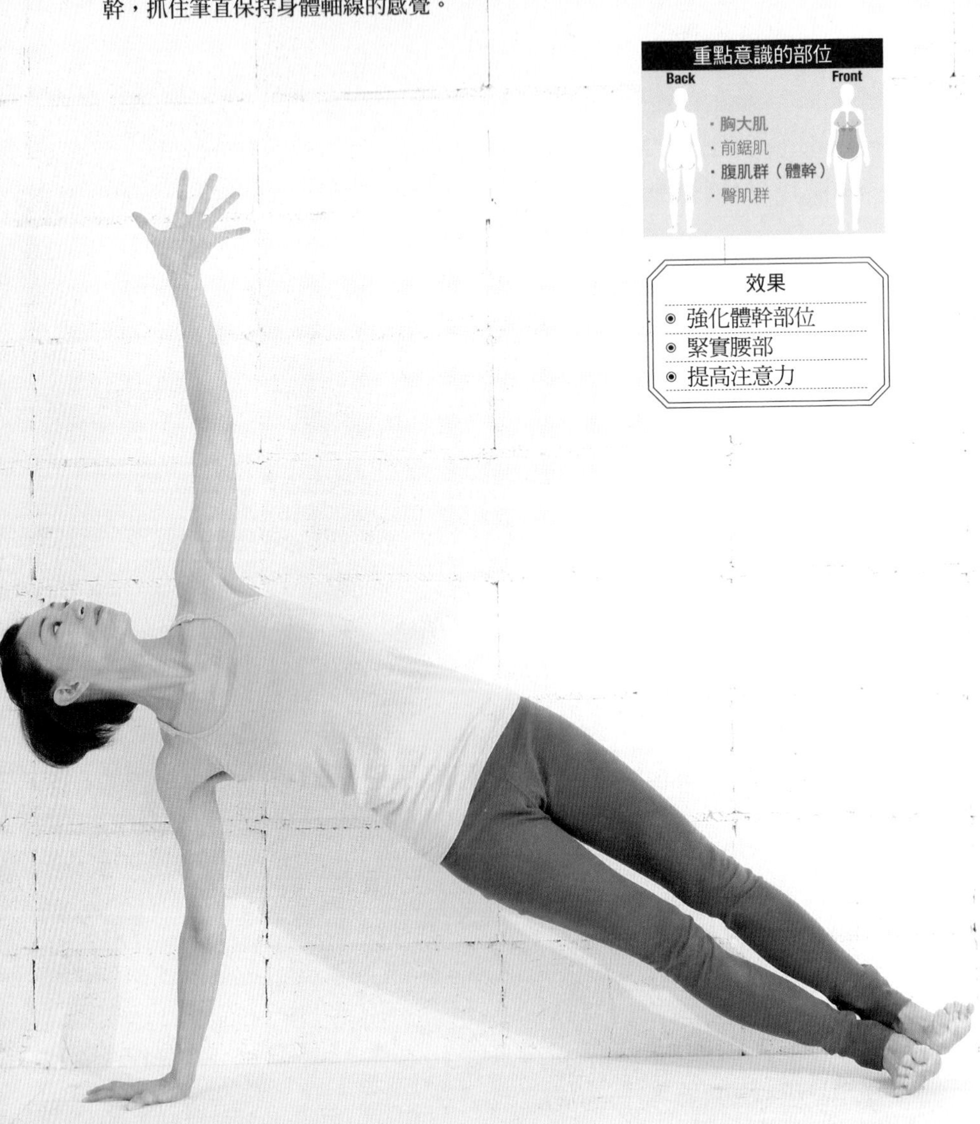

骨盆以上朝頭頂
方向伸展
骨盆以下雙腳
往後推出
腹部內收
上提
手腕位於肩膀
正下方
以腹肌
將骨盆提高

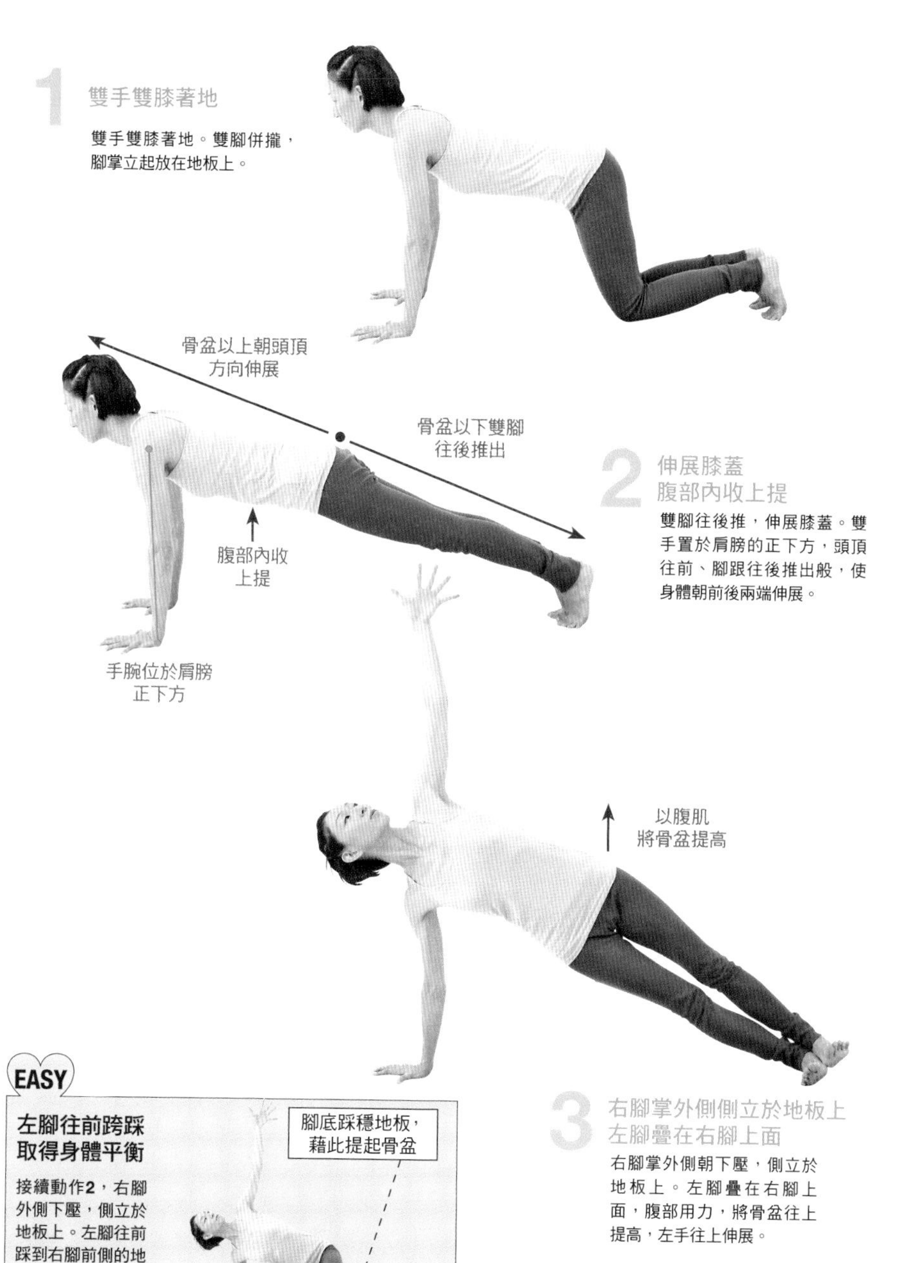

1 雙手雙膝著地

雙手雙膝著地。雙腳併攏，腳掌立起放在地板上。

2 伸展膝蓋
腹部內收上提

雙腳往後推，伸展膝蓋。雙手置於肩膀的正下方，頭頂往前、腳跟往後推出般，使身體朝前後兩端伸展。

3 右腳掌外側側立於地板上
左腳疊在右腳上面

右腳掌外側朝下壓，側立於地板上。左腳疊在右腳上面，腹部用力，將骨盆往上提高，左手往上伸展。

換邊進行相同動作

EASY

左腳往前跨踩
取得身體平衡

接續動作**2**，右腳外側下壓，側立於地板上。左腳往前踩到右腳前側的地板上，藉由左腳踩穩地板的動作，往上提高骨盆，並將左手往上伸展。

腳底踩穩地板，
藉此提起骨盆

單腿鶴式 I

Level ★★★★★

以雙手支撐身體，單腳往後伸展的動作。是可以學習如何調配雙腳與腹肌群的強度，以及運動全身肌肉的體式。

重點意識的部位

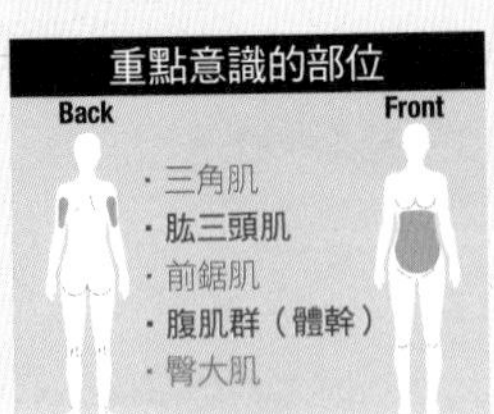

- 三角肌
- 肱三頭肌
- 前鋸肌
- 腹肌群（體幹）
- 臀大肌

效果

- 活化內臟機能
- 強化臂力、腹肌
- 提高身體平衡感

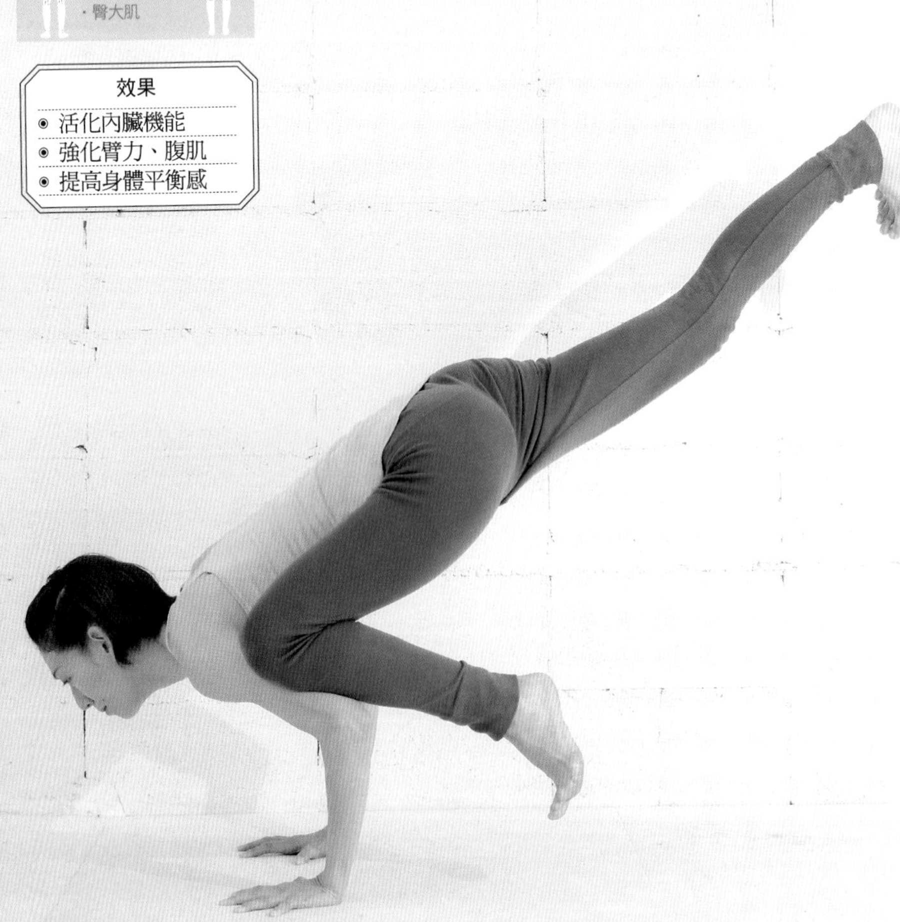

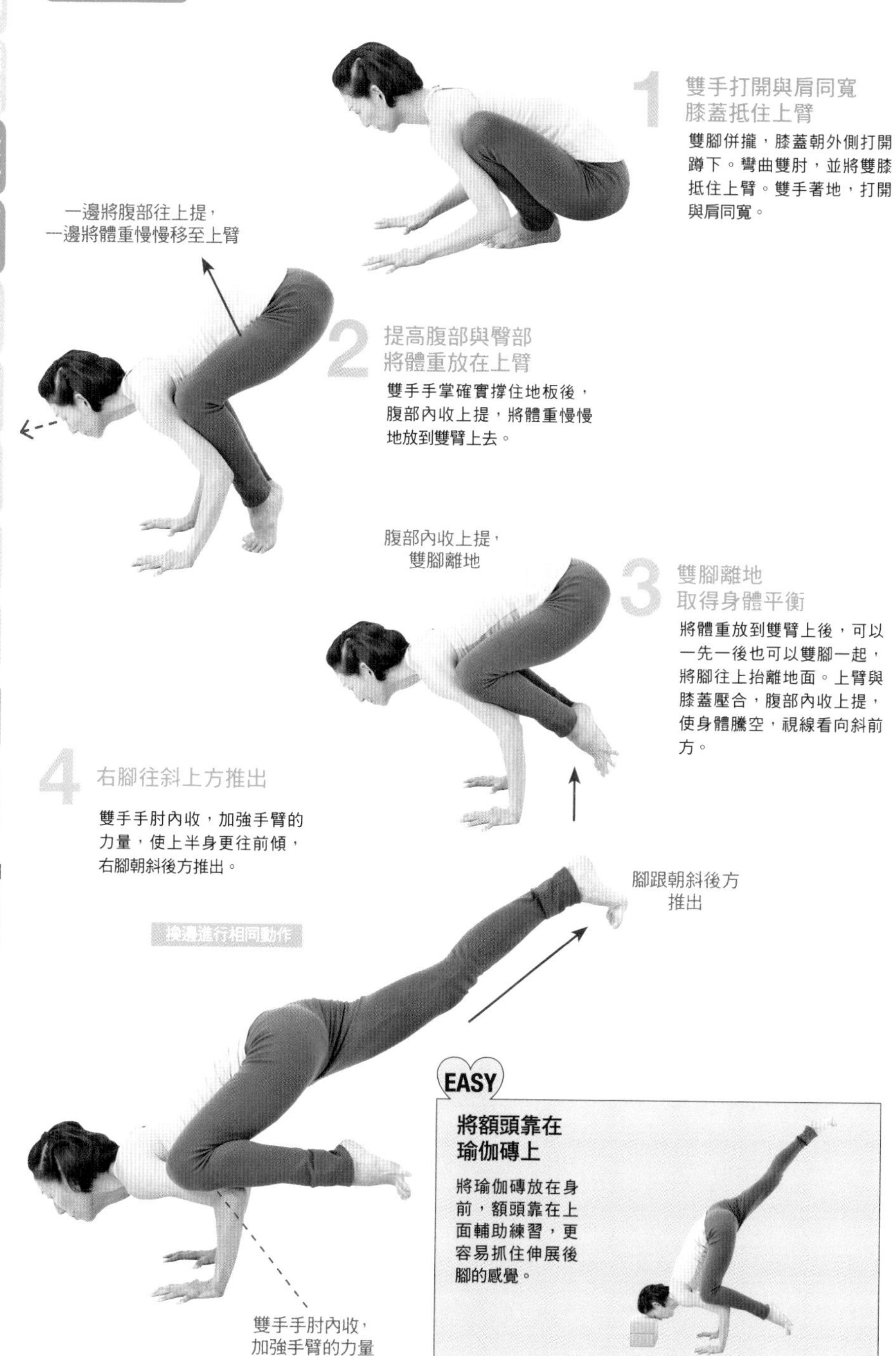

1 雙手打開與肩同寬 膝蓋抵住上臂

雙腳併攏，膝蓋朝外側打開蹲下。彎曲雙肘，並將雙膝抵住上臂。雙手著地，打開與肩同寬。

2 提高腹部與臀部 將體重放在上臂

雙手手掌確實撐住地板後，腹部內收上提，將體重慢慢地放到雙臂上去。

3 雙腳離地 取得身體平衡

將體重放到雙臂上後，可以一先一後也可以雙腳一起，將腳往上抬離地面。上臂與膝蓋壓合，腹部內收上提，使身體騰空，視線看向斜前方。

4 右腳往斜上方推出

雙手手肘內收，加強手臂的力量，使上半身更往前傾，右腳朝斜後方推出。

EASY 將額頭靠在瑜伽磚上

將瑜伽磚放在身前，額頭靠在上面輔助練習，更容易抓住伸展後腳的感覺。

狂野式

Level ★★★★★

以單手與雙腳支撐，身體後仰的體式。透過雙腳確實踩穩地板及打開胸口等姿勢，可以鍛鍊到下半身的肌肉強度並舒展上半身。

重點意識的部位

Back　Front

- 豎脊肌群
- 胸大肌
- 腹肌群（體幹）
- 大腿後側肌群
- 臀肌群

效果

- 緊實全身
- 加深呼吸
- 調整姿勢體態

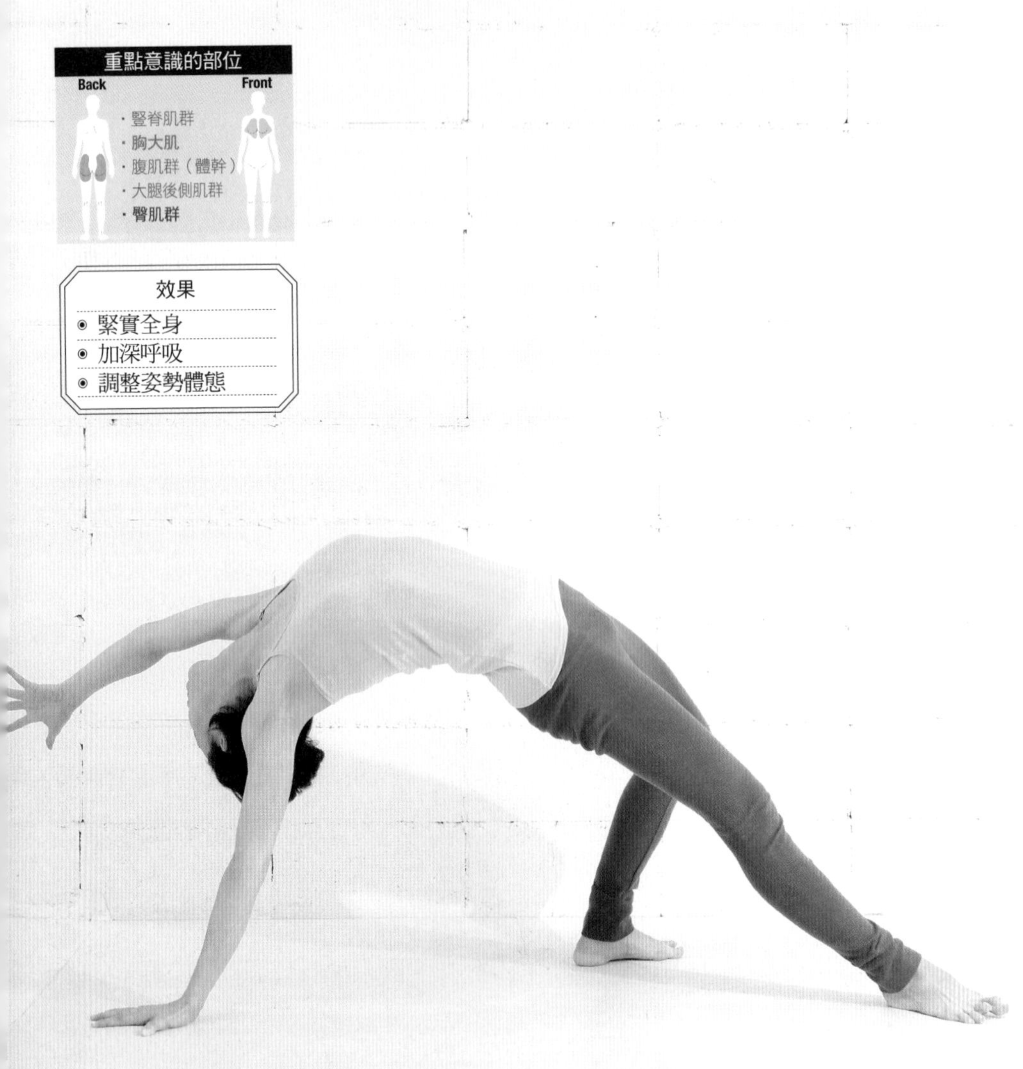

1 從下犬式開始

雙手雙腳著地，身體呈下犬式（P.27）。

2 左腳往上舉高 掀開左胯並彎曲左膝

雙手手掌下壓地板，左腳往上提起並彎曲左膝。

彎曲左膝，
抬高左腳
感覺腋下
往上提高
雙手掌心
往前下壓
感覺胸口
拉往地面

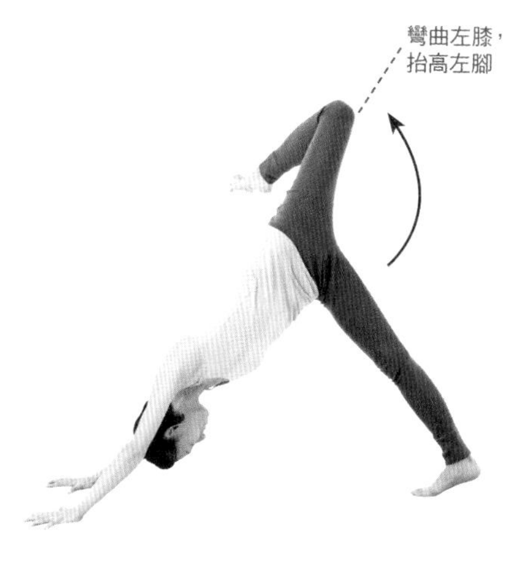

3 左腳往後方踩下 左手往上伸展

左手離開地板，將身體轉成側向，緩緩將左腳踩向後方。雙腳腳底踩穩地板後，尾骨隨著骨盆往上提起，左手往上伸展。

胸口往前
推出
骨盆上提
骨盆朝上提起
雙腳踩穩地板

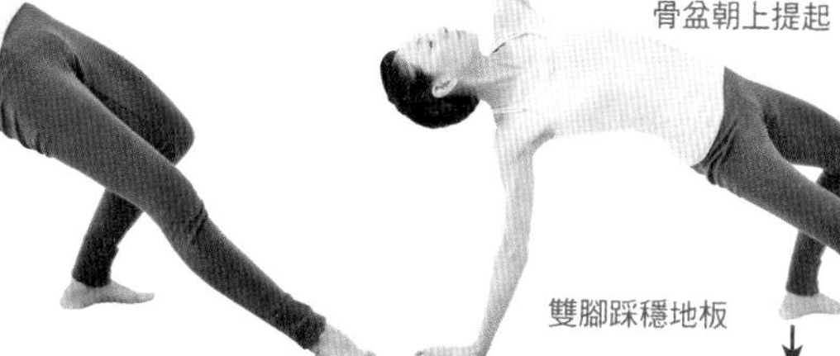

4 左手外旋往地板方向伸展 胸口往前上推

左腳腳底踩穩地板，左手外旋至頭旁往地板方向伸展，將胸口往前上推，並以腹肌將骨盆向上提起。

換邊進行相同動作

POINT

不過度伸展手肘

鎖死手肘（過度伸展），使手肘角度超過180度將帶給手肘過大的負擔。因此請盡可能保持手臂筆直。

OK

NG

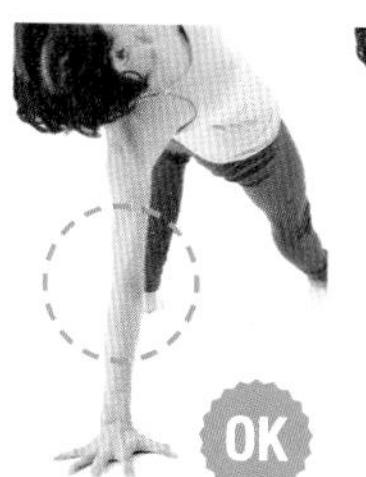

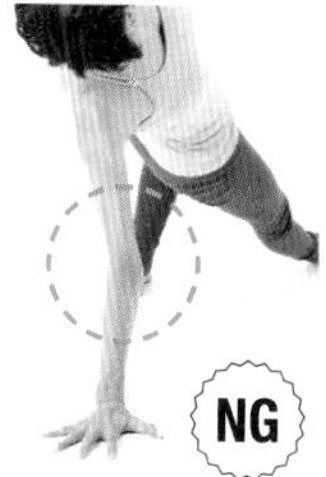

Parsva Bakasana **84**

側鶴式

Level ★★★★★

雙腳收往單側抬離地板、扭轉身體，是鶴式（P.90）的變化版本。
因雙腳放在單側手臂上，更需要下腹內收上提的力量。

重點意識的部位

Back　Front

- 三角肌
- 肱三頭肌
- 前鋸肌
- 腹肌群（體幹）
- 腹肌群（體幹）
- 臀大肌

效果

- 緊實二頭肌
- 活化內臟機能
- 提高身體平衡感

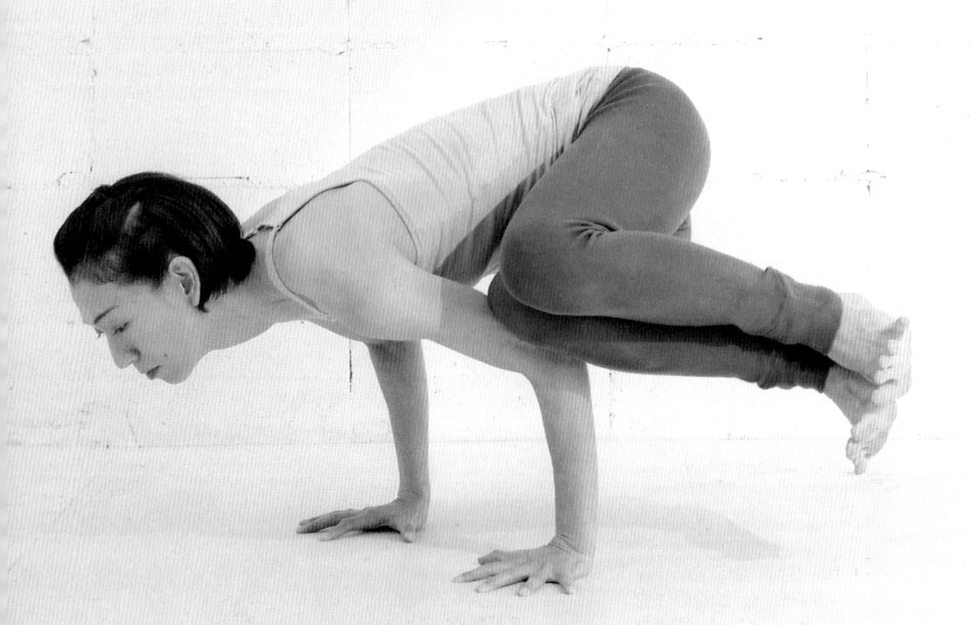

1 蹲姿 上半身往右扭轉

雙腳併攏蹲下，上半身往右側扭轉至側身的姿態，左手上臂抵住右膝蓋外側。

上臂抵住
膝蓋外側

Front
手腕位於肩膀
正下方

看向前方
往上提起臀部
與腹部
提高腳跟

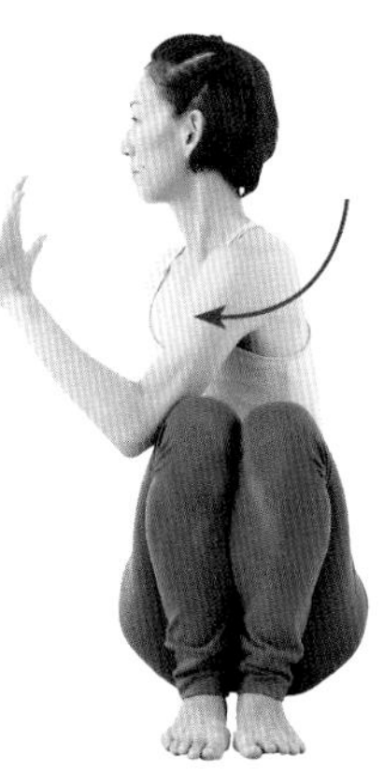

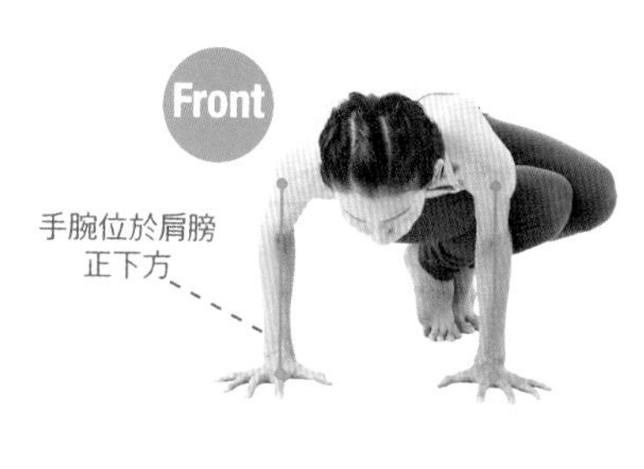

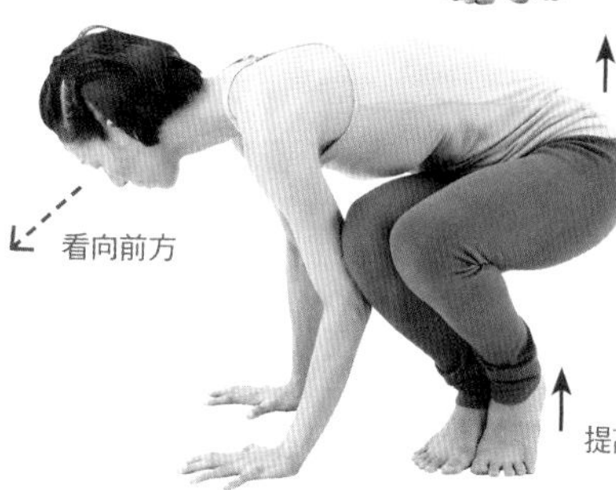

2 往上提起臀部與腳跟 將體重移至上臂

雙手打開與肩同寬，掌心平貼地面下壓。左手上臂與右腳膝蓋互相壓合，將臀部、腹部、腳跟往上提起，視線看向前方。

腹部內收
上提
雙腳保持併攏
手臂與膝蓋
互相壓合

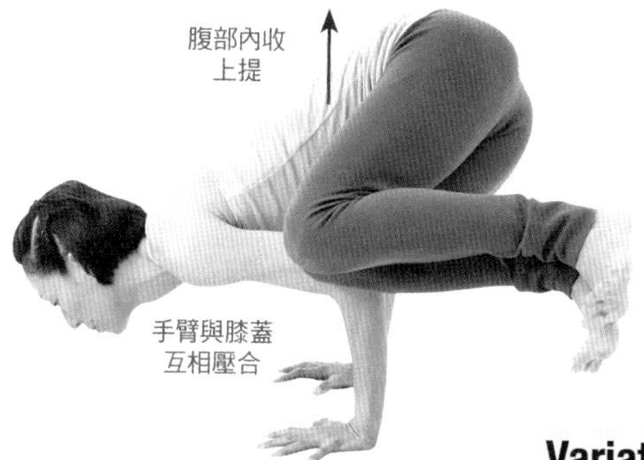

3 雙腳離地 取得身體平衡

緩緩將體重放到手臂上，雙腳保持併攏往上抬離地板。上臂與膝蓋互相壓合，並以腹部內收上提的力量取得身體平衡。

換邊進行相同動作

Variation

85 聖哲康迪亞式 I

Eka Pada Kaundinyasana I

接續動作3，將雙膝伸展開來，左腳往後伸展，右腳往側邊伸展。

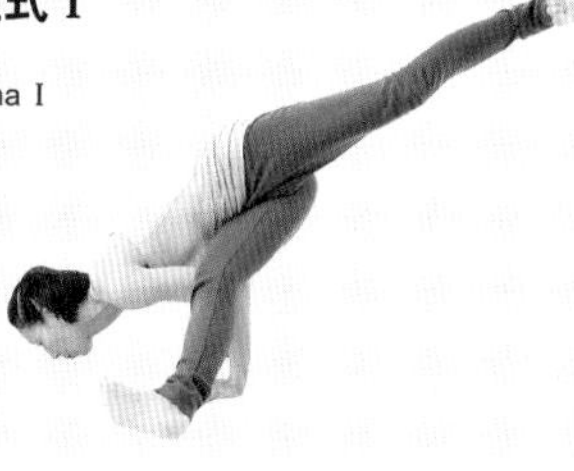

聖哲康迪亞式 II

Level ★★★★☆

以雙手支撐身體，大幅度打開髖關節的體式，身體強度與柔軟性缺一不可。請先從EASY版的體式（P.101）開始練習，掌握身體平衡的訣竅之後再開始嘗試吧！

重點意識的部位

Back　Front

- 三角肌
- 肱三頭肌
- 前鋸肌
- 腹肌群（體幹）
- 大腿後側肌群

效果

- 活化內臟機能
- 緊實二頭肌
- 提高注意力

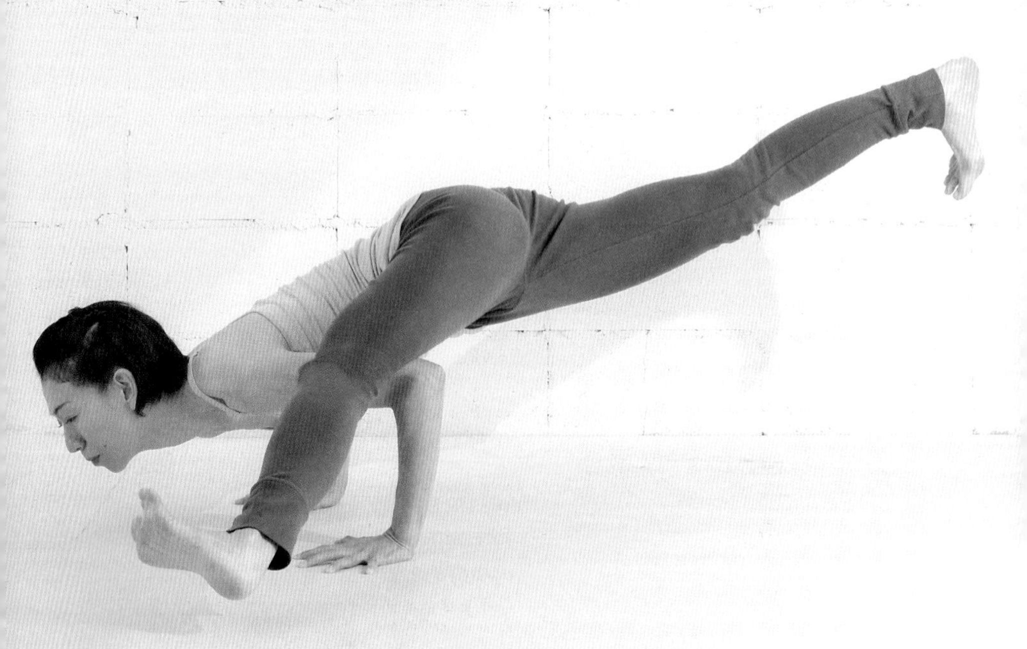

左手放在
左腳外側

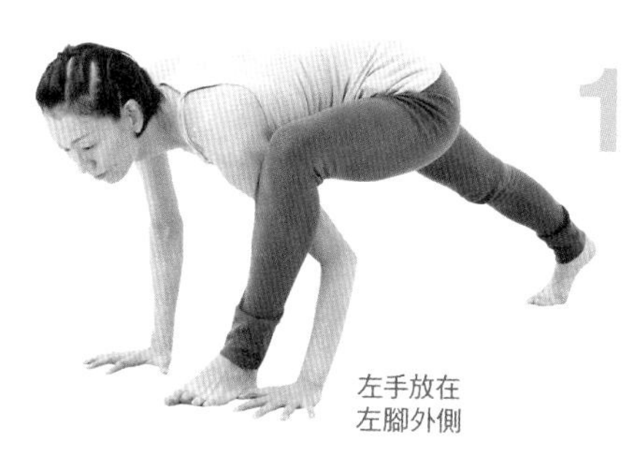

1 左小腿肚抵住左上臂

從平板式（P.24）開始，左腳往前跨一大步。左手上臂抵住左小腿肚，左手掌從左腳下方往外移，置於左腳外側。

2 將左腿抵靠在手臂上伸展膝蓋

左大腿肌肉內旋，膝蓋延展伸直，身體重心往雙手移動。

左大腿
肌肉內旋，
延展伸直

右腳肌肉用力，
往後方伸展
雙手力量
向內收

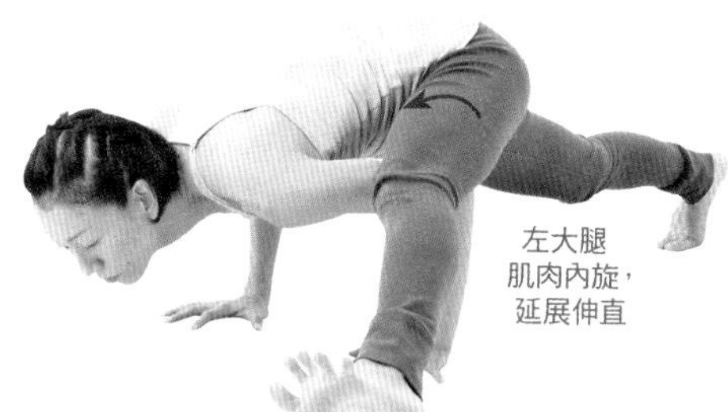

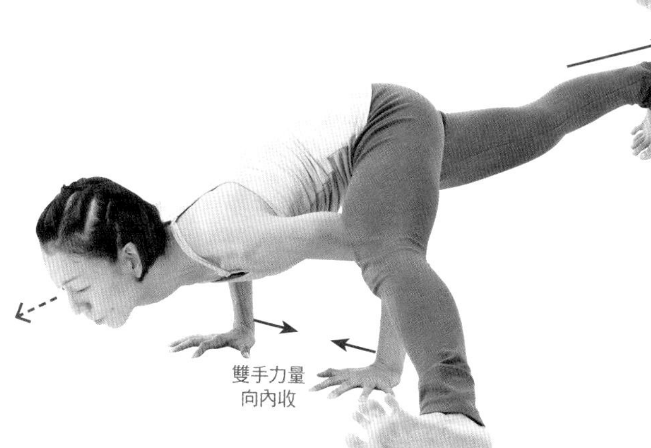

3 將全身體重放在手臂上右腳往後伸展

雙手保持內收，強化手臂力量，將體重放在手臂上。視線看向斜上方，右腳離地，用力往後方伸展。

換邊進行相同動作

EASY

單膝著地

在動作**1**時，右膝往下放在地板上，以雙手支撐全身重量，伸展左腳。

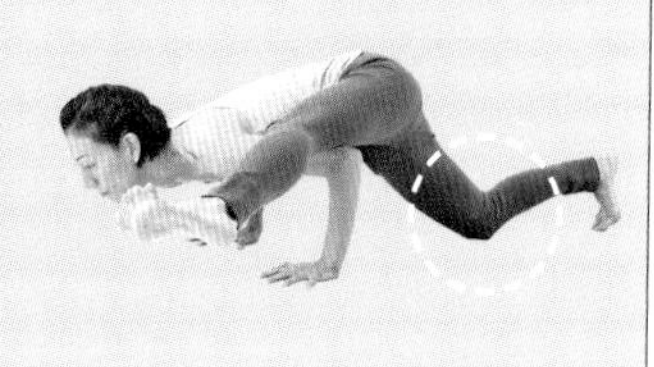

單腿格拉瓦式

Level ★★★★★

以雙手支撐身體，單腳勾住上臂，另一腳往後方伸展的體式。
訣竅是藉彎曲一腳的腳尖用力勾住上臂，以取得身體的平衡。

重點意識的部位

Back　Front

- 三角肌
- 肱三頭肌
- 前鋸肌
- 腹肌群（體幹）
- 臀大肌

效果

- 強化腹肌
- 緊實二頭肌
- 提高注意力

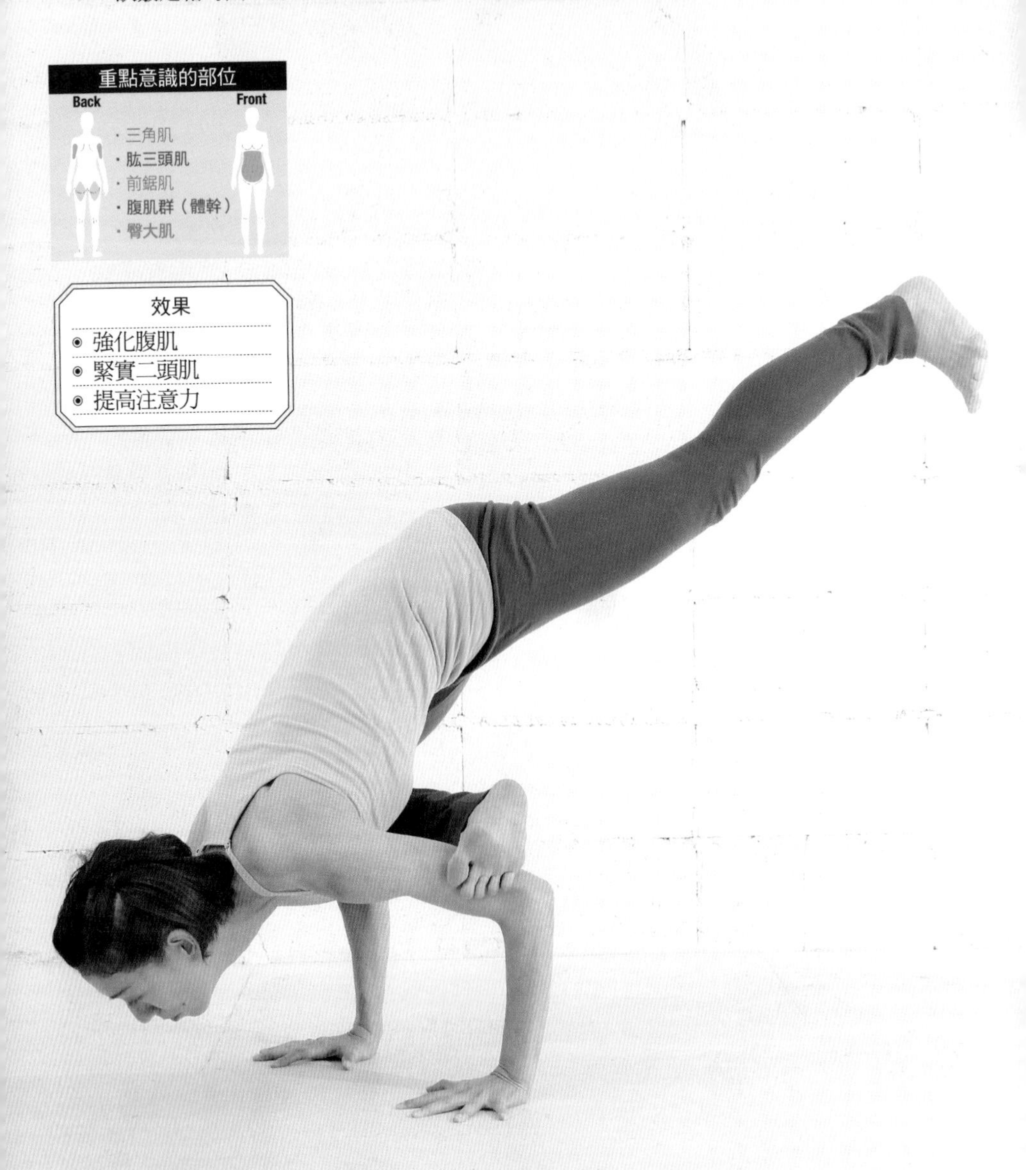

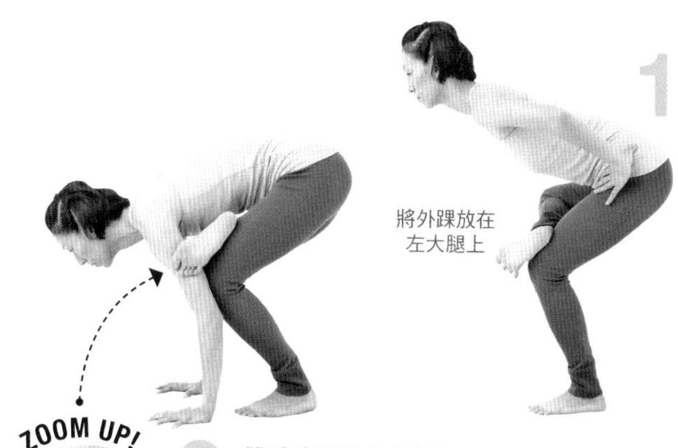

1 右腳外踝放在左大腿上

雙腳併攏站立，雙手叉腰。大腿根部往後拉，並彎曲雙膝。右腳向上提起，將外踝放在左大腿上。

2 雙手往下放在地板上 右腳腳尖勾住左上臂

雙手保持與肩同寬，掌心下壓地板，右腳腳尖確實勾住左上臂。

腳尖
確實勾住上臂

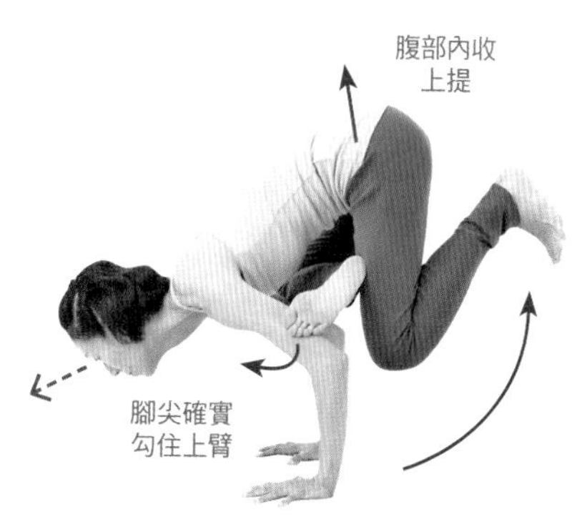

3 腹部內收上提 將全身重量放在手臂上

手掌確實下壓地板，右腳小腿與上臂相互抵壓，將全身重量放在手臂上。視線看往前方，左腳騰空抬離地板。

4 左腳往後伸展

雙手內收以取得身體平衡，左腳往後伸展，感覺腳跟往後推出。

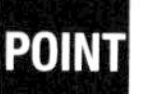

腳跟
往後推出

POINT

腳尖勾住上臂

在動作**2**時，請將腳尖確實勾住上臂。此細節動作可以安定手腳，以便更容易取得身體平衡。

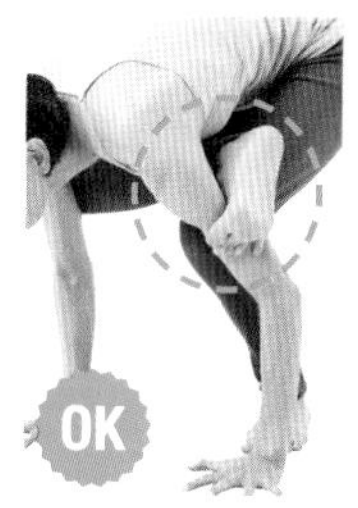

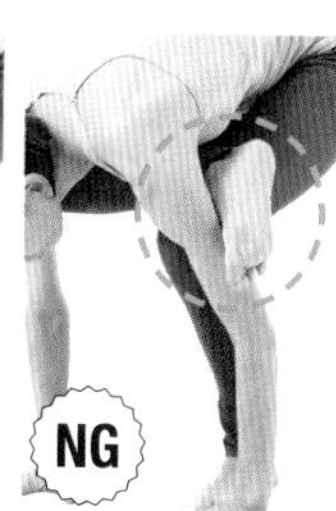

聖哲阿斯塔瓦卡式

Level ★★★★★

以雙手支撐身體，並將兩腳夾住單側手臂、扭轉身體的體式。重點是一邊將雙腳往單側伸展，一邊往後彎曲手肘。透過左右腳的確實纏繞，可強化髖關節內旋時所需用到的大腿內收肌群。

重點意識的部位

Back　Front

- 三角肌
- 肱三頭肌
- 前鋸肌
- 腹肌群（體幹）
- 大腿後側肌群

效果

- 緊實二頭肌
- 強化體幹部位
- 提高注意力

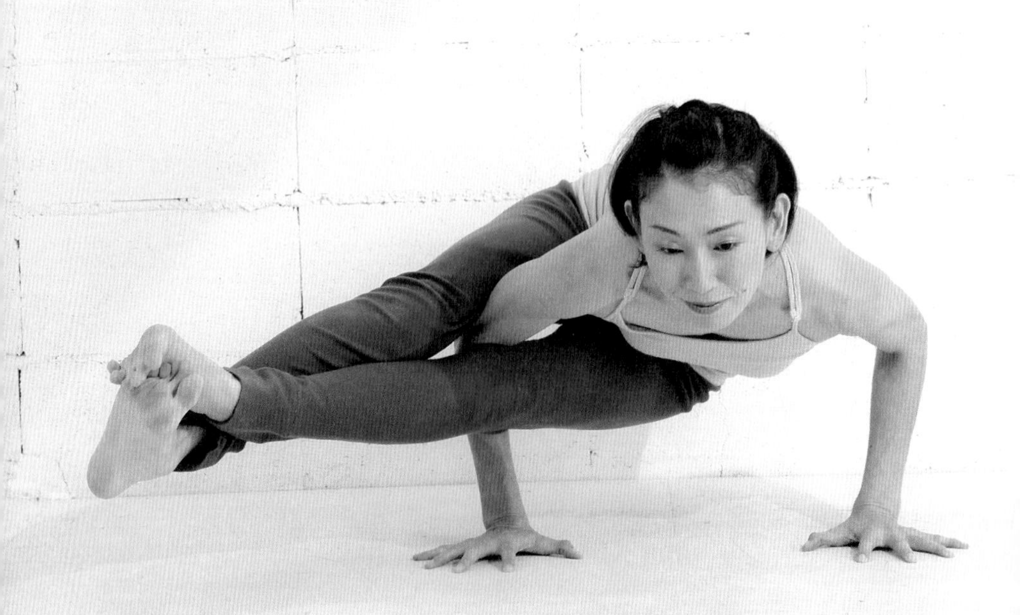

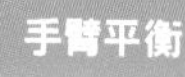

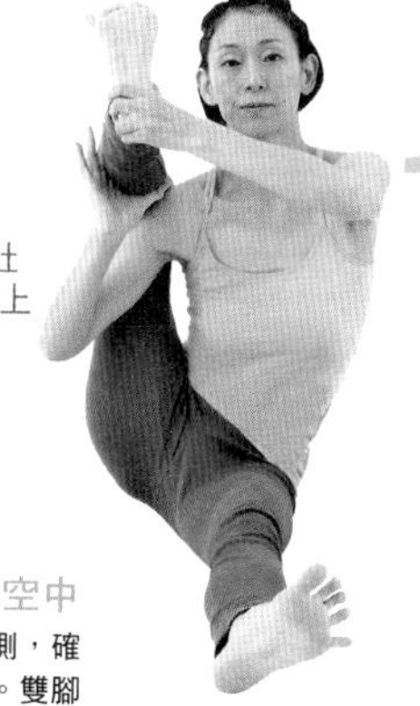

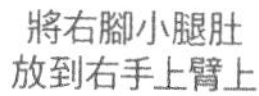

1 從手杖式開始 將右腳放在手臂上

從手杖式（P.28）坐姿開始，雙手將右腳舉起並放在右手上臂上。

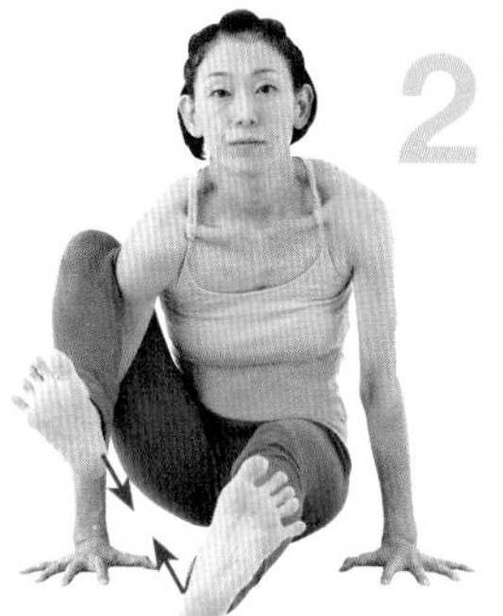

2 臀部往後拉 使身體懸浮於空中

雙手放在臀部兩側，確實用力下壓地板。雙腳往內側收合，臀部往後拉，使身體抬離地板懸浮於空中。

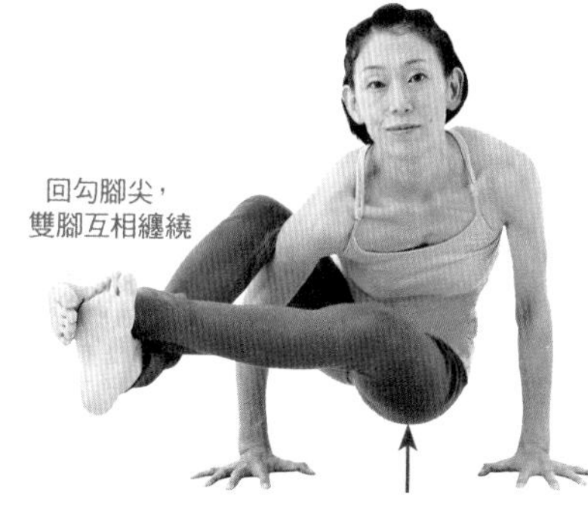

3 將左腳放在右腳上方 雙腳互相纏繞

將左腳放在右腳上，勾起左右腳的腳尖，使左右兩腳確實互相纏繞。

回勾腳尖之後，
伸展雙腳

4 雙腳往單側伸展 手肘往後彎曲

雙腳肌肉一邊內旋，一邊往側邊伸展，彎曲雙肘，上半身前傾至與地板平行。

換邊進行相同動作

Variation

89 單臂支撐式

Eka Hasta Bhujasana

直接保持動作**2**的體式，單腳伸展與地板平行。

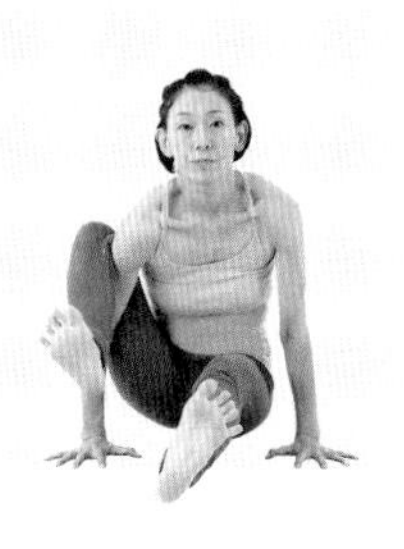

螢火蟲式

Level ★★★★★

以雙手支撐身體，雙腳打開往前伸展的體式。練習這個體式之前，暖身準備時請確實打開髖關節。

重點意識的部位

Back　Front

- 三角肌
- 前鋸肌
- 肱三頭肌
- 腹肌群（體幹）
- 大腿後側肌群

效果

- 強化腹肌
- 提高髖關節的柔軟度
- 提高注意力

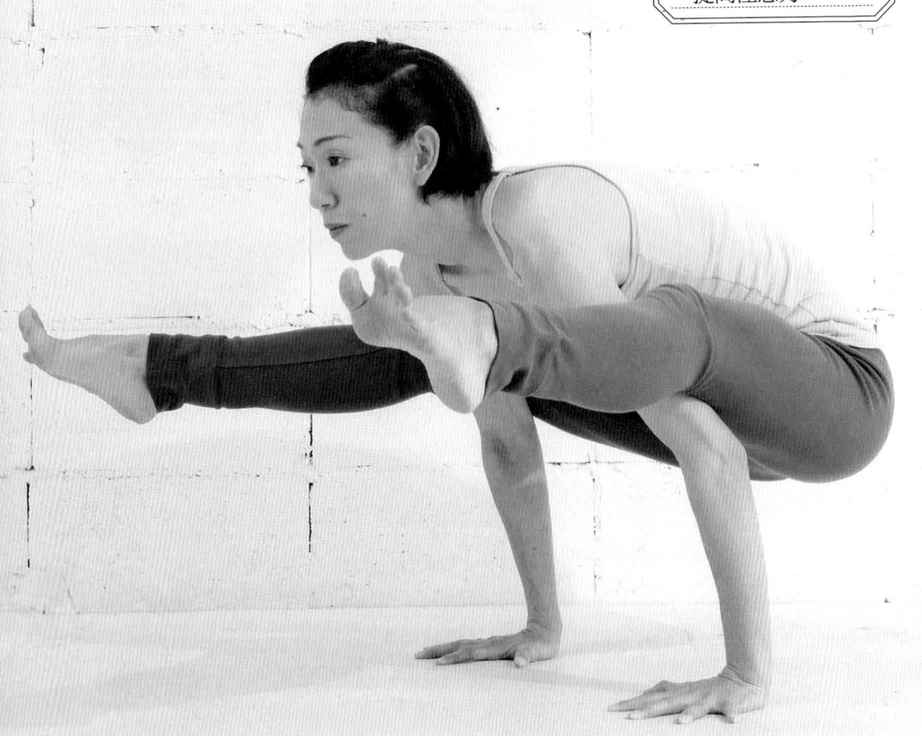

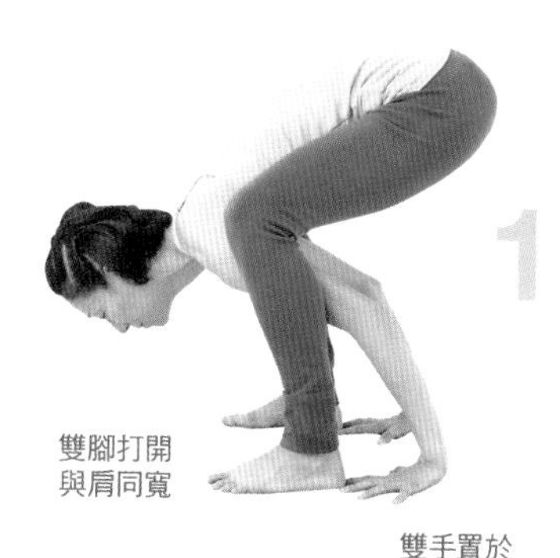

1 雙腳打開與肩同寬 雙手往下放在腳跟後方

從站姿開始，雙腳打開與肩同寬，再彎曲膝蓋身體前傾，將雙手手掌置於左右腳跟後方。

雙腳靠在
上臂上方

腰臀緩緩
下沉

2 將大腿後側 靠在左右上手臂上

將大腿後側靠在左右上臂手上，緩緩地下沉腰臀。

胸口保持上提

3 腹部內收上提 雙腳離地

視線往上抬，腹部內收上提，一腳先一腳後緩緩地從地面提起，並逐漸找到身體平衡。

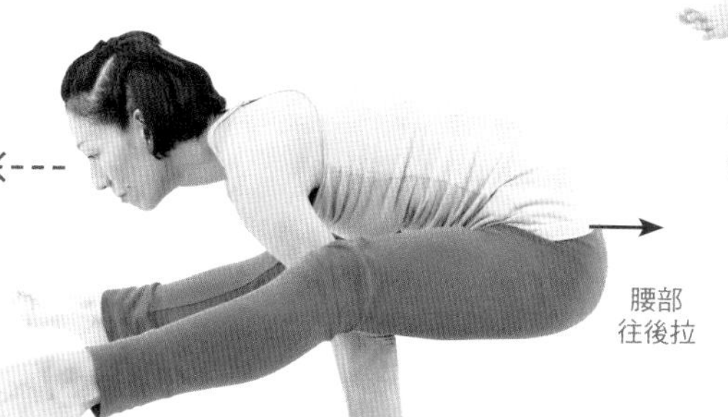

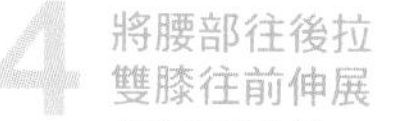

4 將腰部往後拉 雙膝往前伸展

將腰部往後拉，同時將胸口向上提高，左右膝蓋往前打直伸展。視線看向前方。

Variation

91 腳交叉雙臂支撐式

Bhujapidasana

接續動作3，將右腳疊放在左腳上，交叉雙腳。請翹起左右腳尖，確實纏繞雙腳。

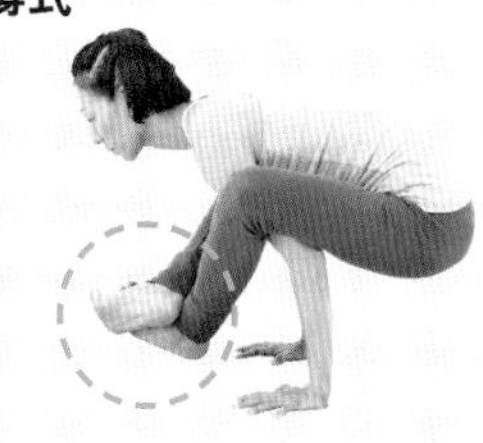

側板式

Level ★★★★☆

這是併攏雙腳下踩地板的側板式（雙腳併攏）（P.92）的進階體式。
須運用腹肌，以單手單腳取得身體平衡，並打開伸展髖關節。

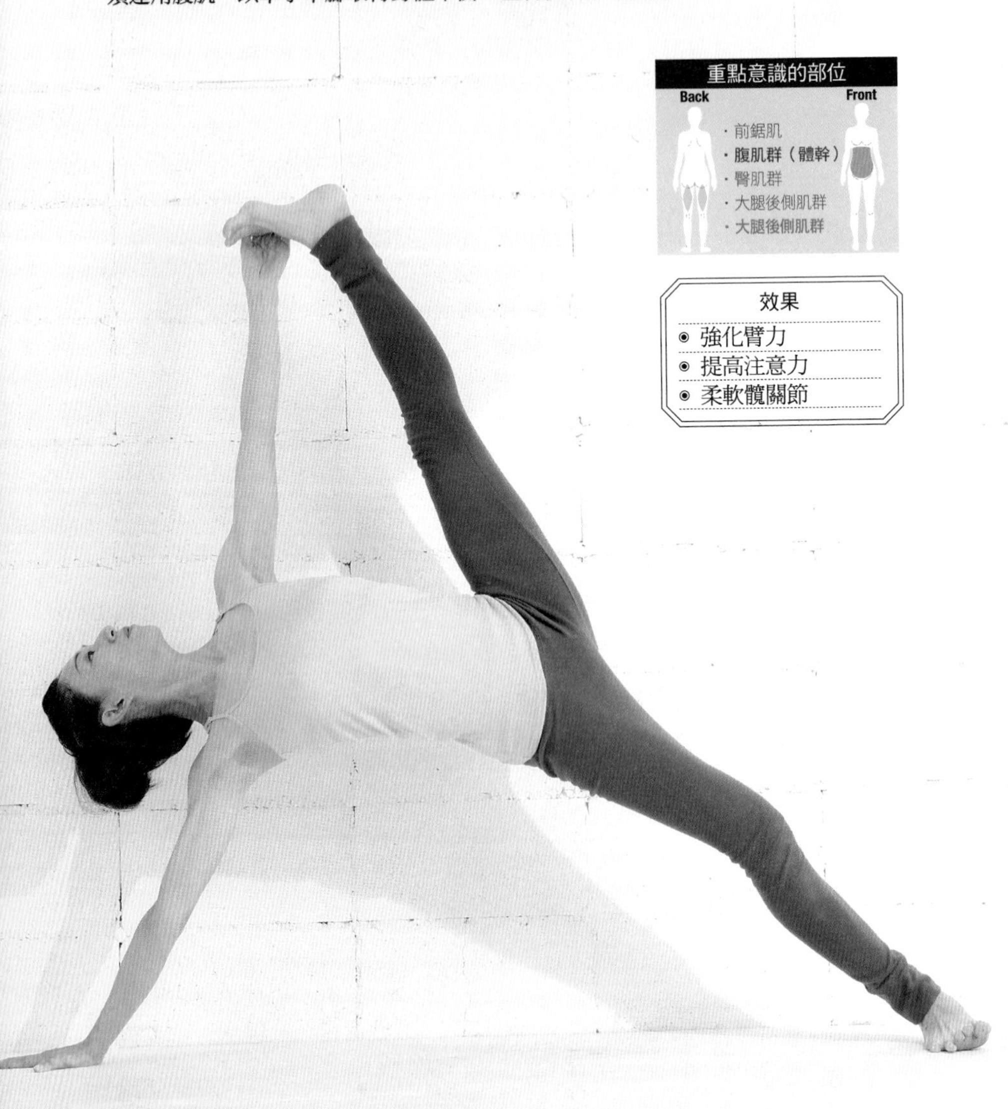

重點意識的部位

Back　Front

- 前鋸肌
- **腹肌群（體幹）**
- 臀肌群
- 大腿後側肌群
- 大腿後側肌群

效果

- 強化臂力
- 提高注意力
- 柔軟髖關節

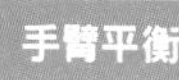

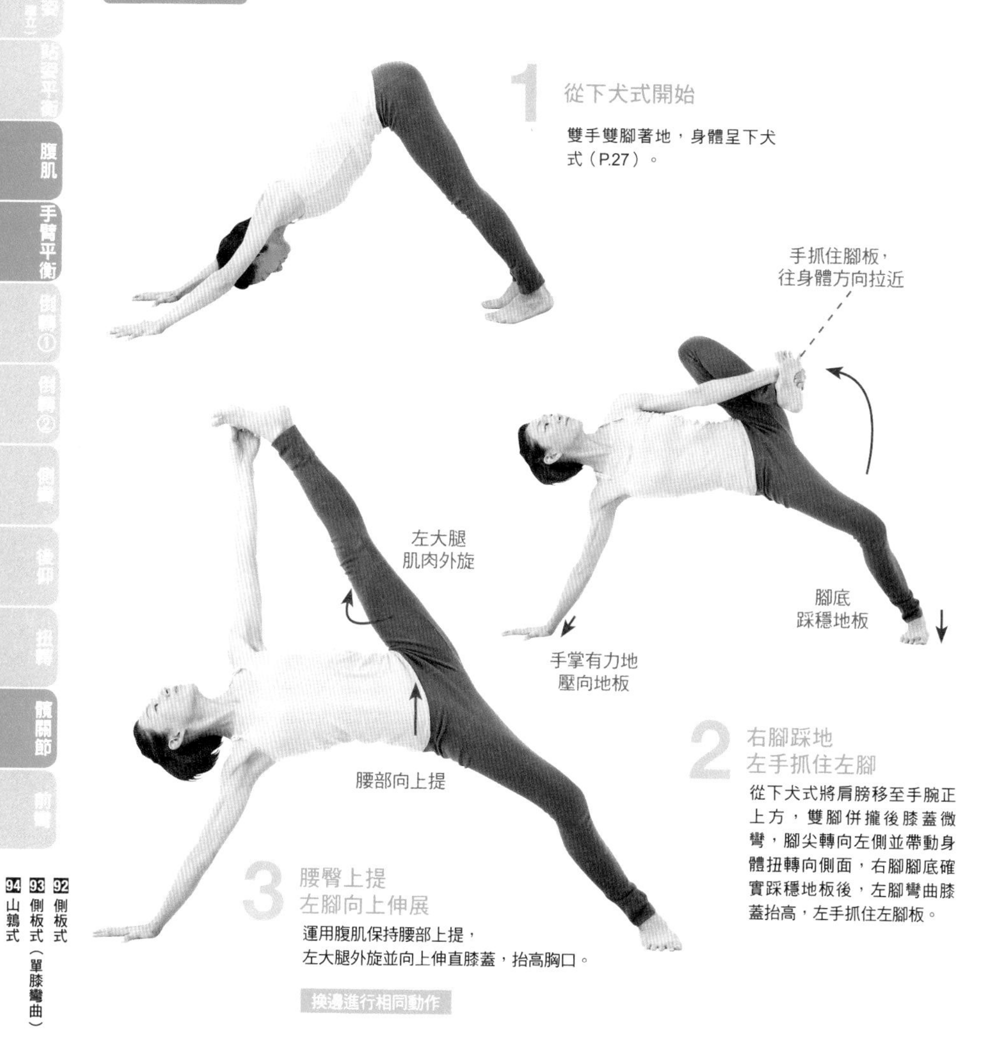

1 從下犬式開始

雙手雙腳著地，身體呈下犬式（P.27）。

2 右腳踩地 左手抓住左腳

從下犬式將肩膀移至手腕正上方，雙腳併攏後膝蓋微彎，腳尖轉向左側並帶動身體扭轉向側面，右腳腳底確實踩穩地板後，左腳彎曲膝蓋抬高，左手抓住左腳板。

3 腰臀上提 左腳向上伸展

運用腹肌保持腰部上提，
左大腿外旋並向上伸直膝蓋，抬高胸口。

換邊進行相同動作

Variation

94 山鶉式

Kapinjalasana

在動作2時，左腳向後彎曲，並以左手抓握左腳腳背。藉由左腳腳背將左手往後拉，頭部也跟著往後伸展，打開胸口。

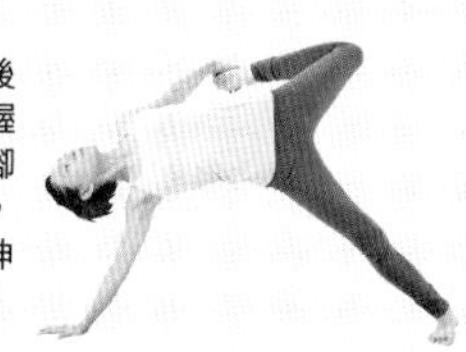

93 側板式（單膝彎曲）

Vasisthasana（單膝彎曲）

在動作2時，左腳底緊貼右大腿內側。透過腹肌力量將腰部往上提高，左手向上伸展。

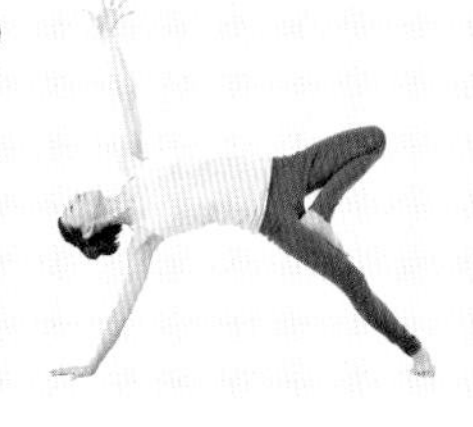

聖哲毗斯瓦蜜多羅式

Level ★★★★★

即使是高階程度的練習者也很難保持平衡的動作之一。
因為扭轉了上半身，所以可以伸展上方的體側與被手抓住那隻腳的大腿後側肌群。

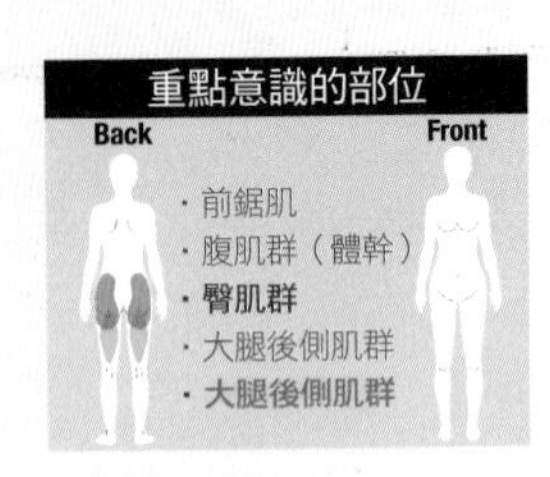

效果

- 柔軟髖關節
- 加深呼吸
- 提高注意力

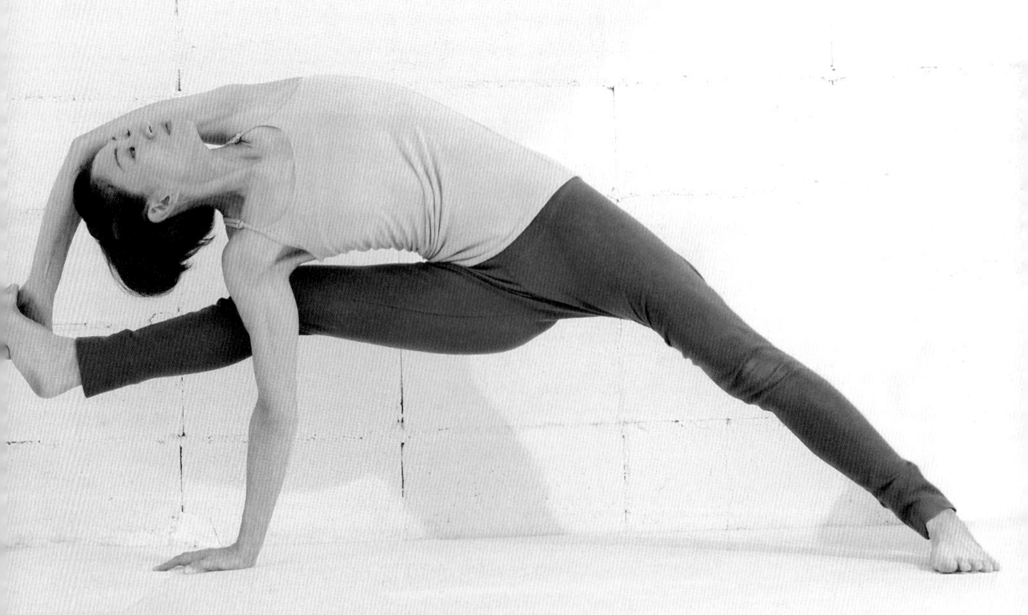

將右腳
放在右手外側
以手將腳
提起
拉往
腳後跟方向
伸展右腳
扭轉上半身
上半身扭轉
右大腿
外旋
腳底
確實踩穩地板

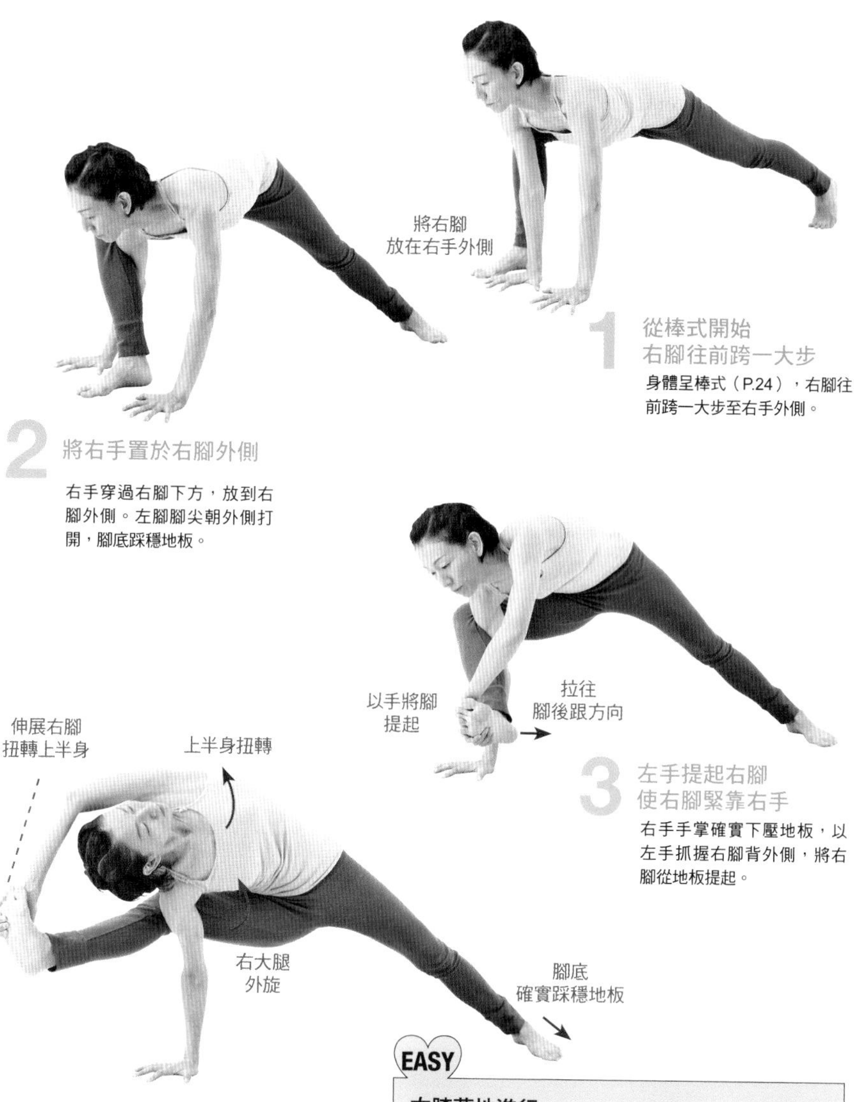

1 從棒式開始 右腳往前跨一大步

身體呈棒式（P.24），右腳往前跨一大步至右手外側。

2 將右手置於右腳外側

右手穿過右腳下方，放到右腳外側。左腳腳尖朝外側打開，腳底踩穩地板。

3 左手提起右腳 使右腳緊靠右手

右手手掌確實下壓地板，以左手抓握右腳背外側，將右腳從地板提起。

4 伸展右腳 扭轉上半身

左腳底確實踩穩地板，右大腿外旋，右腳朝前方伸展。腳底與左手互相壓合取得身體平衡，上半身朝左側扭轉。

換邊進行相同動作

EASY

左膝著地進行

動作**1**至**4**的過程中，皆以左膝著地的姿勢進行，並立起腳尖放在膝蓋正後方的地板上。這個變化姿勢比較容易掌抓握練習時右腳與上半身的感覺。

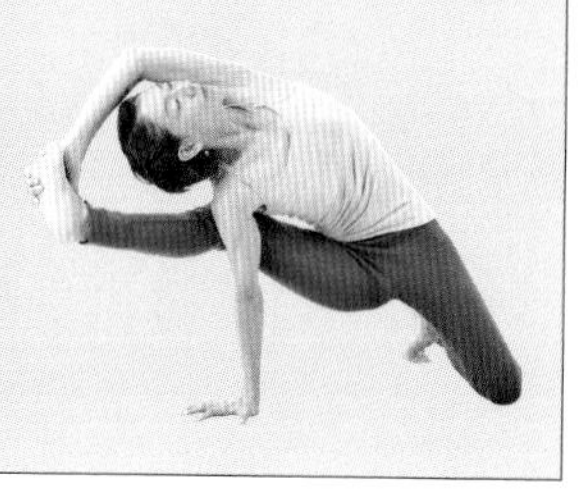

蜻蜓式

Level ★★★★★

高難度的平衡動作。「上臂與腳底壓合」、「左右手臂往內收」是練習的重點。
但不可過度依賴手臂的力量，應配合腹肌的力量，完美取得身體的平衡。

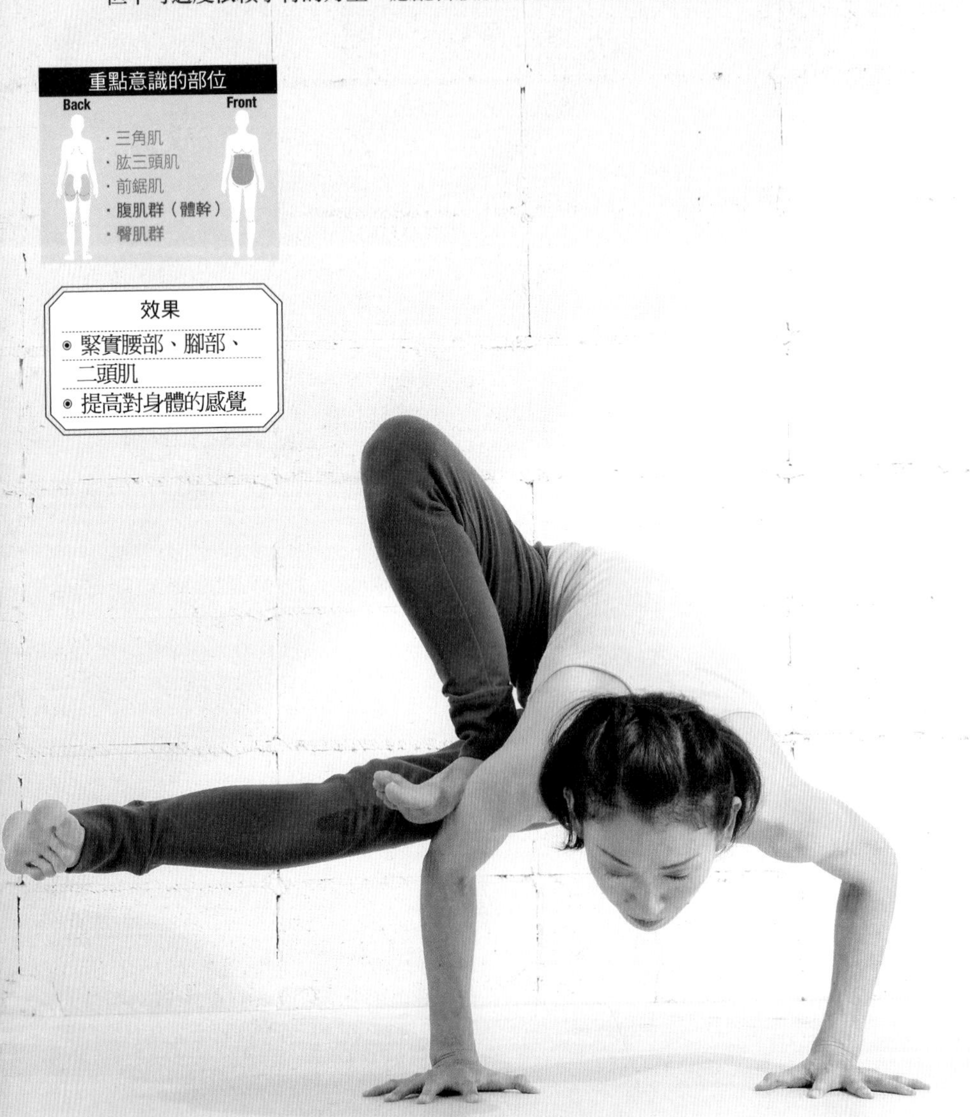

重點意識的部位

Back　Front

- 三角肌
- 肱三頭肌
- 前鋸肌
- **腹肌群（體幹）**
- 臀肌群

效果

- 緊實腰部、腳部、二頭肌
- 提高對身體的感覺

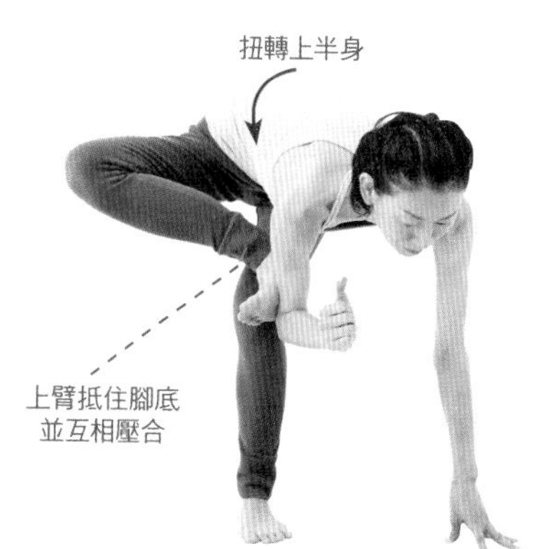

膝蓋朝向
外側

外踝放在
左大腿上

1 彎曲膝蓋 右腳外踝放在左大腿上

以山式站姿（P.22）站立，雙腳大腿根部往後拉，身體前彎。右腳外踝放在左大腿上，以手壓住腳底。

2 右手上臂 抵住右腳腳底

上半身往左側扭轉，右手上臂抵住右腳底並互相壓合。此時身體必須具有足夠的柔軟度，才能將上臂抵住腳底。

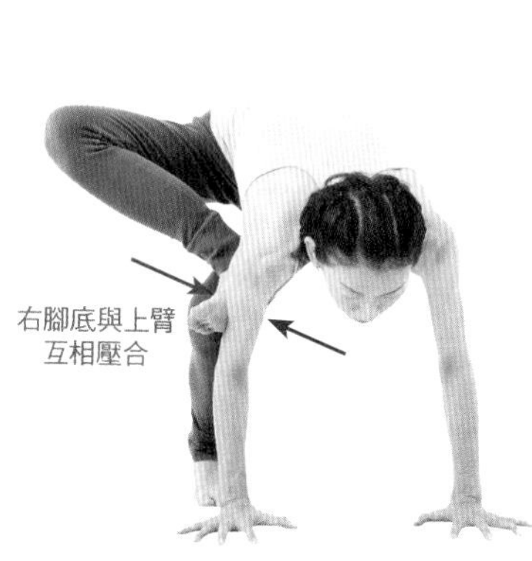

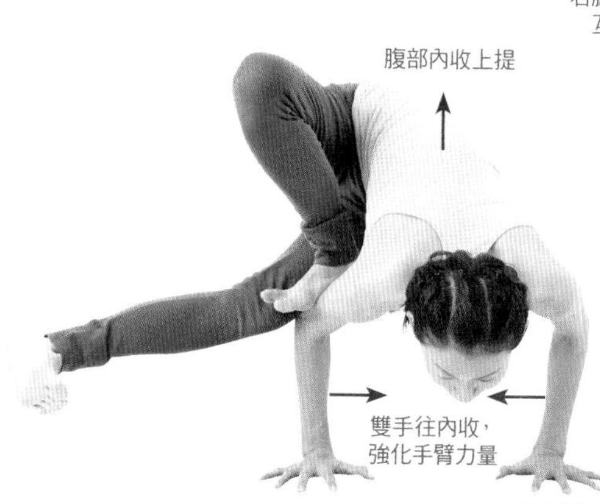

3 雙手著地 上臂與腳底互相壓合

雙手向下著地，手腕在肩膀正下方。雙手手掌確實下壓地板，右腳底與右上臂互相壓合。

4 將身體重量放在手臂上 左腳離地

雙手往內收，強化手臂力量。腹部內收上提，將身體重量放在手臂上，左腳抬離地板並往側邊伸展。

換邊進行相同動作

POINT

如果上臂可以抵住腳底

確認一下自己可不可以在動作**2**時雙手合掌，扭轉上半身，並保持腳底抵住上臂。如果可以，請試著挑戰這個動作！

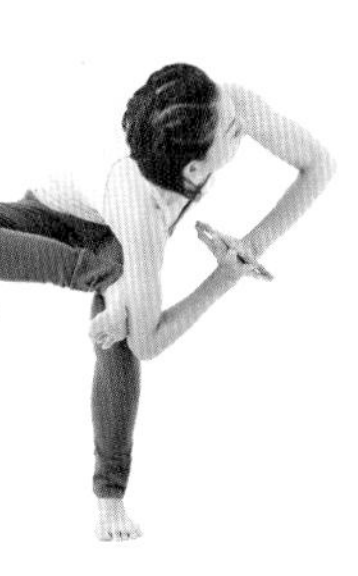

Ardha Adho Mukha Vrksasana

半手倒立式

Level ★★★★★

利用牆壁輔助的 L 形倒立。因為幾乎沒有跌倒的可能，也很建議當成手倒立式（P.122）的預備練習。請特別意識前鋸肌的肌肉運用，保持肩膀周圍的安定。

重點意識的部位

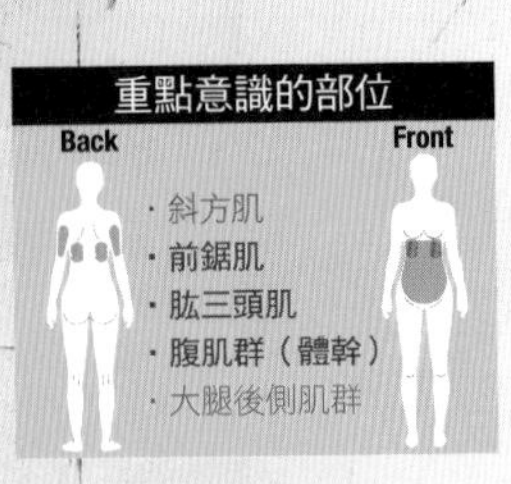

效果

- 緊實雙腳、二頭肌
- 柔軟肩關節
- 活化內臟機能

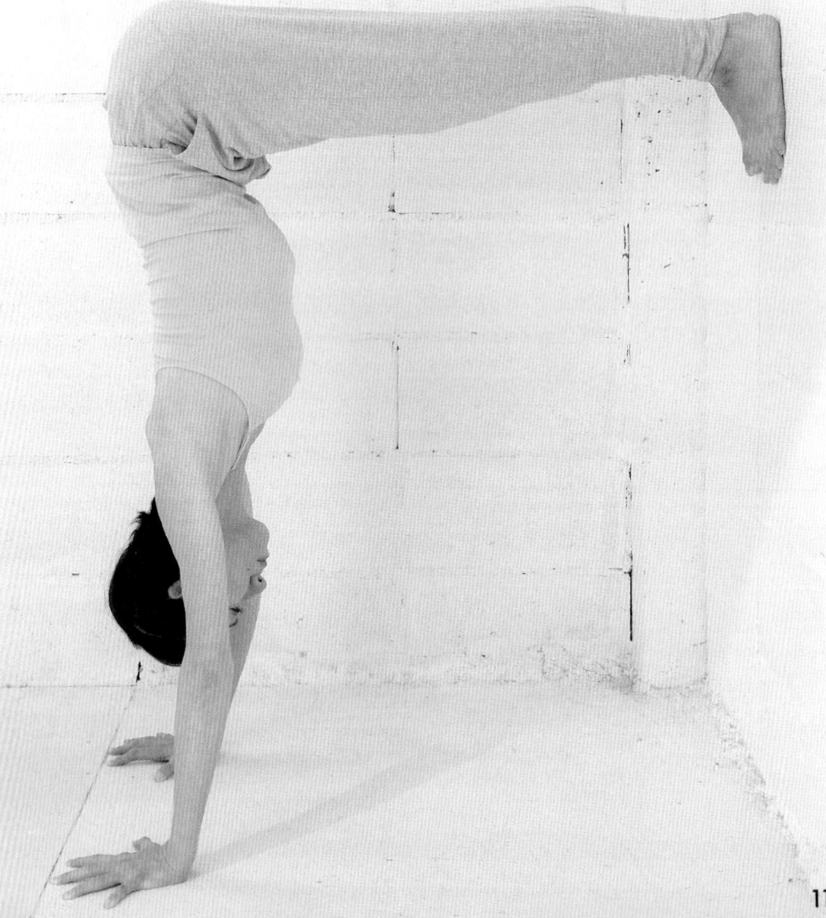

1 雙手雙膝著地 腳底抵住牆壁

雙手雙膝著地，腳底抵住牆壁。雙手打開與肩同寬。（雙手到牆壁之間的距離請參照下方的POINT。）

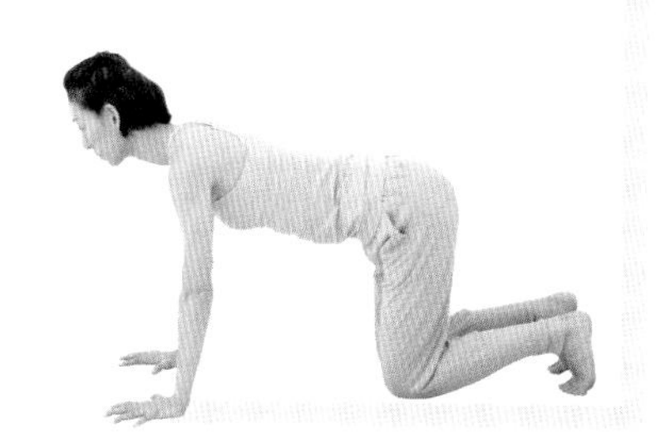

2 膝蓋抬離地板，臀部向上提高 胸口拉往牆壁方向

雙手下壓地板，膝蓋與臀部向上提高，使胸口拉往牆壁方向。

胸口拉往
牆壁方向
腳底
抵住牆壁

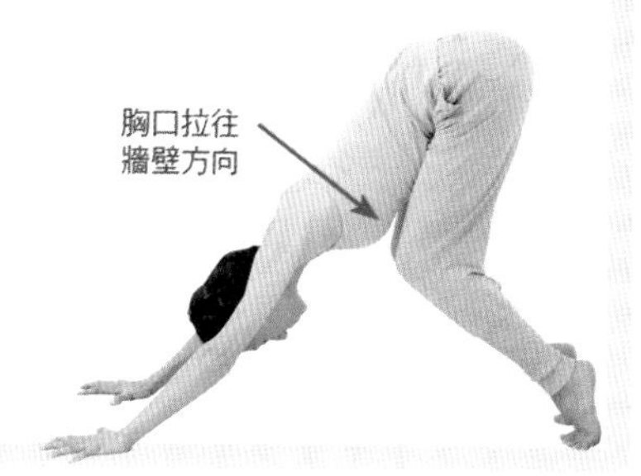

3 像在牆上走路般 慢慢往上爬

雙腳輪流往上提起，像走路般踩在牆壁上。從前腳掌到腳底板壓向牆壁往上走。

腳沿著牆壁
往上走至骨盆
左右的高度

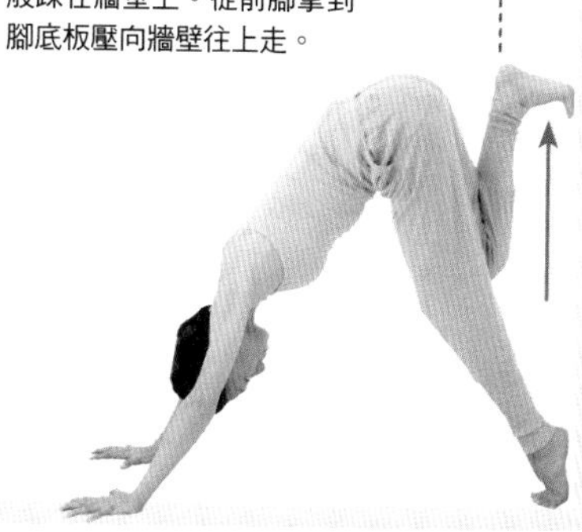

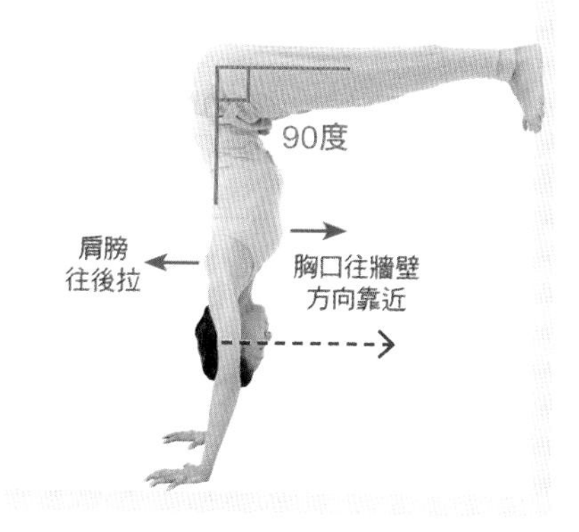

4 維持在骨盆的高度

雙腳向上走至骨盆的高度之後，視線看向牆壁方向，維持此姿勢。

POINT

確認跪姿時與牆壁的距離

在動作1時，雙手位置（與牆壁的距離）相當重要。請先背部靠牆，腳伸直坐下，從牆壁到腳踝外側的長度即為理想的距離。

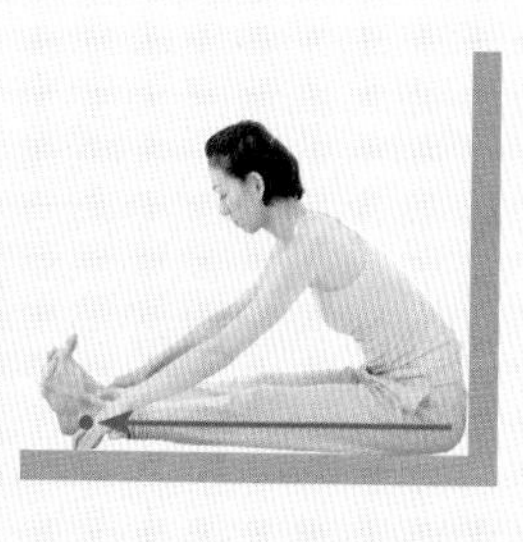

輪式

Level ★★★★★

將身體後仰，全身如拱橋般的體式。打開胸口有助於擴展胸廓，改善呼吸機能。雖然可以享受到伸展全身的爽快感，但是為了保護腰部，請務必使用腹肌內收上提的力量。

重點意識的部位

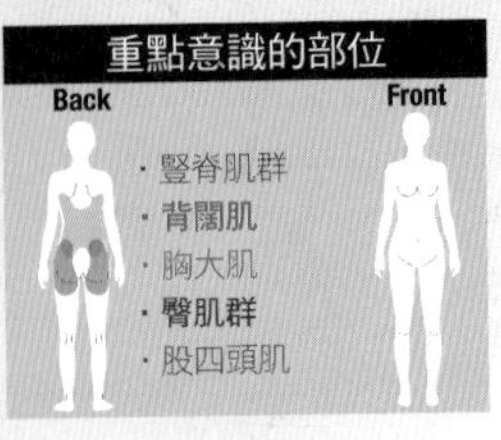

效果

- 改善呼吸機能
- 使情緒變得積極
- 調整自律神經平衡

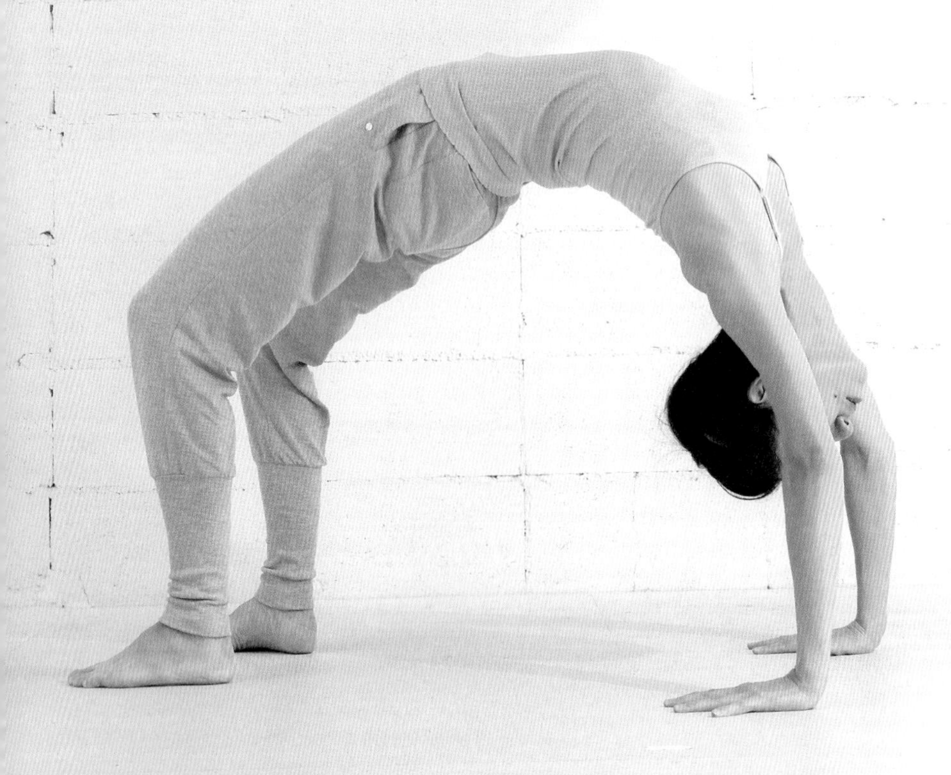

站姿（站立、坐立）
站姿平衡
腹部
手臂平衡
倒轉①
倒轉②
側彎
後仰
扭轉

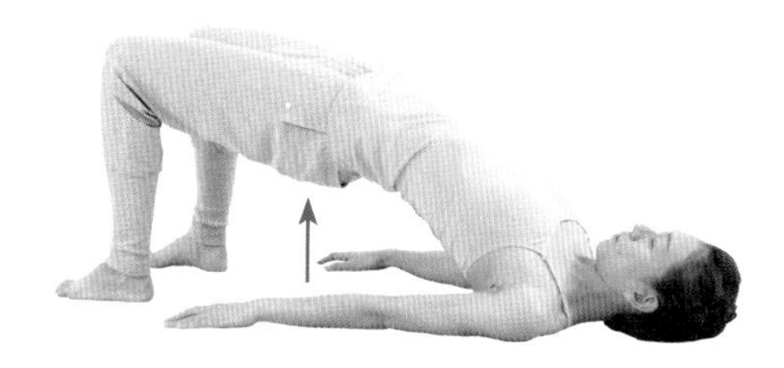

1 立起膝蓋 將腰臀向上提起

身體仰躺，雙腳打開與腰同寬，立起膝蓋。雙手置於身體兩側，腳底確實踩穩地板，腰臀向上提起。

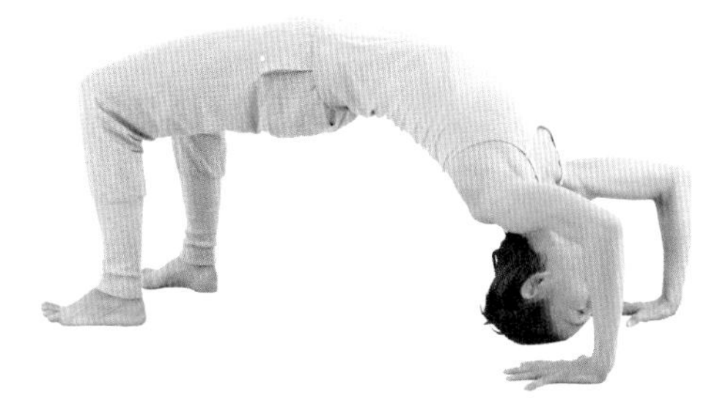

2 雙手置於耳朵兩旁 頭頂著地

將雙手置於耳朵兩側，手肘朝向後方。手掌確實下壓地板，胸口向前推出，往上提起頭部，使頭頂著地。

收緊腹部
雙腳大腿
肌肉內旋
胸口
推往前方
雙手雙腳確實下壓地板，
骨盆向上提起

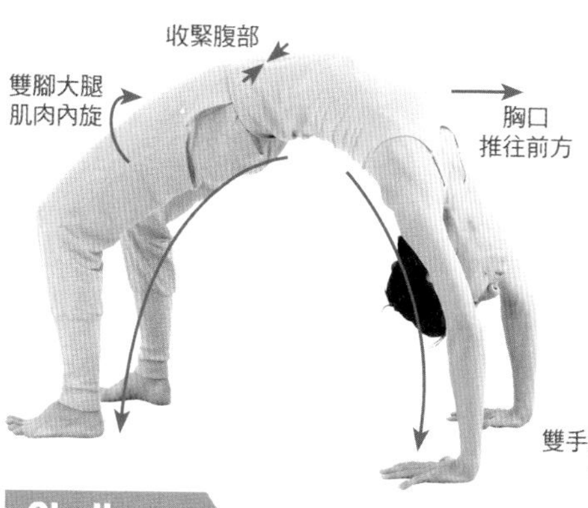

3 雙手雙腳伸展 骨盆向上提起

雙腳踩穩地板，雙手手掌用力下壓地板，各自向下伸展雙手與雙腳。胸口往前推，骨盆往上提。

Challenge

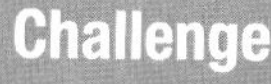

100 雙手交握輪式

Dwi Pada Viparita Dandasana

在動作3時，雙肘在耳朵兩旁壓地，雙手在頭後方交握。以前臂下壓地板並將胸口推出去。

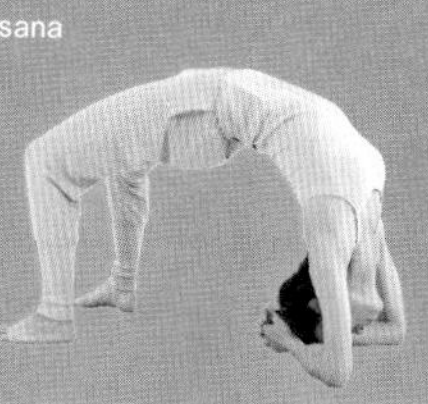

99 輪式（單腳伸展）

Eka Pada Urdhva Dhanurasana

接續動作3，將身體重心移至雙手與左腳上，右腳緩緩向上抬起。

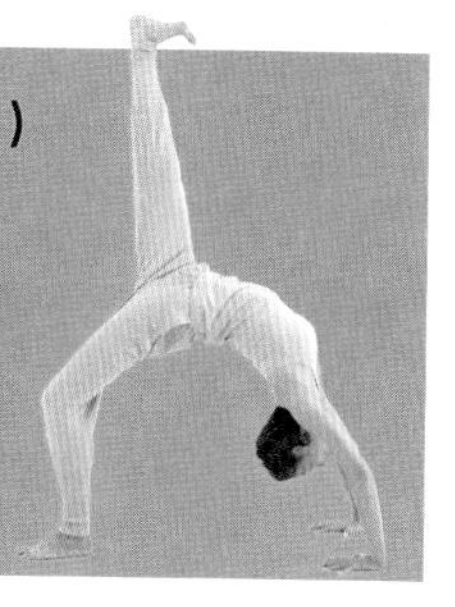

98 輪式 99 輪式（單腳伸展） 100 雙手交握輪式

頭倒立式 I

Level ★★★★☆

持續練習倒立體式，可帶來恢復疲勞、促進血液循環、改善肺部機能、改善便祕等諸多效果。因為這個體式很容易使頸部感到疼痛，還未熟練時，請在專業人士的指導下練習。

重點意識的部位

Back　Front

- 斜方肌
- 前鋸肌
- 肱三頭肌
- 腹肌群（體幹）

效果

- 促進血液循環
- 使情緒變得積極
- 調整自律神經平衡

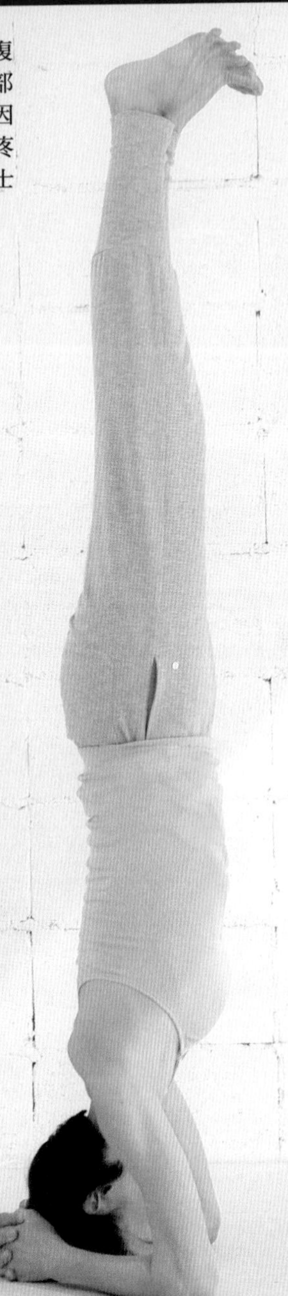

1 左右手前臂著地 雙手十指交握

左右手前臂與雙膝著地，手肘置於肩膀正下方，雙手十指交握，立起腳掌。（還不熟練動作時，請靠牆練習。）

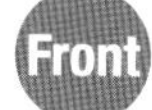

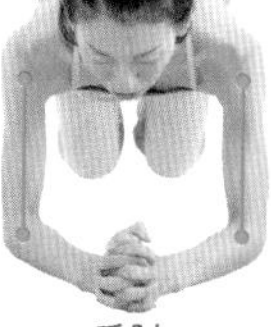

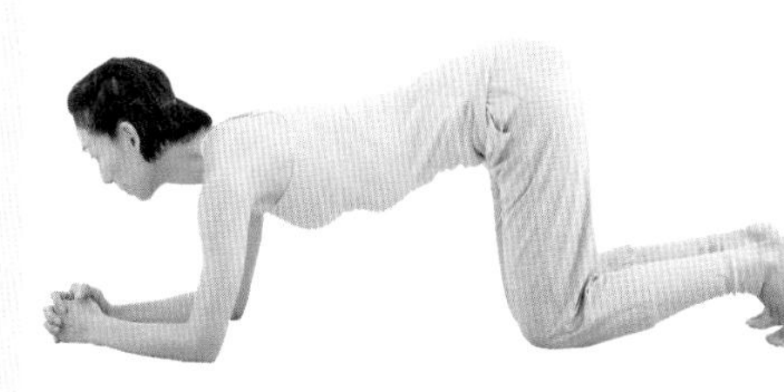

Check! 如果雙肘舉起的高度低於頭頂，練習時請在手臂下方鋪毯子。

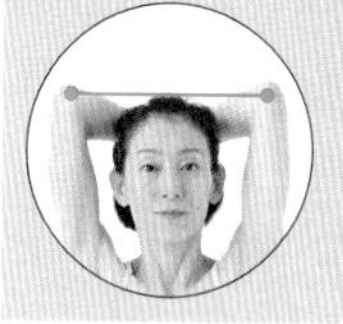

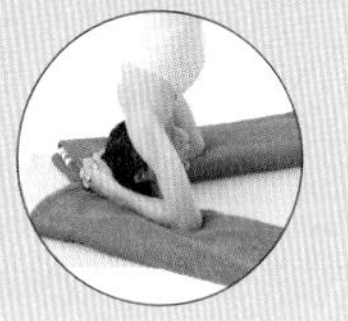

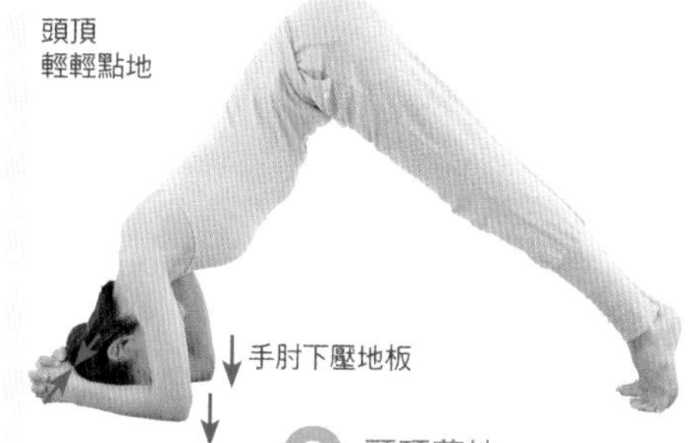

2 頭頂著地 膝蓋與臀部向上提起

頭頂輕輕著地，雙手抱住頭部，膝蓋與臀部向上提起。剛開始練習時，在頭頂懸空不重壓的方式下進行。

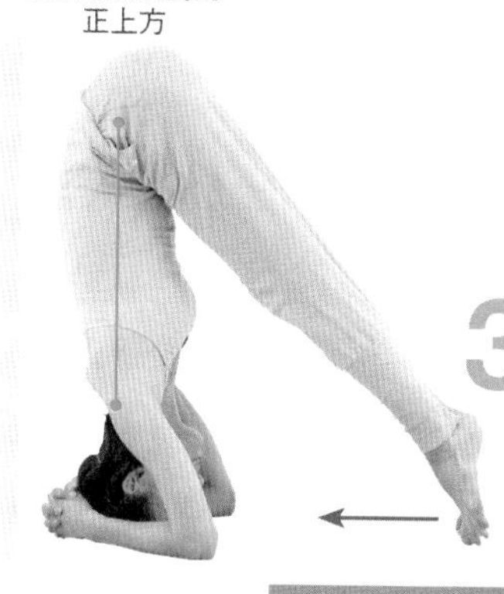

3 手肘下壓地板 雙腳小步地緩慢往前走

手肘確實下壓地板，雙腳小步地緩慢往前走，直到骨盆位置來到肩膀的正上方。（骨盆與肩膀成一直線）

雙腳併攏，
用力往天花板方向伸展

腹肌用力，
維持住姿勢

4 緩緩向上舉起雙腳 往天花板方向伸展

緩緩將體重移到雙手上，雙腳騰空抬起。雙肘確實下壓地板，雙腳用力往天花板方向伸展。

Challenge

102 頭倒立式（蓮花坐）

Urdhva Padmasana in Sirsasana

接續動作4，雙腳盤成蓮花坐（P.19），並維持此姿勢。

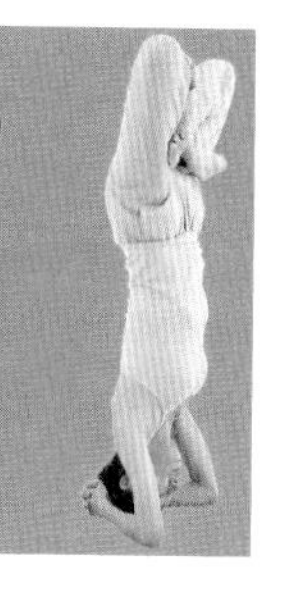

頭倒立式 II

Level ★★★★★

頭倒立的體式有各式各樣的變化版本，請依個人能力來選擇吧！以下將各體式依簡單到困難排序：頭倒立式 I（P.118）、頭倒立式II、頭倒立式III、頭倒立式（雙手伸展）（P.121）。

重點意識的部位

Back Front

- 斜方肌
- 前鋸肌
- 肱三頭肌
- 腹肌群（體幹）

效果

- 促進血液循環
- 使情緒變得積極
- 調整自律神經平衡

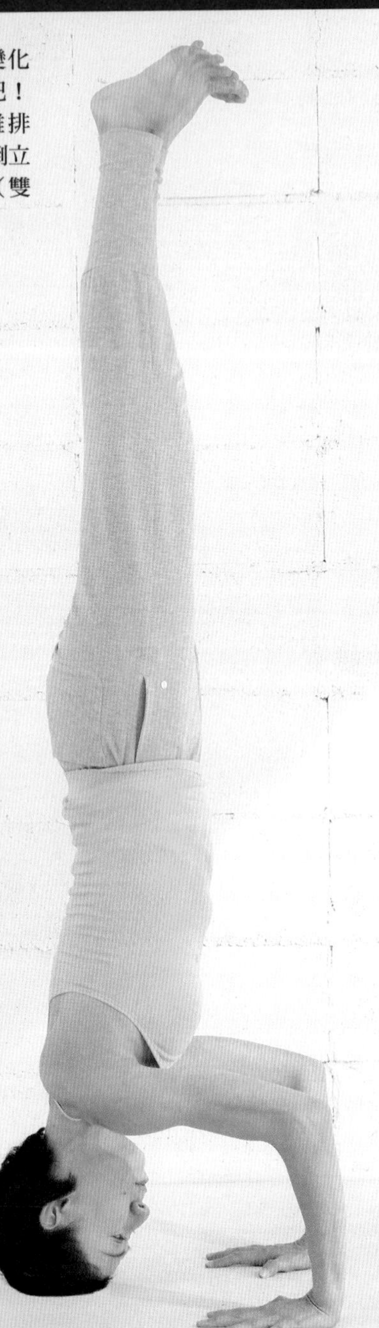

把頭頂放在距離牆壁
一個手掌距離的地面
雙手與頭頂形成
三角形
伸展
脊椎
雙腳往中央
收緊
腹部肌肉用力，
以取得
身體平衡

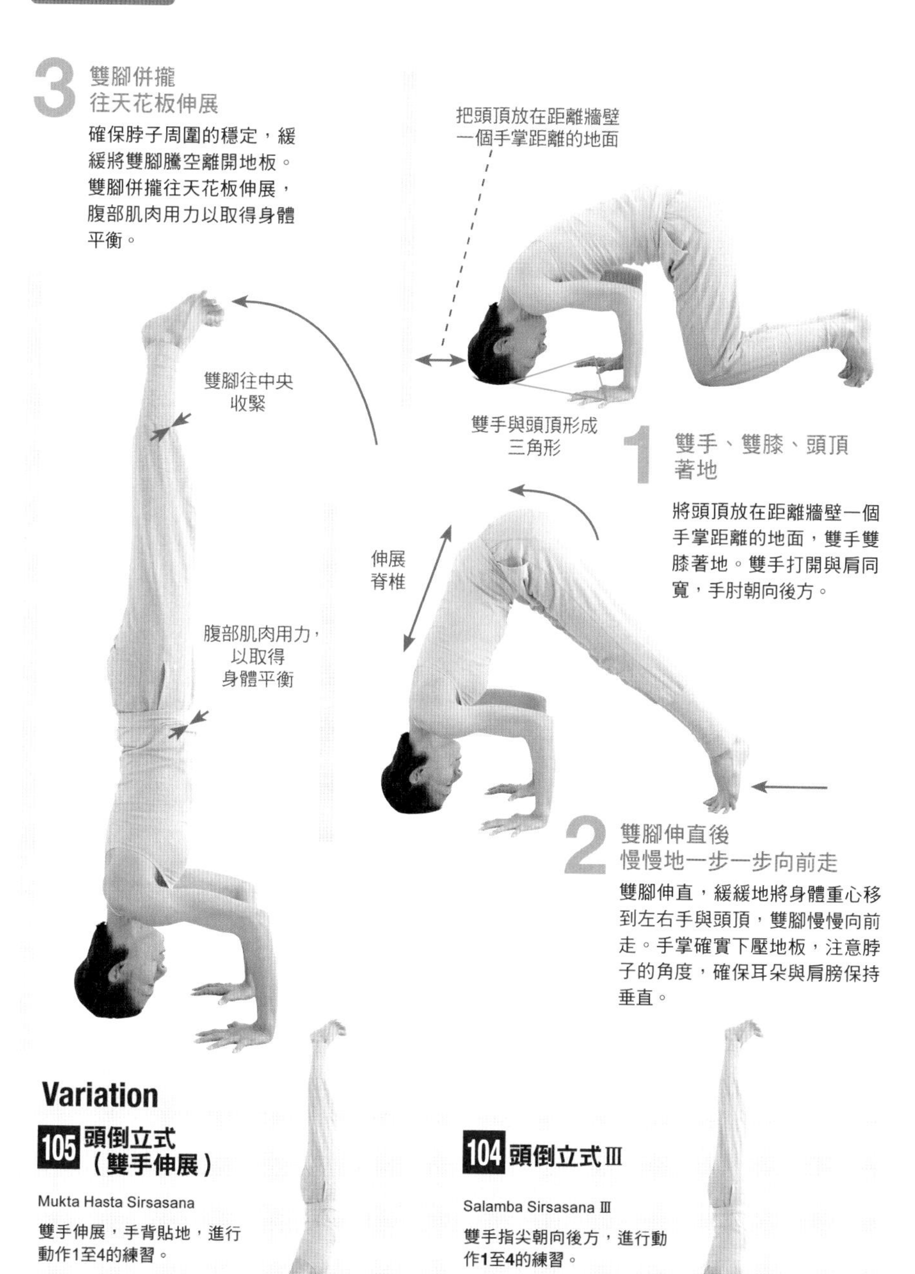

1 雙手、雙膝、頭頂著地

將頭頂放在距離牆壁一個手掌距離的地面，雙手雙膝著地。雙手打開與肩同寬，手肘朝向後方。

2 雙腳伸直後慢慢地一步一步向前走

雙腳伸直，緩緩地將身體重心移到左右手與頭頂，雙腳慢慢向前走。手掌確實下壓地板，注意脖子的角度，確保耳朵與肩膀保持垂直。

3 雙腳併攏往天花板伸展

確保脖子周圍的穩定，緩緩將雙腳騰空離開地板。雙腳併攏往天花板伸展，腹部肌肉用力以取得身體平衡。

Variation

105 頭倒立式（雙手伸展）

Mukta Hasta Sirsasana

雙手伸展，手背貼地，進行動作1至4的練習。

104 頭倒立式Ⅲ

Salamba Sirsasana Ⅲ

雙手指尖朝向後方，進行動作1至4的練習。

手倒立式

Level ★★★★★

這是倒立體式中最困難的一種，尚未熟練時，請在專業人士的指導下練習。建議參考高階體式攻略（P.193起），扎實地鍛鍊身體能力之後再挑戰。現在，先借助牆壁打穩基礎吧！

重點意識的部位

Back　Front

- 斜方肌
- 前鋸肌
- 肱三頭肌
- 腹肌群（體幹）

效果

- 緊實二頭肌
- 活化內臟機能
- 提高身體平衡感

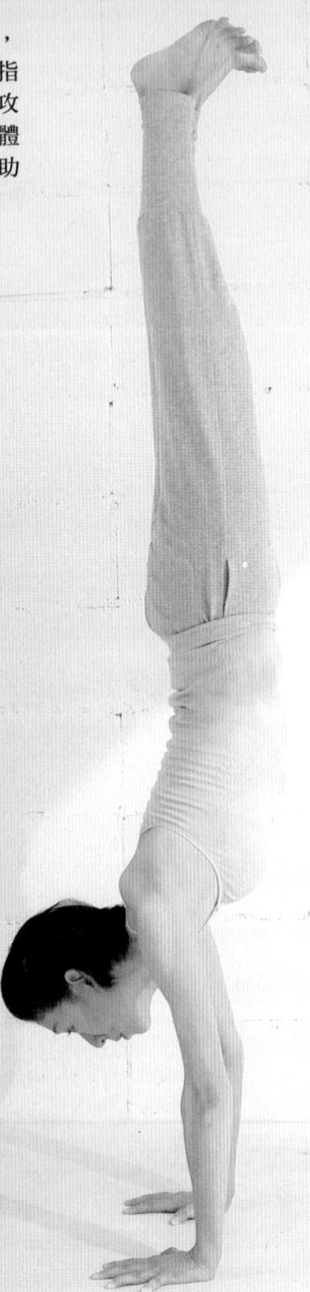

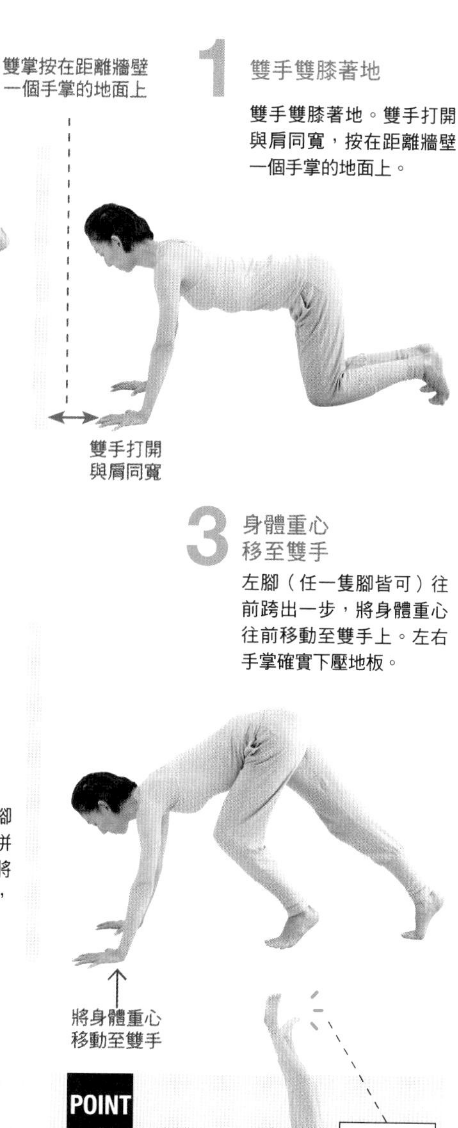

1 雙手雙膝著地

雙手雙膝著地。雙手打開與肩同寬，按在距離牆壁一個手掌的地面上。

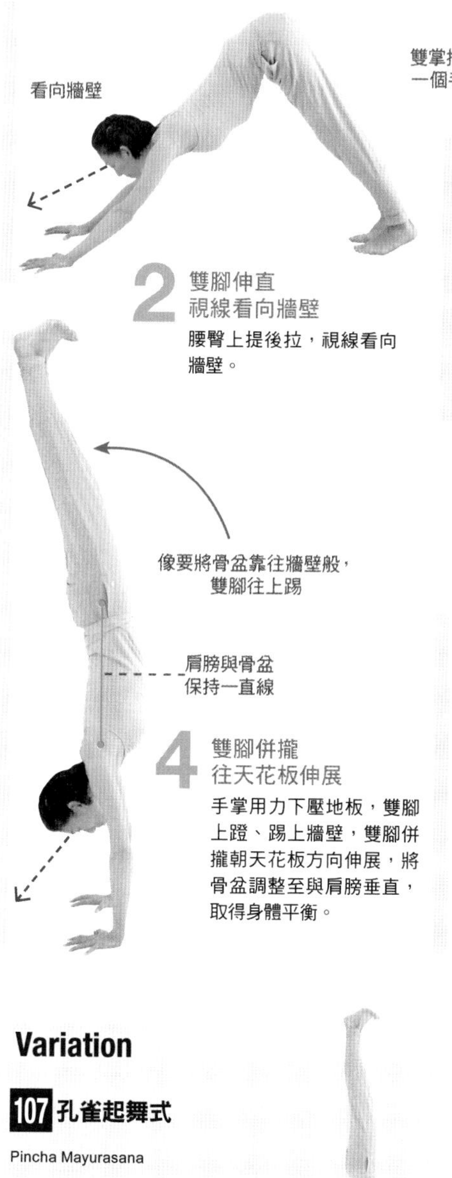

2 雙腳伸直 視線看向牆壁

腰臀上提後拉，視線看向牆壁。

3 身體重心 移至雙手

左腳（任一隻腳皆可）往前跨出一步，將身體重心往前移動至雙手上。左右手掌確實下壓地板。

4 雙腳併攏 往天花板伸展

手掌用力下壓地板，雙腳上蹬、踢上牆壁，雙腳併攏朝天花板方向伸展，將骨盆調整至與肩膀垂直，取得身體平衡。

Variation

107 孔雀起舞式

Pincha Mayurasana

左右手前臂貼地，進行動作1至4的練習。

POINT

雙腳確實往中央併攏

在動作4時，雙腳要往中央併攏，在確實夾緊的狀態下伸展雙腳。雙腳鬆散張開是NG的。

雙腳分開

NG

肩立式

Level ★★★☆☆

大多數的倒立體式皆可促進全身的血液循環，但這個體式另有鎮定神經的效果。因為這個體式可以伸展到肩頸周圍的部位，所以會提高甲狀腺與副甲狀腺的功能。

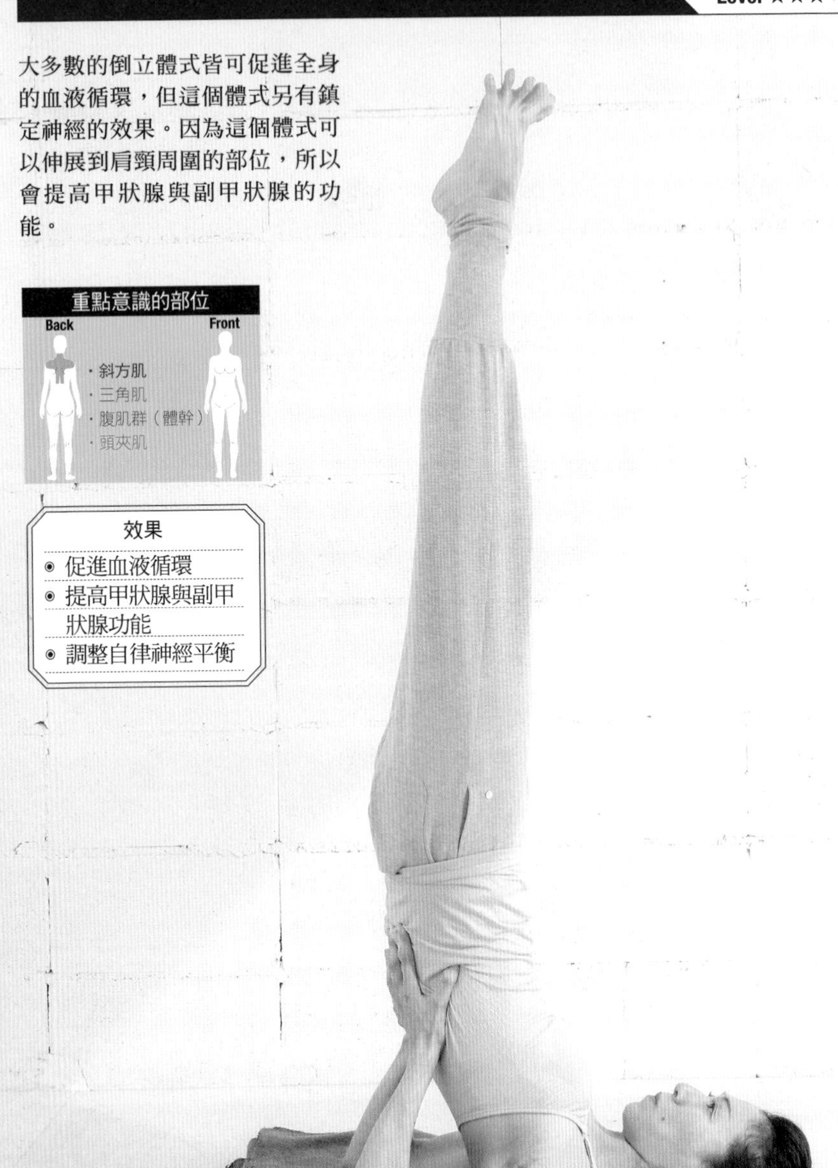

重點意識的部位

Back　Front

- 斜方肌
- 三角肌
- 腹肌群（體幹）
- 頭夾肌

效果

- 促進血液循環
- 提高甲狀腺與副甲狀腺功能
- 調整自律神經平衡

雙手下壓地板，
利用腹肌力量將
雙腳往上舉起
躺下時，調整身體位置
使肩膀與毯子邊緣距
離約3至4cm
腹部肌肉用力，
以保持身體平衡
以手掌
支撐背部
後腦杓
輕輕壓向地板

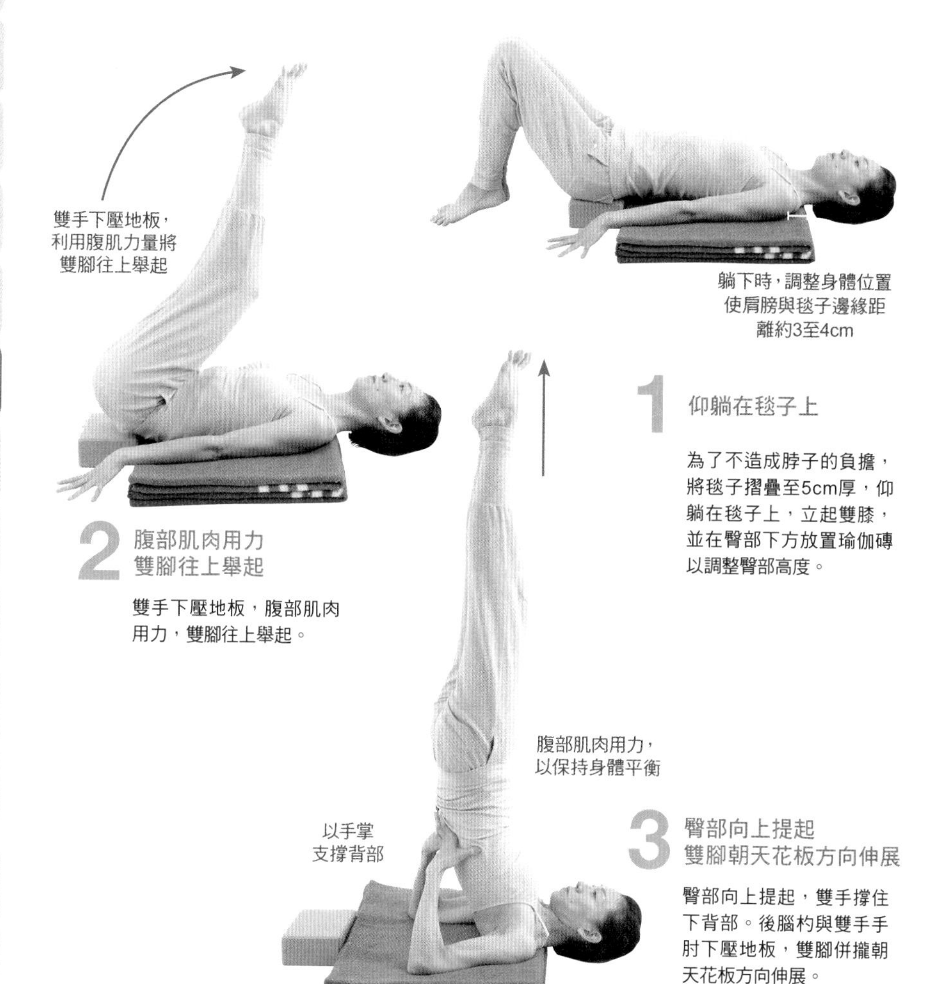

1 仰躺在毯子上

為了不造成脖子的負擔，將毯子摺疊至5cm厚，仰躺在毯子上，立起雙膝，並在臀部下方放置瑜伽磚以調整臀部高度。

2 腹部肌肉用力 雙腳往上舉起

雙手下壓地板，腹部肌肉用力，雙腳往上舉起。

3 臀部向上提起 雙腳朝天花板方向伸展

臀部向上提起，雙手撐住下背部。後腦杓與雙手手肘下壓地板，雙腳併攏朝天花板方向伸展。

Variation

109 半肩立式

Viparita Karani Mudra Asana

在動作**3**時，將上舉的雙腳朝斜前方降下。這個體式可以降低對體幹的負擔，也更容易持續。

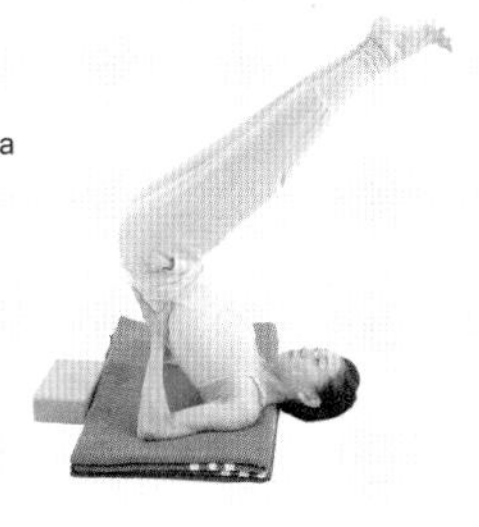

EASY

將瑜伽磚墊在臀部下方

如果很難做到動作**3**，可以將瑜伽磚墊在臀部下方，讓身體做出些微的角度，進行緩和的倒轉體位練習。

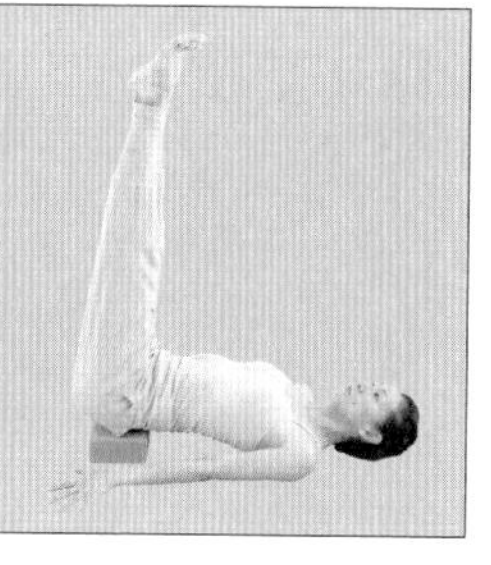

犁鋤式

Level ★★★★★

因為是頭在下，朝後彎曲身體的體式，所以可以促進脊椎附近的血液循環。更因為能刺激內臟的緣故，所以能活化內臟機能。透過雙手交握、手臂向後方伸展的動作，則可舒緩背部與肩膀周圍的不適。

重點意識的部位

Back　Front

- 豎脊肌群
- 斜方肌
- 三角肌
- **腹肌群（體幹）**
- 大腿後側肌群

效果

- 舒緩肩膀痠痛
- 活化內臟機能
- 舒緩腰痛

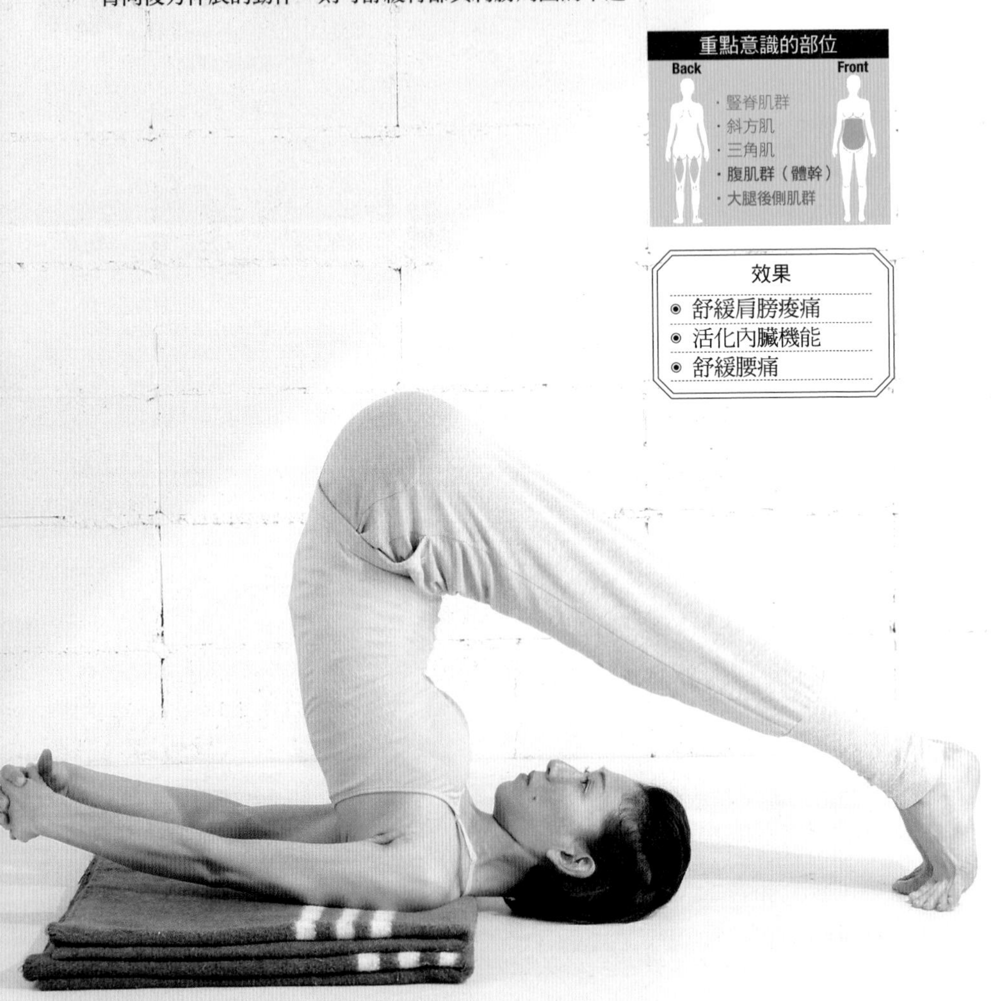

1 仰躺在毯子上

為了不造成脖子的負擔，將毯子摺疊至5cm厚，仰躺在毯子上，立起雙膝，並在臀部下方放置瑜伽磚以調整臀部高度。

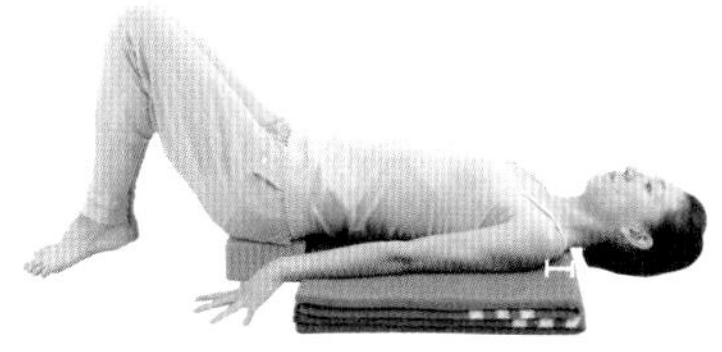

躺下時，調整身體位置
使肩膀與毯子邊緣距離約3至4cm

2 腹部肌肉用力 雙腳往上舉起

雙手下壓地板，腹部肌肉用力，雙腳往上舉起。

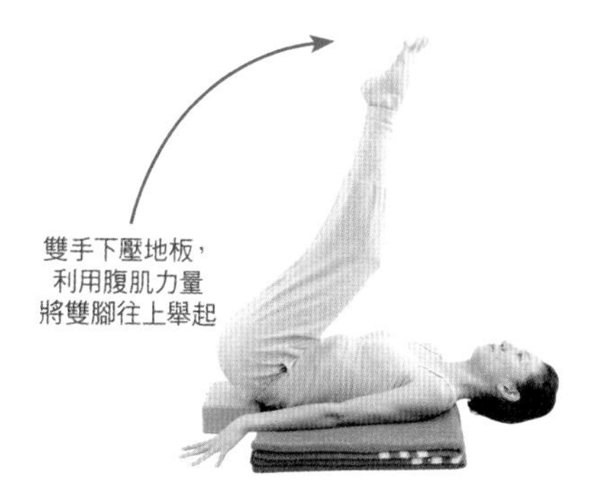

3 腳尖越過頭頂著地

臀部向上提起，雙手支撐住下背部。腳尖越過頭頂著地後，慢慢地往後走至無法再移動的程度。

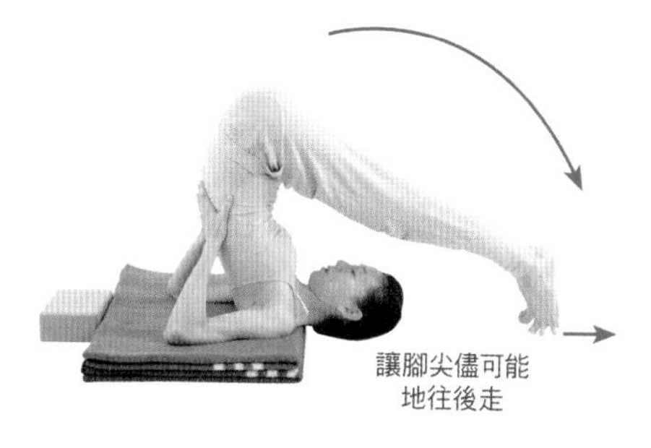

4 雙手在背後交握、伸展

伸展雙肘，雙手交握。後腦杓與雙手確實下壓地板，以腹肌的力量取得身體平衡。

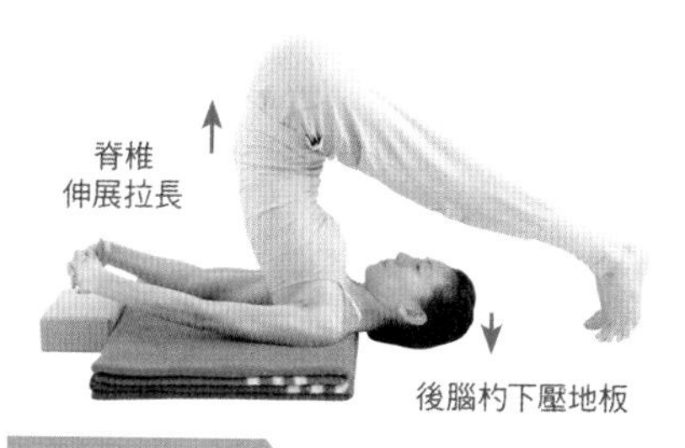

Challenge

112 膝碰耳犁式

Karnapidasana

接續動作4，彎曲雙膝夾住雙耳，兩腳掌內側相靠。

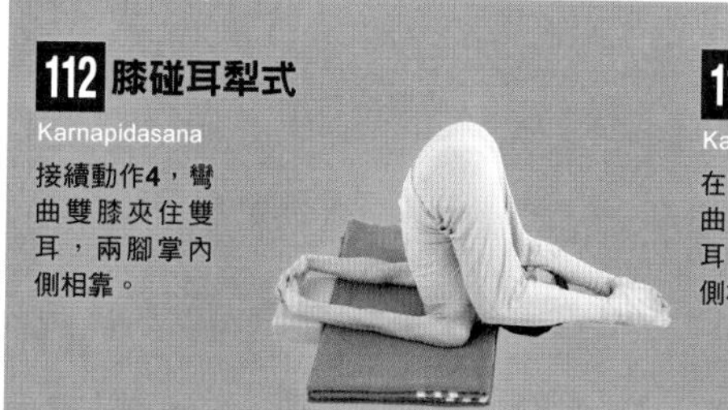

111 膝碰耳犁式（支撐腰部）

Karnapidasana（支撐腰部）

在動作3時，彎曲雙膝夾住雙耳，兩腳掌內側相靠。

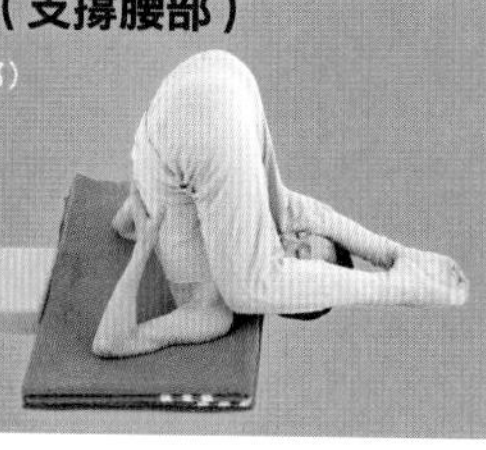

鹿式扭轉 I

Level ★★★★★

這是在打開髖關節的同時，加深身體扭轉的體式。無關肌力與柔軟性，只要可以讓脊椎與骨盆在適當的位置保持安定，上半身就可以扭轉。非常推薦想要進行舒緩扭轉時練習。

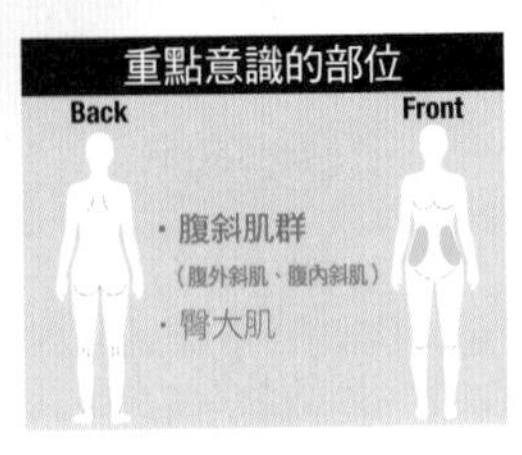

效果

- 緊實腰部
- 柔軟髖關結
- 活化副交感神經

1 雙手撐於身後 膝蓋呈90度彎曲坐在地上

坐下並立起雙膝，雙手撐於身後。雙腳打開約1.5倍腰寬，膝蓋保持90度彎曲。

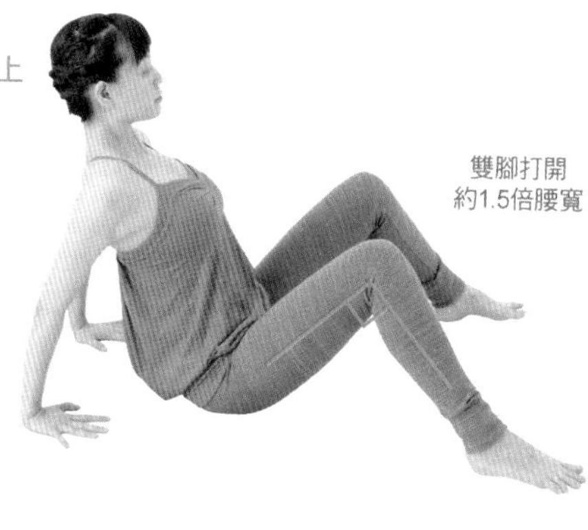

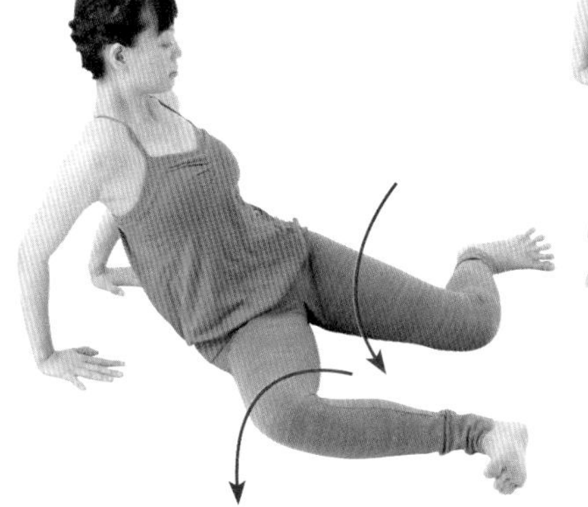

2 雙膝往右倒

雙膝往右倒，使小腿側面著地。

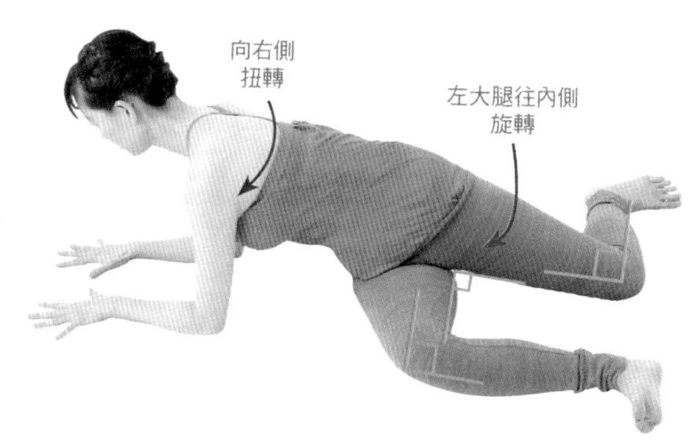

3 上半身往右側扭轉

左大腿內旋，上半身往右側扭轉，雙手前臂著地。雙腳膝蓋與大腿的角度皆保持90度。

換邊進行相同動作

Challenge

115 鹿式扭轉 III
Deer Twist III

接續動作3，保持兩腳大腿的位置不變，將雙膝筆直伸展。

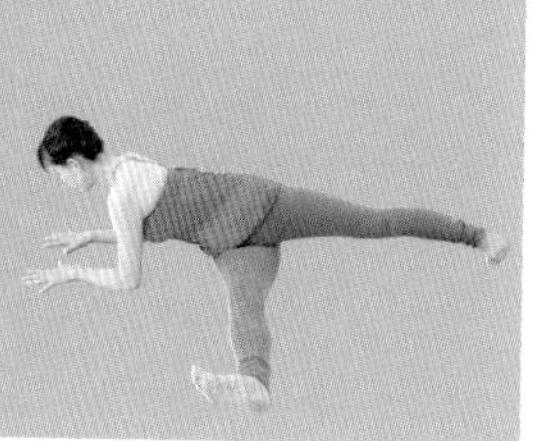

Variation

114 鹿式扭轉 II（加深扭轉）
Deer Twist II

接續動作3，只稍微伸直右肘使上半身更加轉往右側，以達到更深層的扭轉。

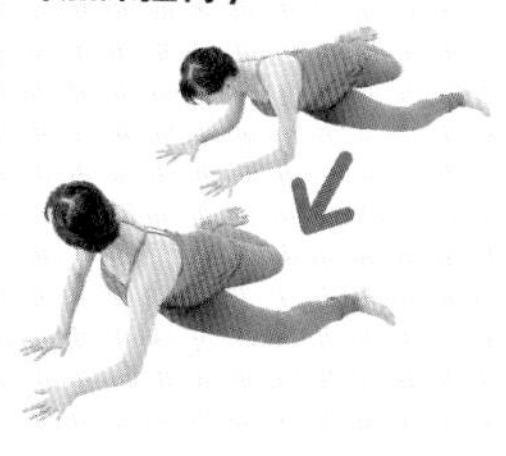

半蛙式

Level ★★★★★

身體呈臥姿，單腳膝蓋彎曲並以手下壓腳背的體式，可伸展彎曲腳的股四頭肌和髂腰肌，並藉由伸展這兩個部位的肌肉改善骨盆歪斜。

重點意識的部位

Back　Front

- 胸大肌
- 肱三頭肌
- 髂腰肌
- 股四頭肌

效果

- 調整骨盆
- 身體更容易進行腹式呼吸
- 改善腰痛

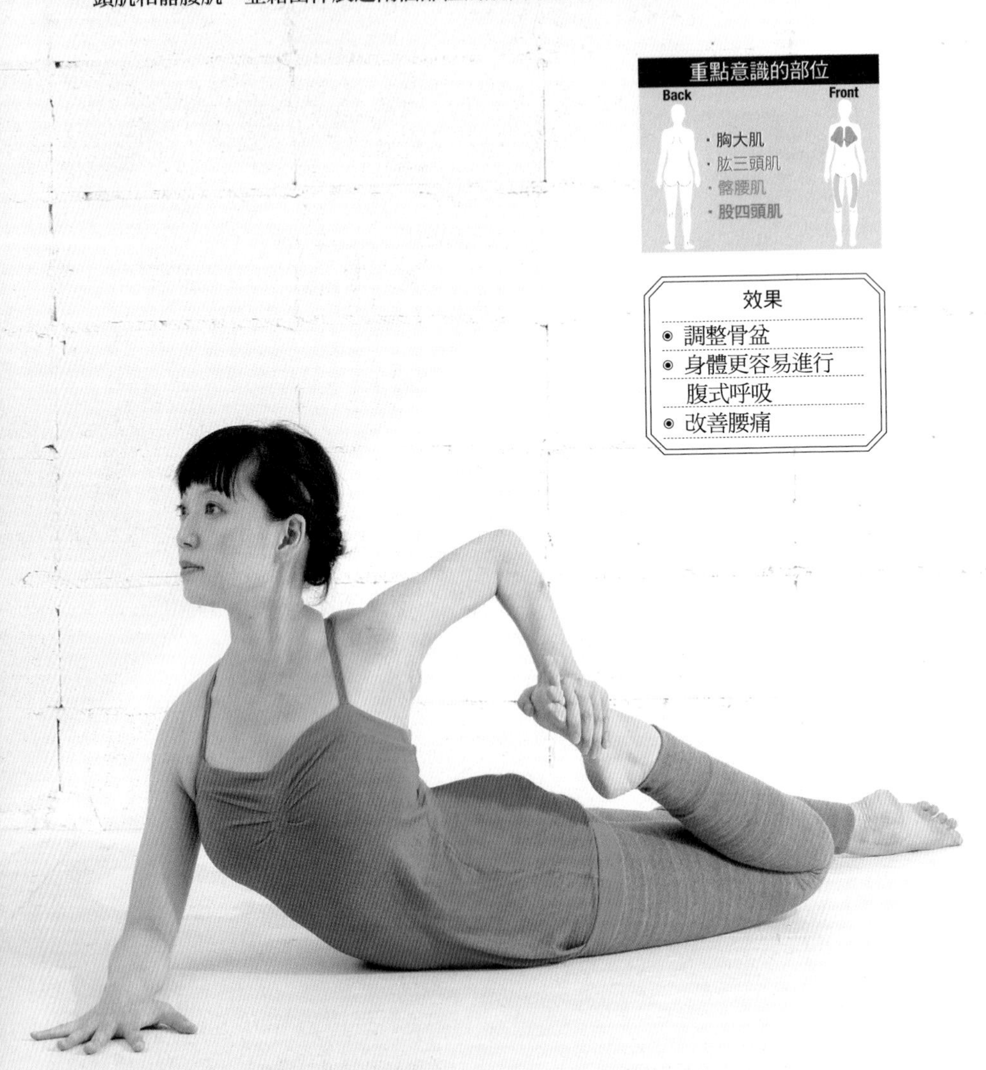

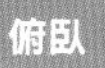

俯臥

1 身體俯臥 撐起上半身

身體俯臥，雙腳打開與腰同寬，左右前臂下壓地板撐起上半身。手肘置於肩膀正下方。

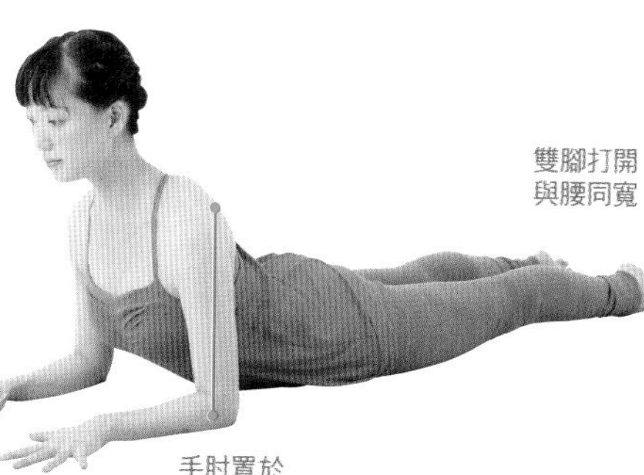

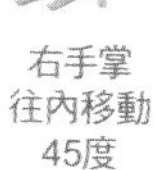

2 右手掌往內側移動

雙肘保持動作**1**的位置不動，將右手掌往內移動45度。

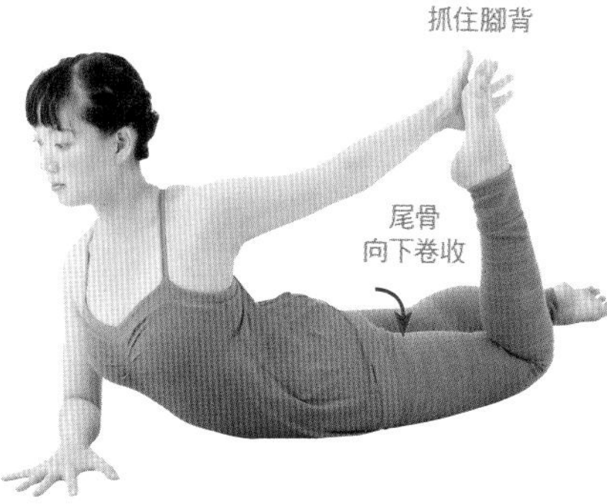

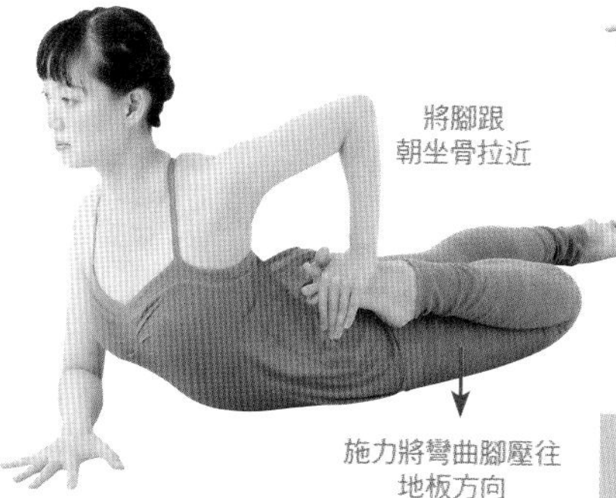

3 左手從內側 抓握左腳腳背

向上彎起左腳，以左手從內側抓握左腳腳背。尾骨向下卷收，使肚臍稍微離開地板。

4 將左腳腳跟 拉近坐骨

左手下壓左腳背，使腳跟靠近坐骨。右手臂下壓地板，再將彎曲腳壓往地板方向。

換邊進行相同動作

Challenge

117 蛙式

Bhekasana

接續動作**1**，彎曲雙膝，以右手握著右腳背、左手握著左腳背，朝坐骨方向下壓。

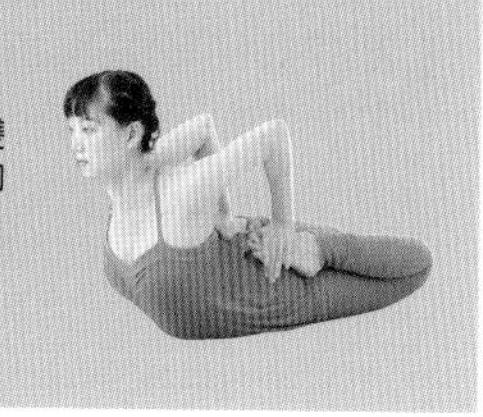

鱷魚式

Level ★★★★★

身體俯臥，雙腳與胸口向上提起的體式，可以強化豎脊肌群，緊實臀部與大腿後側肌肉。透過脊椎背彎的動作，也有讓情緒變得積極及舒緩腰痛等效果。

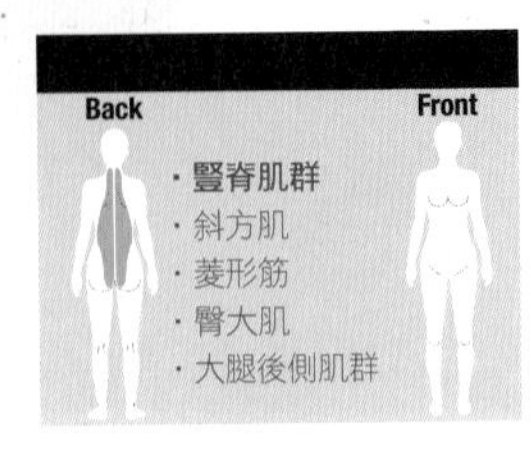

效果

- 調整姿勢體態
- 使情緒變得積極
- 舒緩腰痛

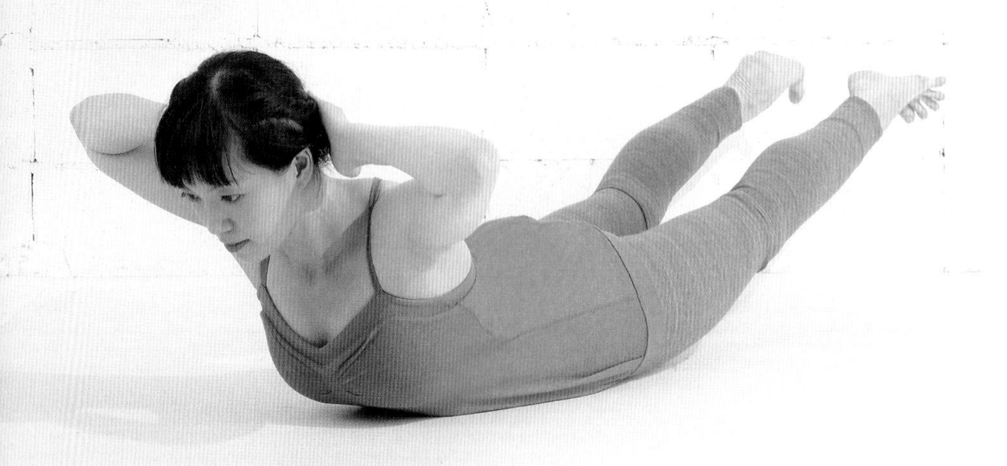

1 身體俯臥 雙手交握於腦後

雙腳打開與坐骨同寬，面部朝下趴在地上，雙手在頭部後方交握。

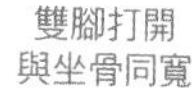

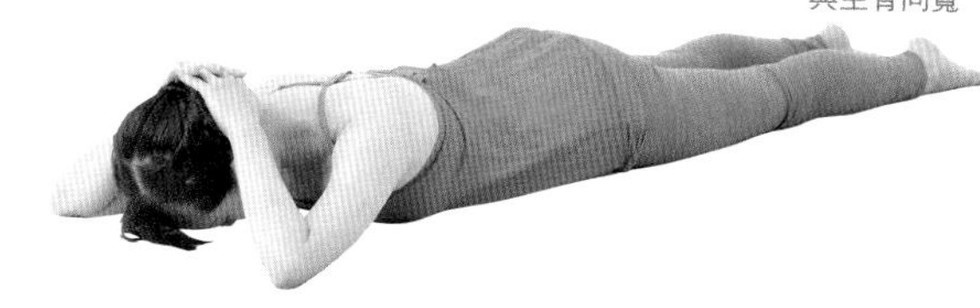

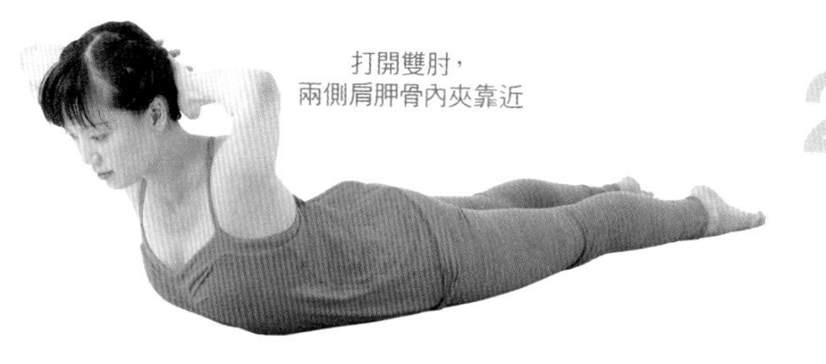

2 上半身往上抬起

打開雙肘，使兩側肩胛骨靠近，將上半身往上抬起，並注意後腦與手掌應互相壓合。

3 雙腳往上提起 朝後方伸展

上半身維持動作**2**的姿勢，雙腳朝後上方提起。腹部用力，脊椎長長地伸展，繼續向上提起上半身。

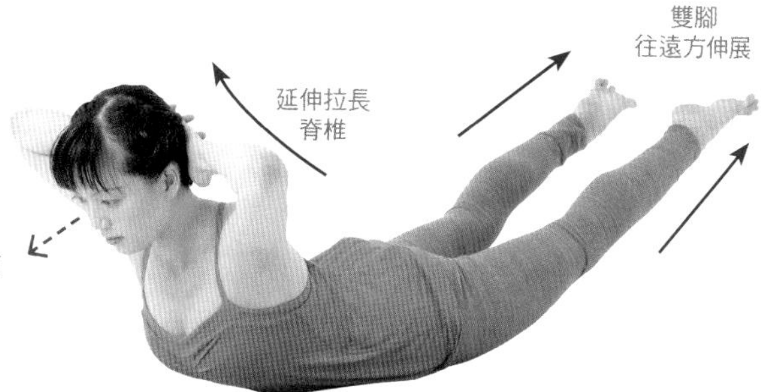

Variation

119 蝗蟲式

Shalabhasana

身體俯臥，雙手在背後交握，上半身與雙腳往上抬起。如果覺得鱷魚式（P.132）很困難，先從這個體式開始試試看！

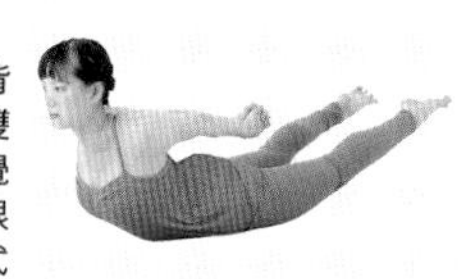

EASY

雙手向前伸展

身體俯臥，雙手往前伸展，上半身與雙手向上抬起。雙手抬起的高度愈高，代表練習者的練習程度愈高。

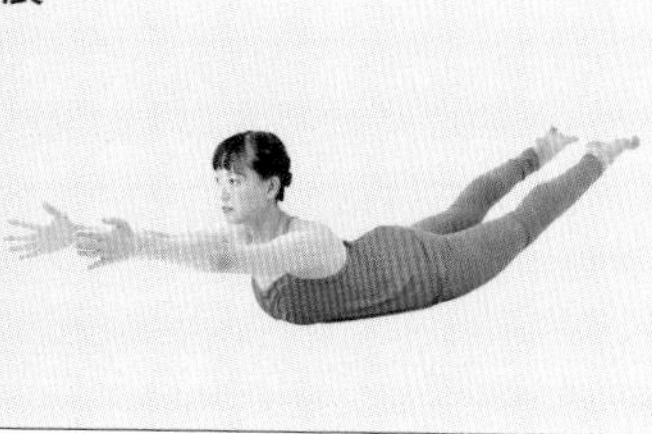

弓式

Level ★★★★★

雙手抓握雙腳，將身體反折成弓狀的體式，從胸口到大腿，可以伸展整個身體的正面。而肚子下壓地板的動作，可以使位於腹部的內臟受到刺激，達到活化內臟機能的效果。

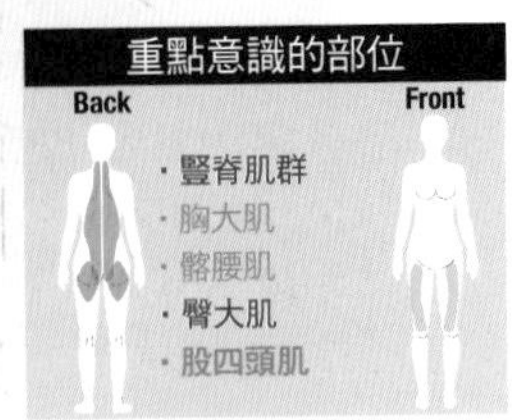

效果

- 提升幹勁
- 緊實臀部
- 活化內臟機能

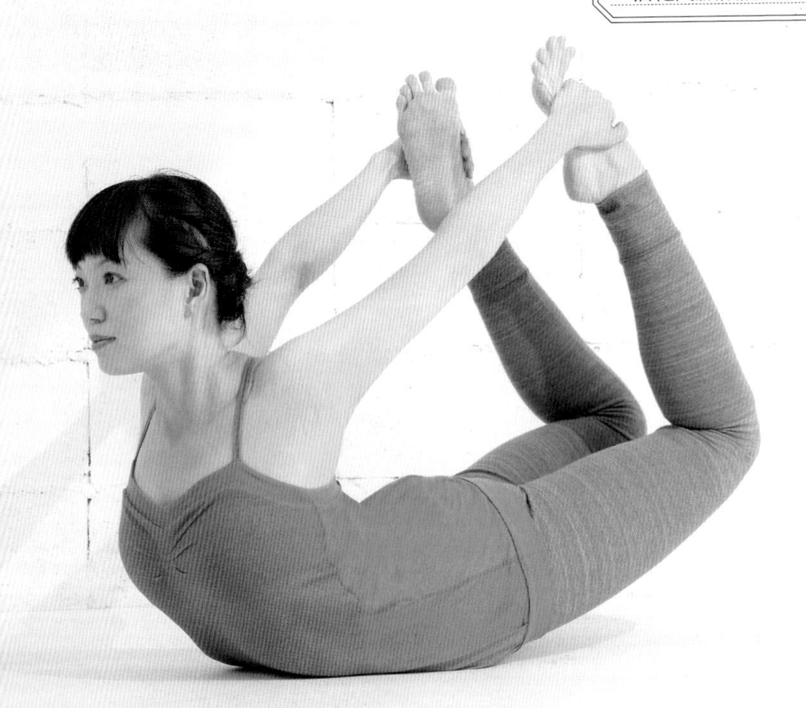

俯臥

雙腳打開
與坐骨同寬

1 身體俯臥 雙手自然往後伸展

身體俯臥，額頭抵住地板。雙腳打開與坐骨同寬，雙手於身體兩旁自然伸展。

雙手
抓住腳背

2 彎曲雙膝 雙手抓握雙腳腳背

彎曲雙膝，雙手抓握雙腳腳背。

雙腳內收靠近，
不要打得太開

尾骨
向下卷收

3 腹部用力內收 將上半身與雙腳往上提起

雙手雙腳互相拉扯，腹部肌肉用力，將上半身與雙腳往上提起，尾骨向下卷收以保持腰部安定。

EASY

握著單腳向上提起

在動作2時，雙手環扣單腳，上身往後拉起。請注意往後拉的彎曲腳，其大腿應保持內旋。

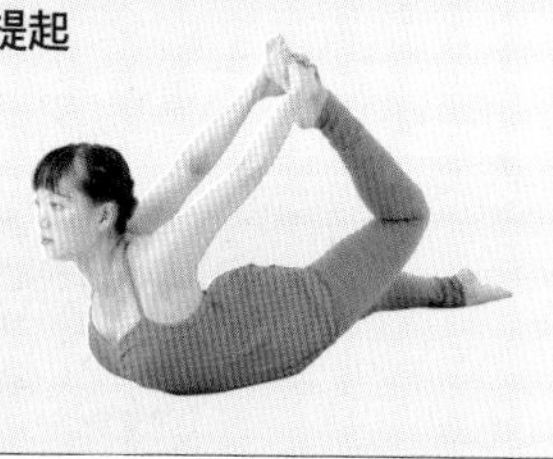

Challenge

122 完全弓式

Padangustha Dhanurasana

接續動作1，雙手下壓地板撐起上半身。先曲起一腳，同側的手繞向後方抓握腳尖，使手肘朝上。接著另一隻手也一樣握住另一腳尖，將上半身往後拉起。

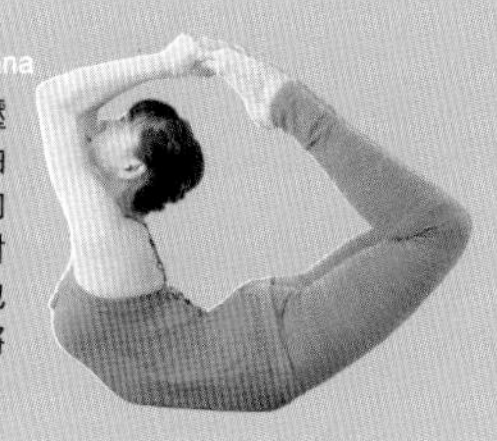

121 側弓式

Parsva Dhanurasana

接續動作3，身體往右倒，接著回到動作3的體式後再往左側倒下。練習時注意手不能放開雙腳。

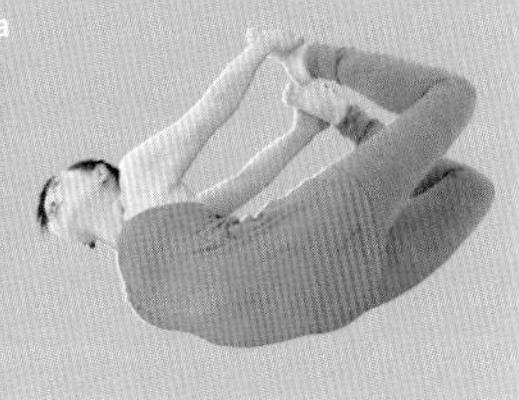

蝴蝶式

Level ★★★★★

重點意識的部位

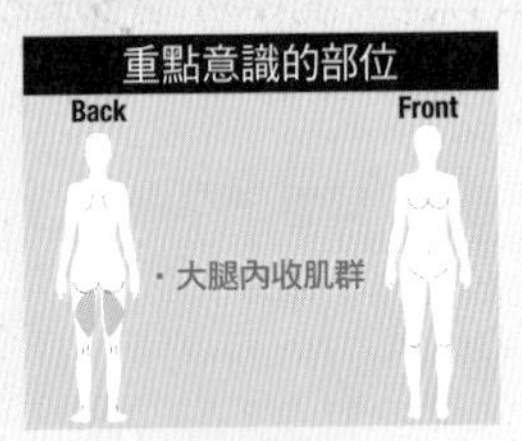

以將腳底合在一起的「合腳」姿勢前彎。因為可以刺激到腹部、背部及骨盆，所以能促進血液循環。這個動作除了可以讓腎臟、前列腺及膀胱恢復正常的運作，對於舒緩坐骨神經痛、預防疝氣等非常有效。

效果

- 活化副交感神經
- 促進血液循環
- 舒緩腰痛

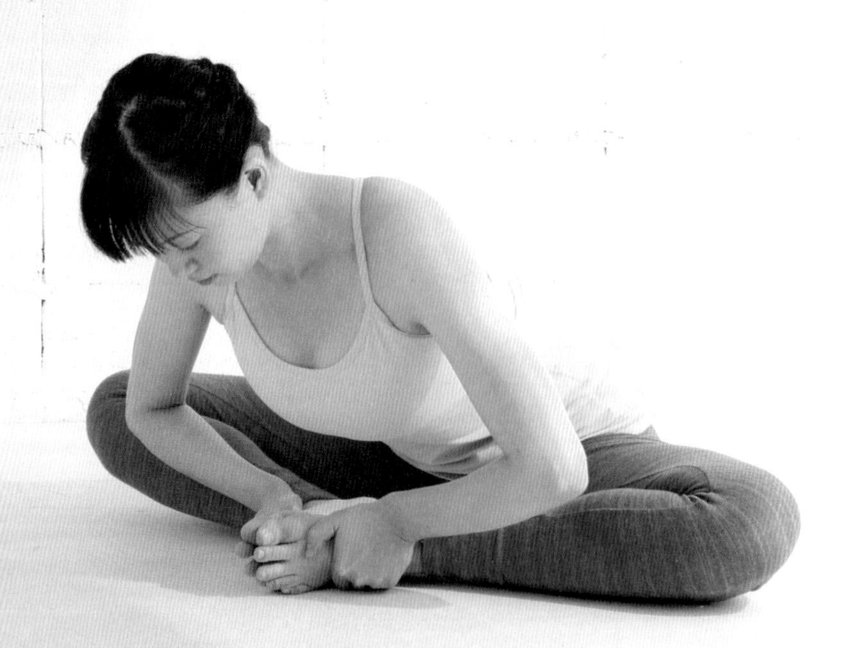

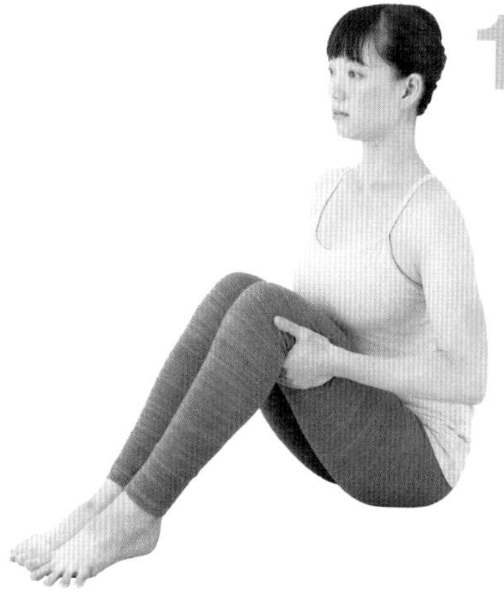

1 坐在地板上 立起雙膝

從手杖式（P.28）坐姿開始，將雙膝立起。

2 雙膝朝外側打開 雙腳腳底貼合

雙膝朝外側打開，左右腳底互相貼合，以雙手抓握腳背，將腳朝身體方向拉近，立起骨盆，伸展脊椎。

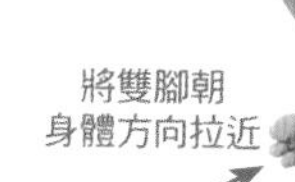

保持
脊椎延伸

從髖關節開始，
上半身往前傾

3 從髖關節開始 身體往前彎折

雙手抓握雙腳腳背，雙腿根部往後拉，身體前彎伸展脊椎。

Variation

124 蝴蝶式練習

The Butterfly Exercises

接續動作**1**，雙膝朝外側打開，腳底互相貼合，從髖關節開始將身體往前彎。重點在於以不同於蝴蝶式的角度打開髖關節。

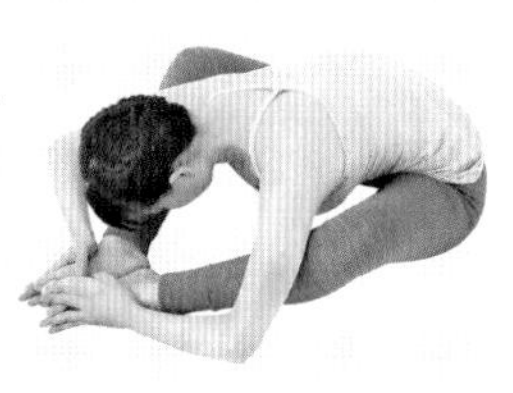

坐立前曲式

Level ★★★★★

從頭頂到腳尖全面伸展身體背部的體式。比起按摩內臟等效果，更可以活化副交感神經，使身體放鬆。是許多瑜伽專書都大力推薦的動作。

重點意識的部位

Back　Front

- 背肌群
- 腓腸肌
- 斜方肌
- 股四頭肌
- 大腿後側肌群

效果

- 消除全身的疲勞
- 促進消化機能
- 活化副交感神經

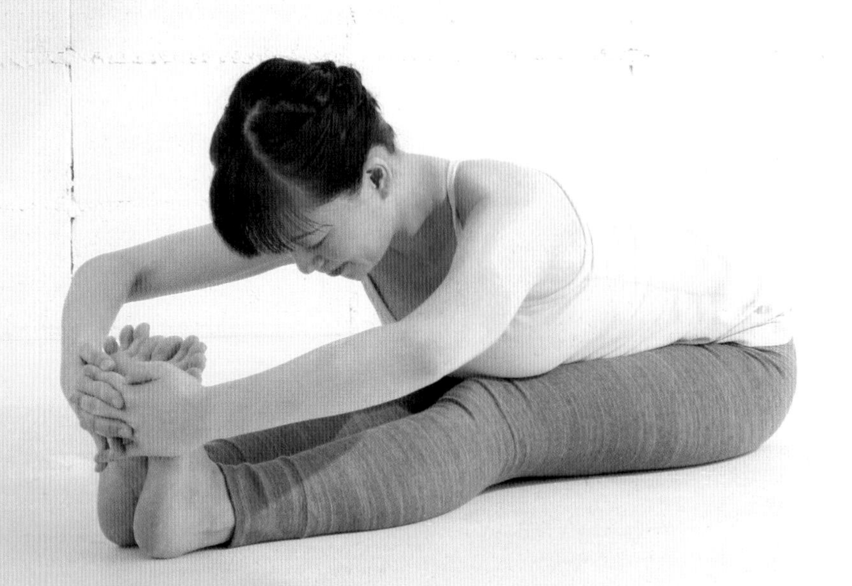

坐姿

1 從手杖式坐姿開始

以手杖式（P.28）坐在地板上。坐骨確實下壓地板的同時，伸展脊椎並立起骨盆。

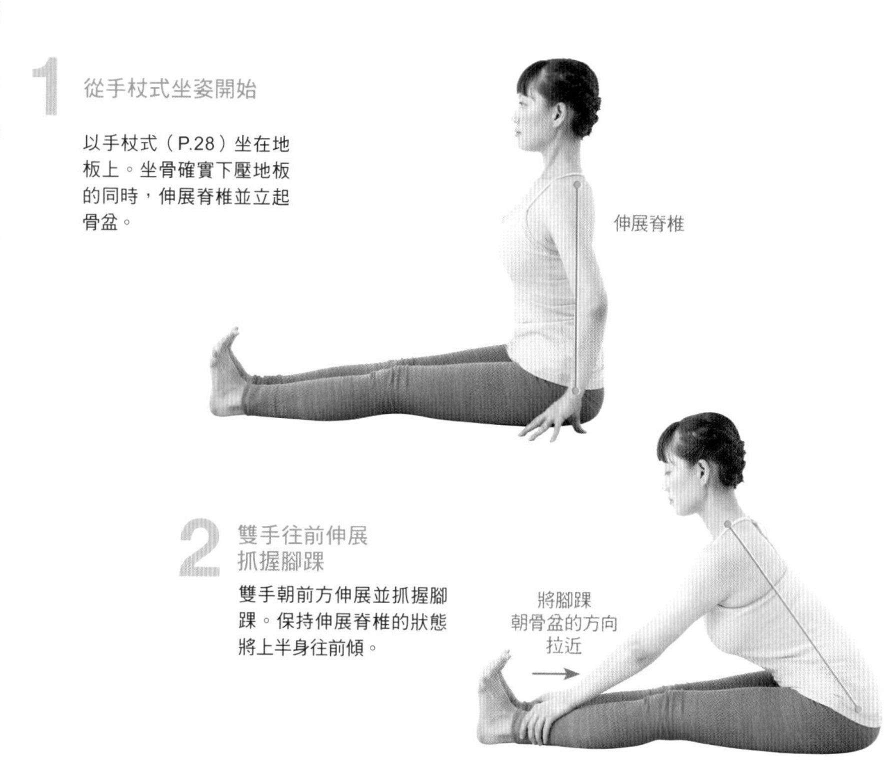

2 雙手往前伸展 抓握腳踝

雙手朝前方伸展並抓握腳踝。保持伸展脊椎的狀態將上半身往前傾。

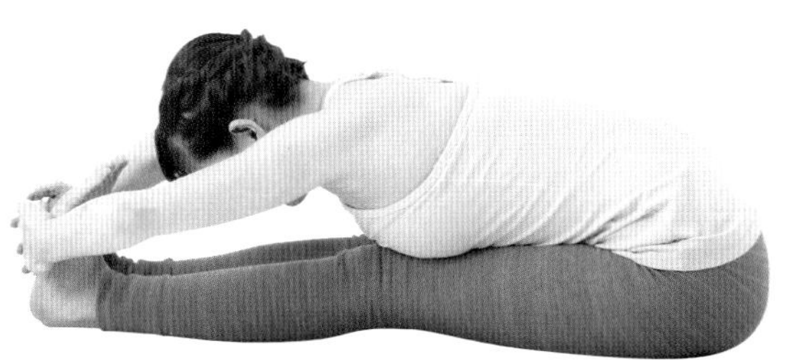

3 盡可能地前彎 並以雙手環扣腳底

上半身從髖關節開始往前傾，漸漸加深前彎的強度，並以雙手環扣腳底。

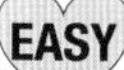
EASY

輕微彎曲膝蓋並立起骨盆

覺得前彎很困難的人，彎曲雙膝，將雙手放在小腿上並立起骨盆也ok。

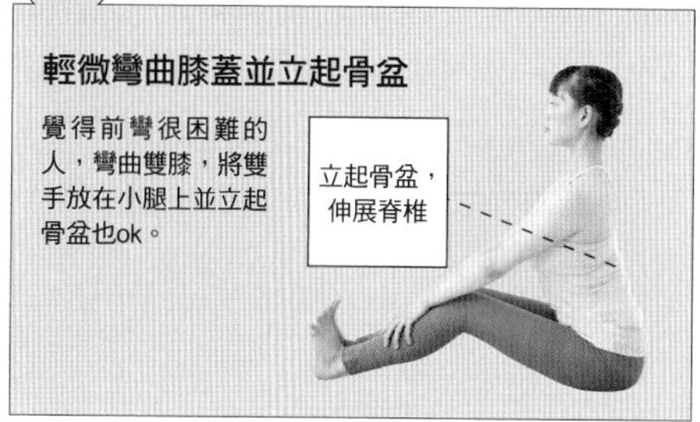

POINT 上半身往前伸展時不可拱背

1至**3**的連續動作裡，不拱背是很重要的細節。請有意識地伸展脊椎並立起骨盆。

NG

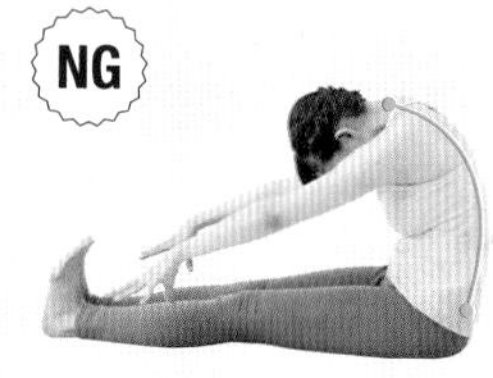

頭碰膝前曲伸展坐式 I

Level ★★★★★

重點意識的部位

Back Front

・斜方肌
・股四頭肌
・大腿後側肌群
・腓腸肌

此體式能夠輪流伸展雙腳後側肌群，與同時伸展雙腳後側相比，可以達到更深層的效果，還可以柔軟曲膝側的髖關節。

效果

◉ 促進消化機能
◉ 活化副交感神經
◉ 促進血液循環

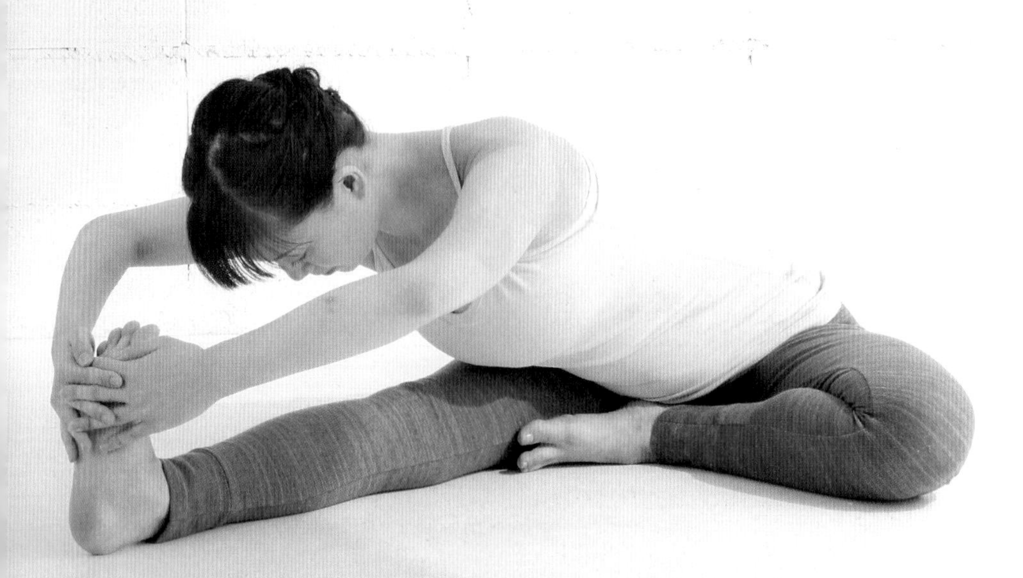

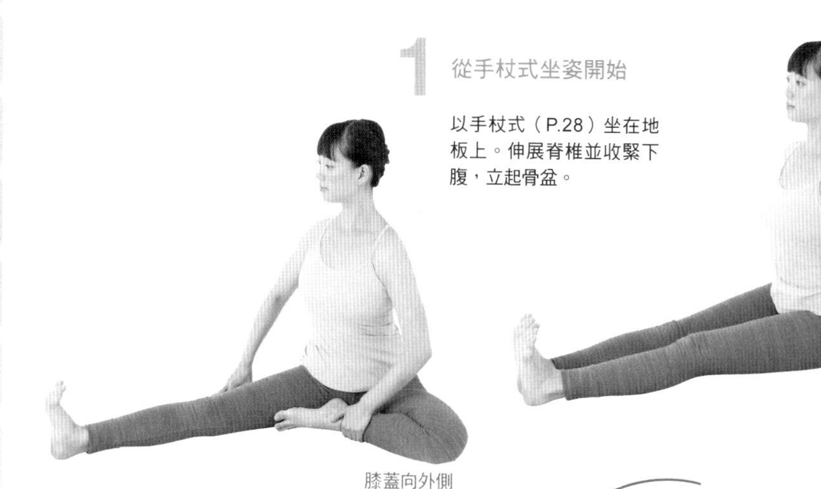

1 從手杖式坐姿開始

以手杖式（P.28）坐在地板上。伸展脊椎並收緊下腹，立起骨盆。

2 彎曲左膝 左腳底抵住右大腿內側

彎曲左膝，左腳腳底抵住右大腿內側。

雙腳大腿根部往後拉，身體前彎

3 上半身前彎 握住右腳腳底

雙腳大腿根部往後拉，上半身往前傾，雙手環扣右腳腳底（抓握腳踝或小腿前側也ok）。

換邊進行相同動作

Challenge

127 頭碰膝前曲伸展坐式 II

Janu Sirsasana II

動作**2**時，左腳跟立起並靠近恥骨，再將上半身往前傾。

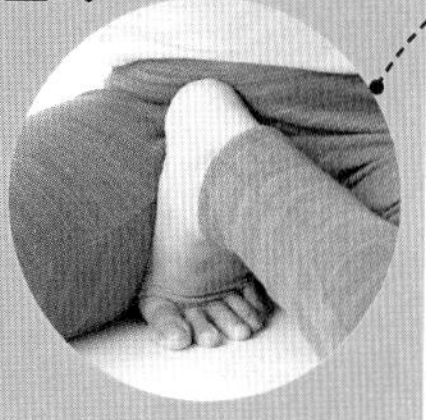

Challenge

129 半蓮花加強背部前曲伸展坐式

Ardha Baddha Padma Paschimottanasana

接續動作**1**，右腳背疊放在左大腿根部上（P.19半蓮花坐的腳），右手從背後抓住右腳尖，上半身前傾。

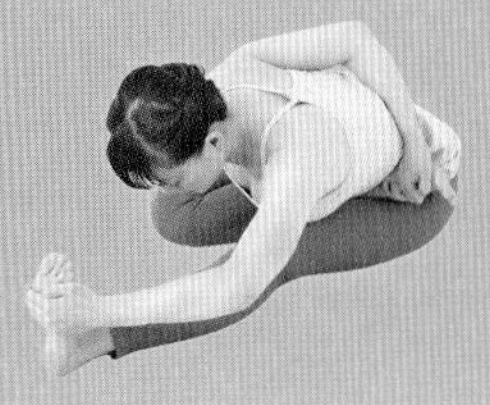

128 半英雄前曲伸展坐式

Trianga Mukhaikapada Paschimottanasana

接續動作**1**，彎曲左膝並將腳跟置於臀部旁（P.18英雄坐的腳），上半身前傾。

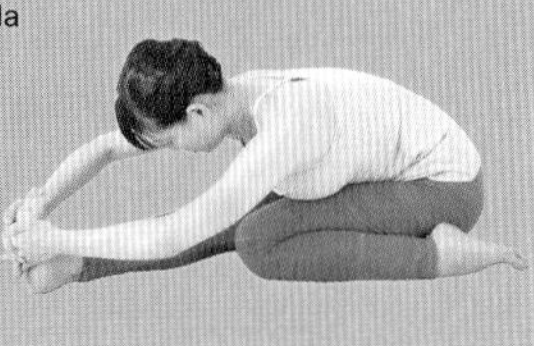

坐角式

Level ★★★★★

這個動作可以伸展到大腿內側及後側。可促進骨盆周圍的血液循環，調整子宮與卵巢機能。在能力範圍內將雙腳盡量打開，身體前傾時不要反覆彈壓身體，而是讓身體緩緩地往前傾。

重點意識的部位

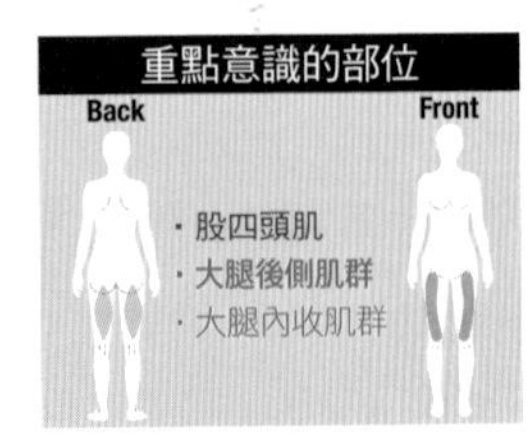

效果

- 舒緩腳部的水腫
- 舒緩婦科不適
- 促進血液循環

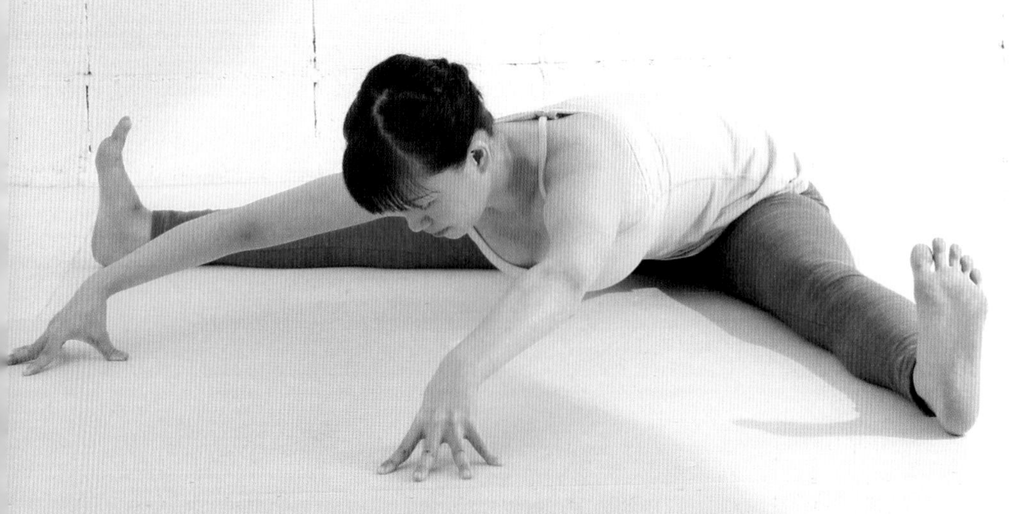

坐姿

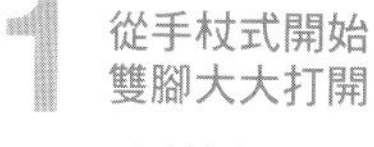

1 從手杖式開始 雙腳大大打開

以手杖式坐姿（P.28）坐在地板上，雙腳在不勉強自己的範圍內盡量打開。手放在腰部後側十指點地，立起骨盆，胸口向上提起。

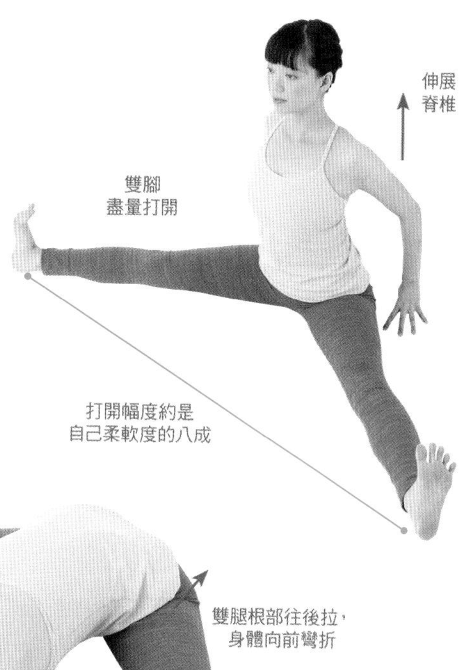

雙腿根部往後拉，
身體向前彎折

2 伸展脊椎的同時 上半身往前傾倒

雙腿根部往後拉，長長地伸展脊椎，同時上半身向前彎折，指尖著地，雙手向前伸展。

Variation

131 開腳側前彎式

Parsva Upavistha Konasana

接續動作**1**，上半身向右轉，左手從外側抓握右腳背，身體加深往右側扭轉的同時前彎。

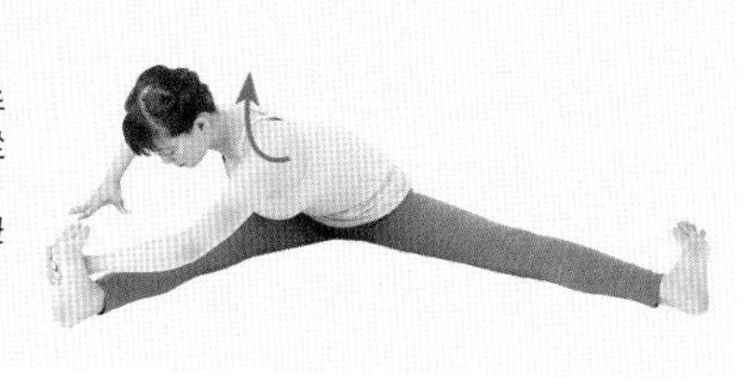

半魚王式

Level ★★★★★

雙腳十字交錯坐下，扭轉上半身的體式。因為扭轉時會壓迫到下腹部，可以促進腸道蠕動。除了具有緊實腰部的效果，也可以伸展到立起膝蓋側的臀大肌。

重點意識的部位

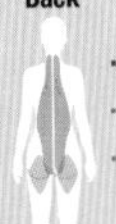

Back　Front

- 豎脊肌群
- 背闊肌
- 腹斜肌群（腹外斜肌、腹內斜肌）
- 臀大肌

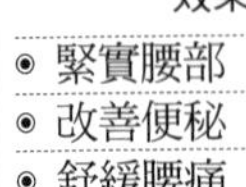

效果

- 緊實腰部
- 改善便秘
- 舒緩腰痛

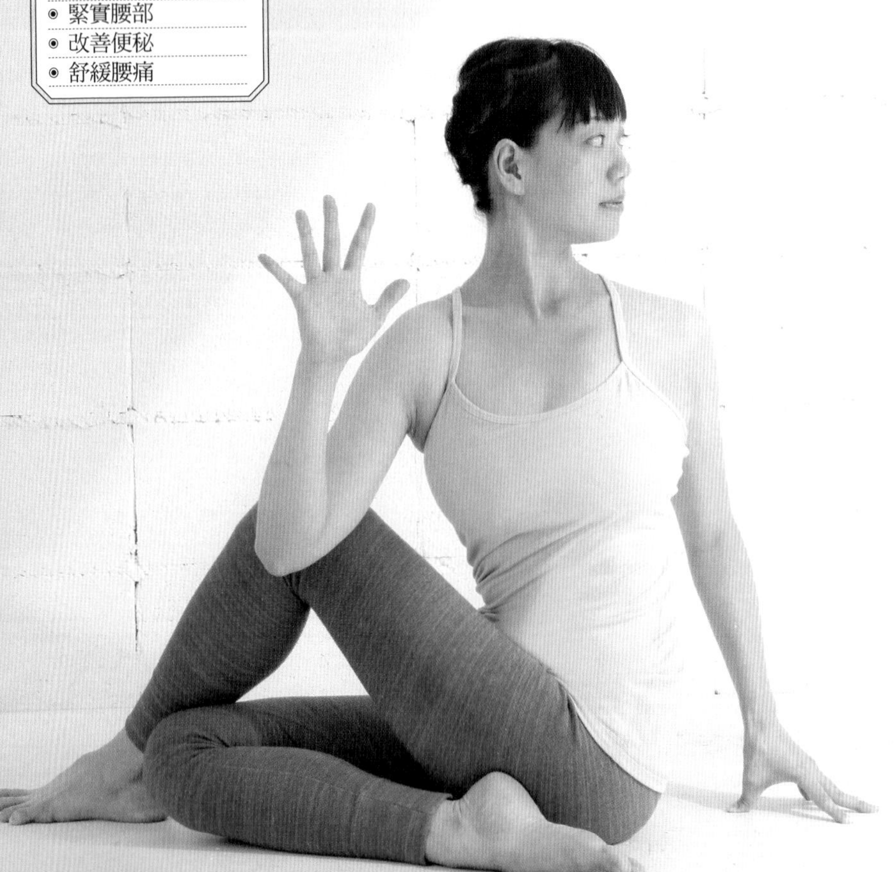

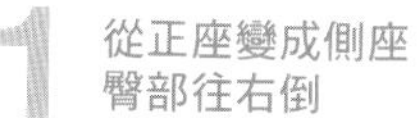

1 從正座變成側座 臀部往右倒

身體正座，臀部往右倒，變成側座。雙手置於身體兩側。

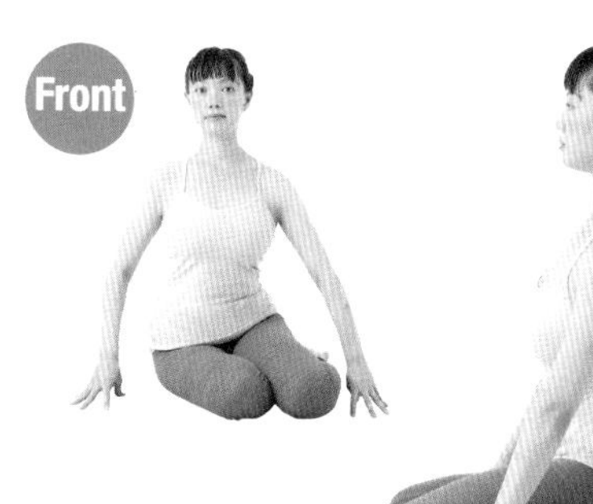

2 左腳跨至右大腿外側

將左腳跨到右大腿的外側。

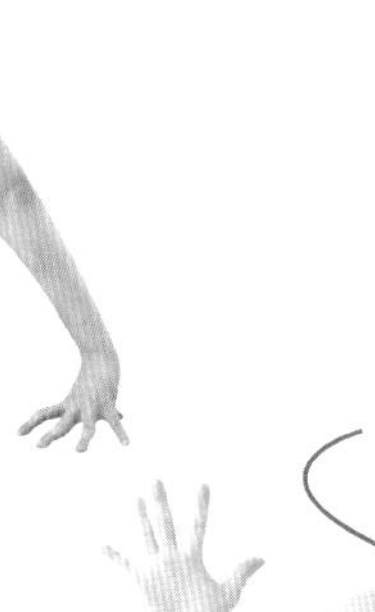

3 上半身持續朝左側扭轉

保持脊椎向上伸展，右肘抵住左膝外側。右肘與左膝以相反方向的力量互相壓合的同時，上半身往左側扭轉。

換邊進行相同動作

以手肘將膝蓋內壓，加深扭轉強度

立起骨盆，保持脊椎伸展拉長

坐骨確實著地

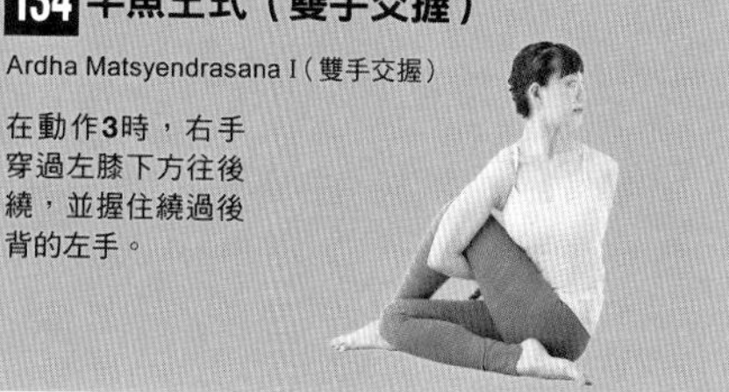

Challenge

134 半魚王式（雙手交握）

Ardha Matsyendrasana I（雙手交握）

在動作**3**時，右手穿過左膝下方往後繞，並握住繞過後背的左手。

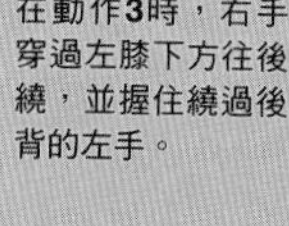

Variation

133 半魚王式（單腳伸展）

Ardha Matsyendrasana（單腳伸展）

從手杖式坐姿（P.28）開始，將左腳跨至右腿外側。右肘將左膝往內壓的同時，上半身往左側扭轉。

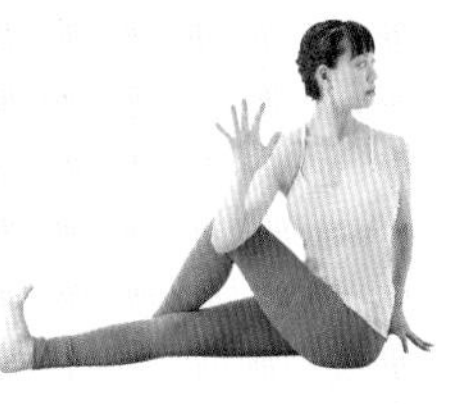

嬰兒搖籃式

Level ★★★★★

重點意識的部位

Back　Front

・豎脊肌群
・斜方肌
・肱二頭肌
・臀肌群

以雙手抱住單腳，看起來像是保護嬰兒的搖籃般的體式。透過立起骨盆，將腳拉到胸前的動作，可令臀大肌得到伸展。

效果

- 活化副交感神經
- 調整姿勢體態
- 促進血液循環

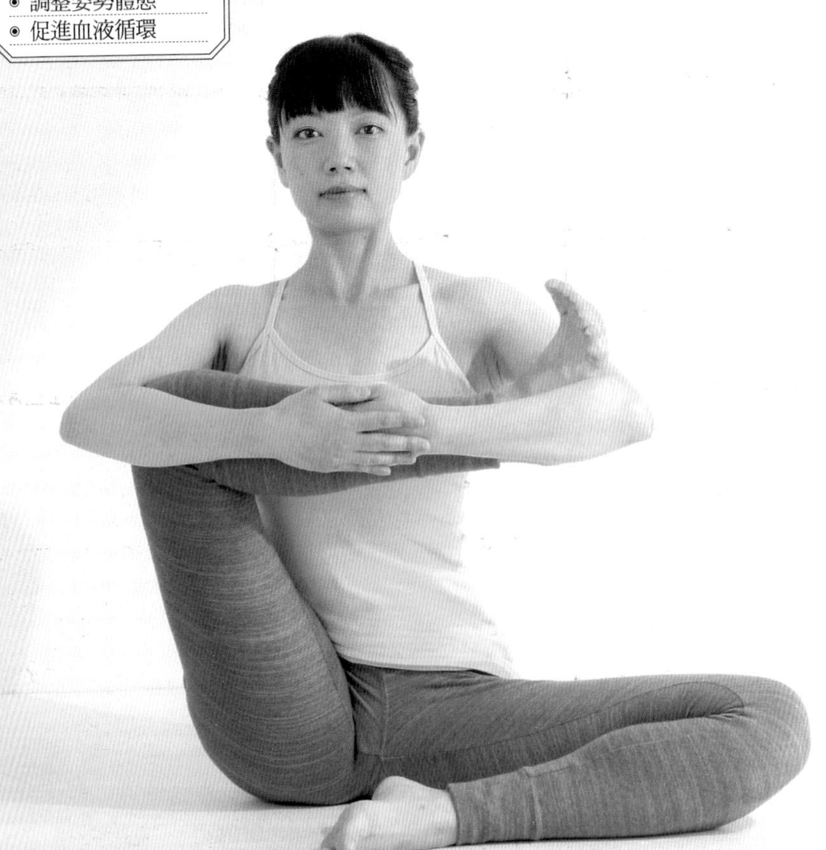

坐姿

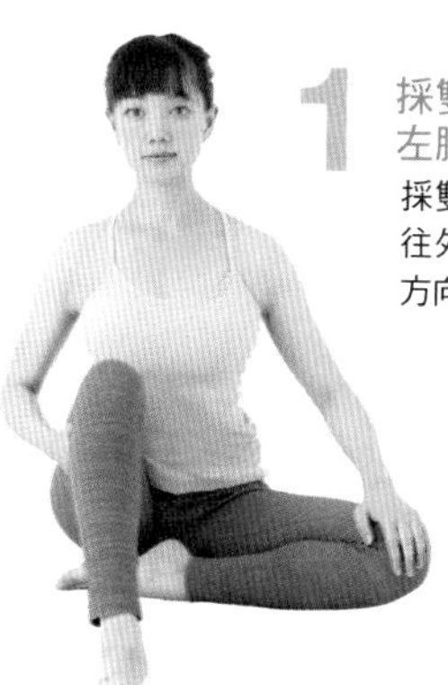

1 採雙膝立起的坐姿 左膝朝外側打開

採雙膝立起的坐姿，左膝往外側打開，腳跟往身體方向拉近。

2 雙手抓握右腳掌 使右小腿與地板平行

雙手抓握右腳掌，將右腳往上提至小腿與地板平行的高度，再將腳往右腋下外側後方推去。

環扣腳底
往後推

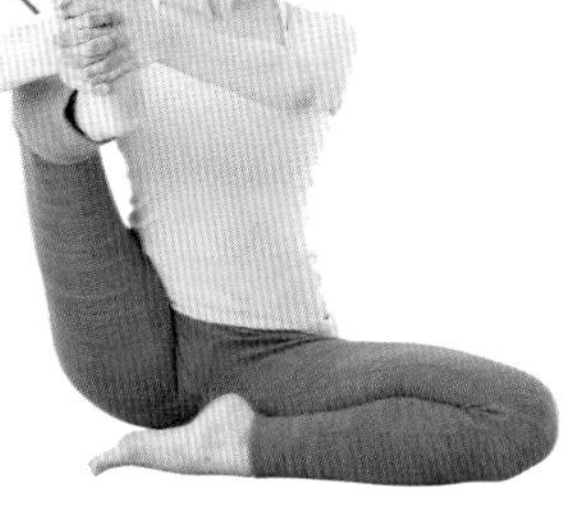

3 雙手將右小腿 往胸口拉近

雙手分別托住右小腿與腳跟，往胸口拉近。注意此時的右腳尖要保持回勾。

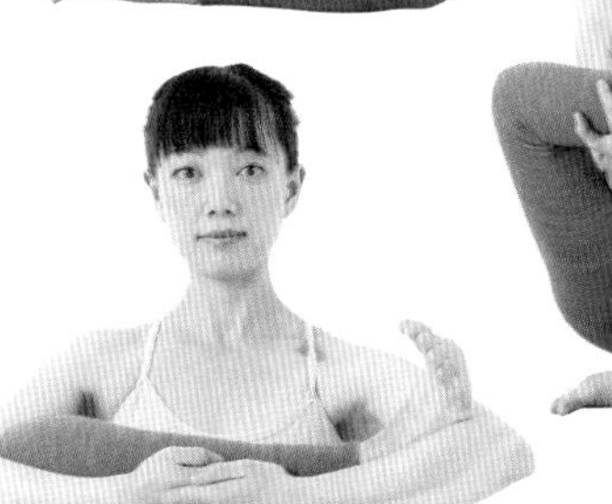

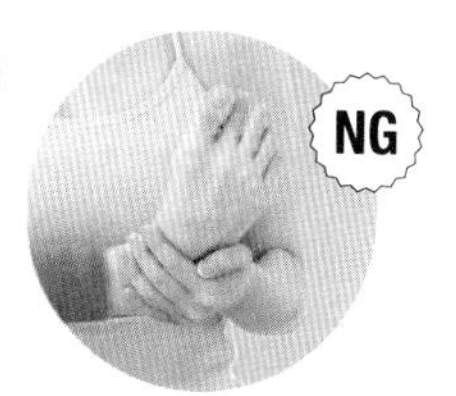

回勾腳尖，
將小腿往
胸口拉近

NG
不可拉轉腳踝

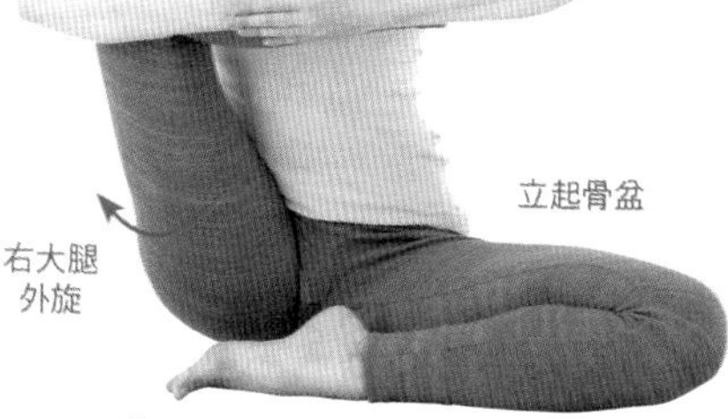

4 雙手環抱右腳 立起骨盆

以雙手環抱右腳（膝蓋至腳底），讓小腿盡量保持與地板平行，並立起骨盆。

換邊進行相同動作

EASY

單腳放在膝蓋上

採雙膝立起的坐姿，雙手放在身體兩側，十指點地。右膝蓋保持彎曲，將右腳外踝放在左膝上，有意識地伸展右臀肌肉。

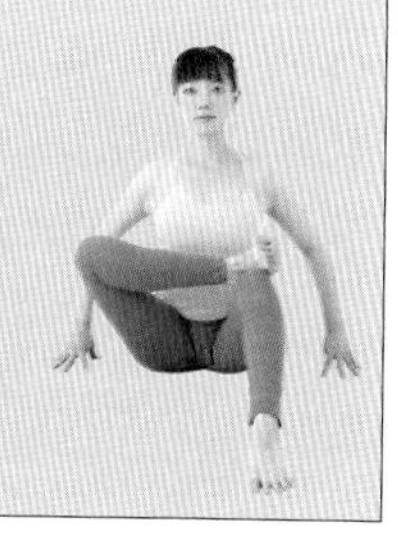

花環合掌式

Level ★★★★★

重點意識的部位

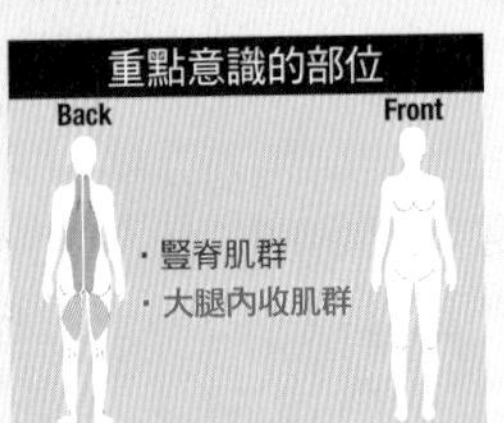

打開髖關節蹲下的體式。透過雙手雙腳互相壓合，胸口往上提起的動作，可以伸展到閉合雙腳時會用到的大腿內收肌群。如果腳踝僵硬，導致蹲下時腳跟會浮起，請將摺疊的毛巾墊在腳跟下來練習吧！

效果

- 柔軟髖關節
- 緊實雙腳
- 調整姿勢體態

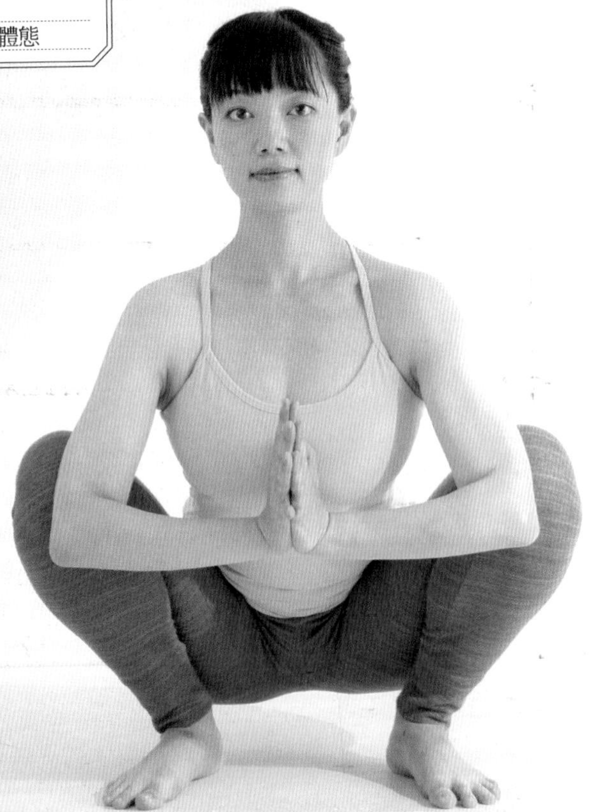

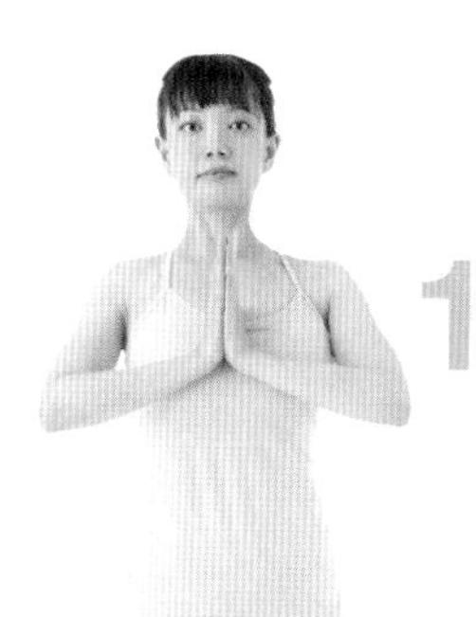

1 站姿 雙手合掌於胸前

以山式（P.22）站立，雙腳打開比腰稍寬，腳尖微微朝向外側，雙手在胸前合掌。

雙腳打開，比腰稍寬一點

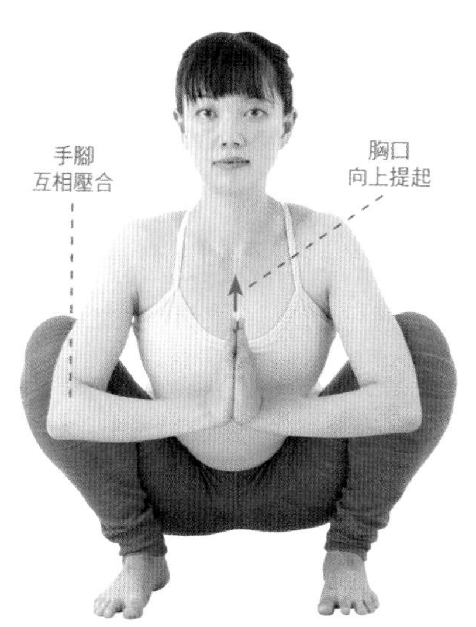

2 身體下蹲 雙手與雙膝互相壓合

雙手保持合掌，身體後坐下蹲，上臂抵住膝蓋內側並互相壓合。打開胸口向上提起，保持腹部呼吸。

Challenge

138 花環式 II

Malasana II

接續動作**2**，雙手從雙腳外側繞向背後，手掌扶住腰部。上半身前傾，額頭觸地。

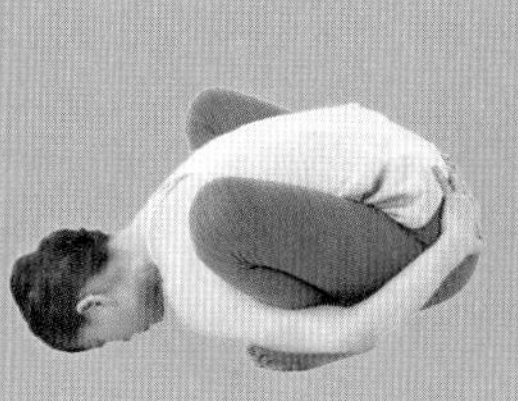

137 花環式 I

Malasana I

接續動作**2**，雙手從雙腳外側繞向背後。上半身前傾，雙手在背後交握。

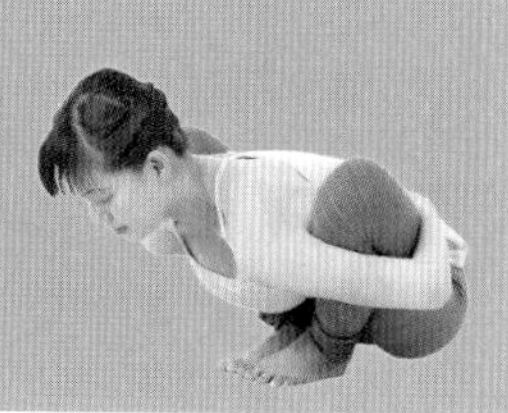

船式

Level ★★★★★

身體呈V字坐姿並取得平衡的體式。為了保持V字坐姿，需要用到腹部與大腿的肌肉，對於緊實腰部及雙腳有極佳的效果。

重點意識的部位

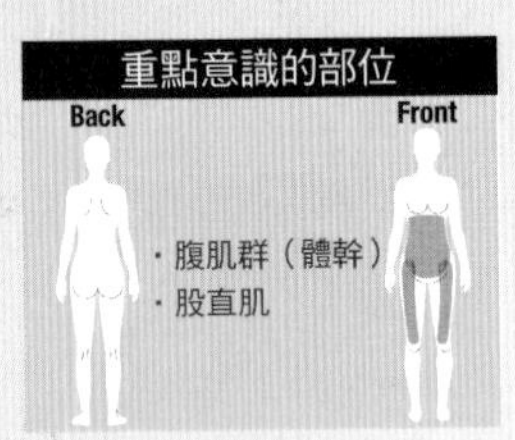

效果

- 緊實腰部與雙腳
- 調整胃部的狀況
- 強化腹肌群

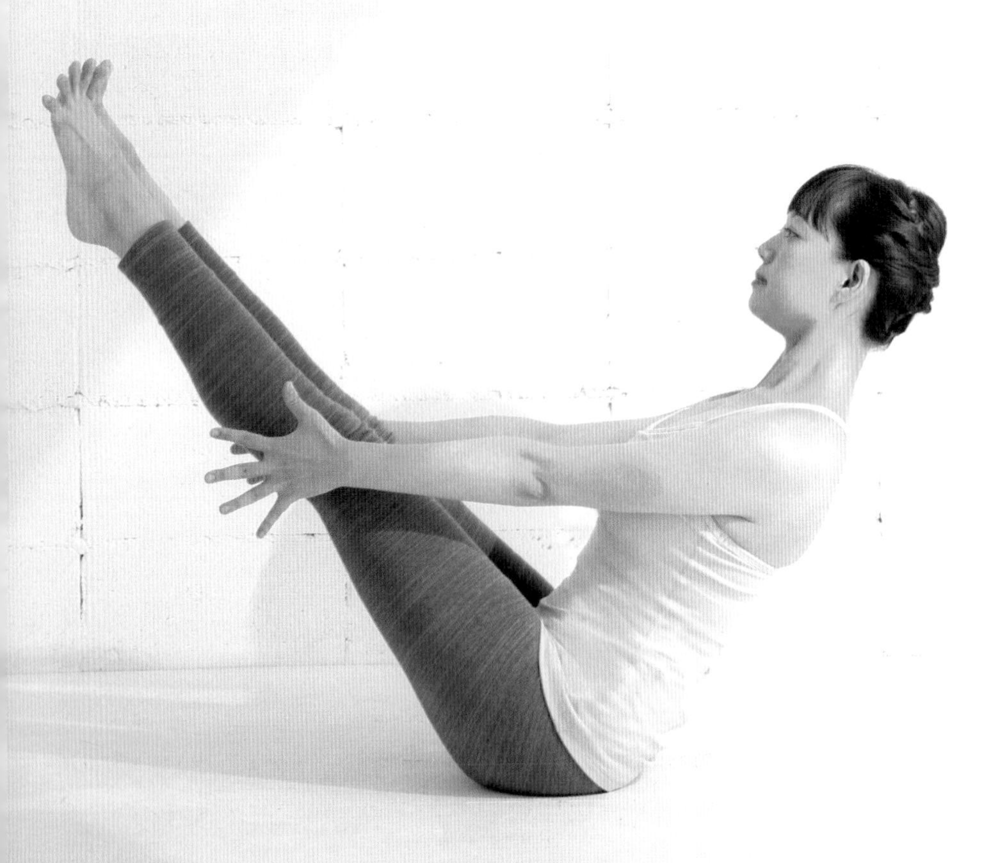

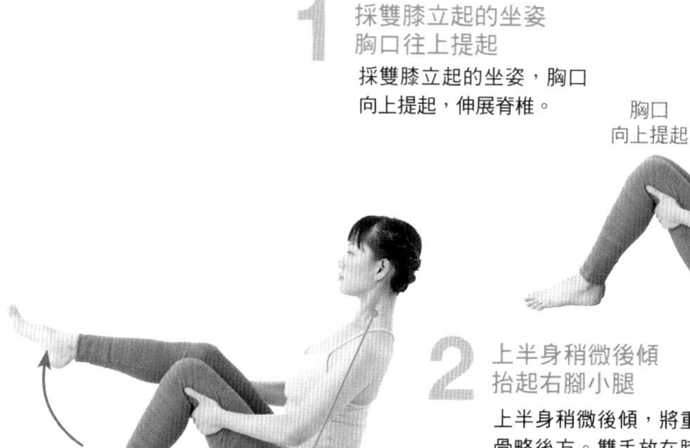

1 採雙膝立起的坐姿 胸口往上提起

採雙膝立起的坐姿，胸口向上提起，伸展脊椎。

2 上半身稍微後傾 抬起右腳小腿

上半身稍微後傾，將重心移至坐骨略後方。雙手放在膝窩處扶著身體的同時，將右腳向上提起，使小腿與地板保持平行。

3 往上抬起左腳小腿 保持身體平衡

左腳也往上抬起與右腳併攏，並保持身體平衡，不要拱背或將背部過度後仰。

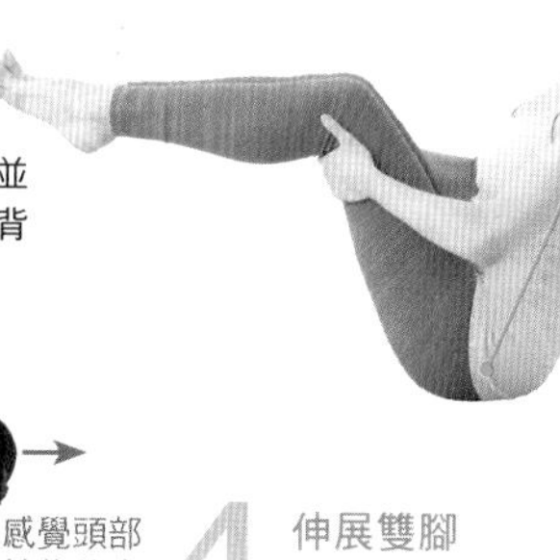

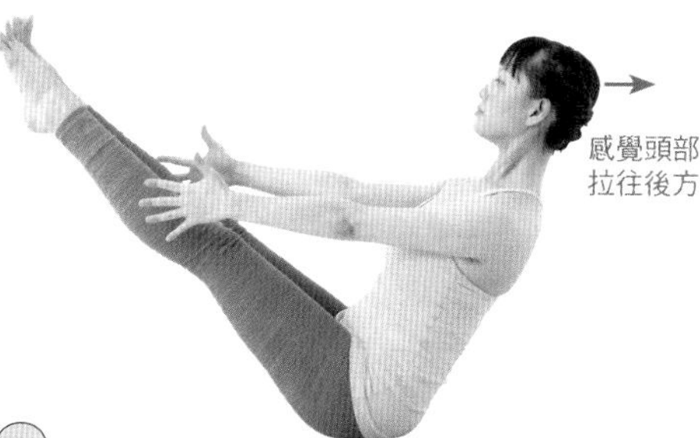

4 伸展雙腳 雙手也向前延伸

伸展雙腳，腹部用力，雙手緩緩離開膝蓋後側。感覺頭部拉往後方，保持身體平衡。

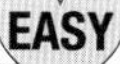
EASY

保持膝蓋彎曲，伸展雙手

接續動作**3**，腹部用力，雙手向前伸展，感覺頭部拉往後方，保持身體平衡。

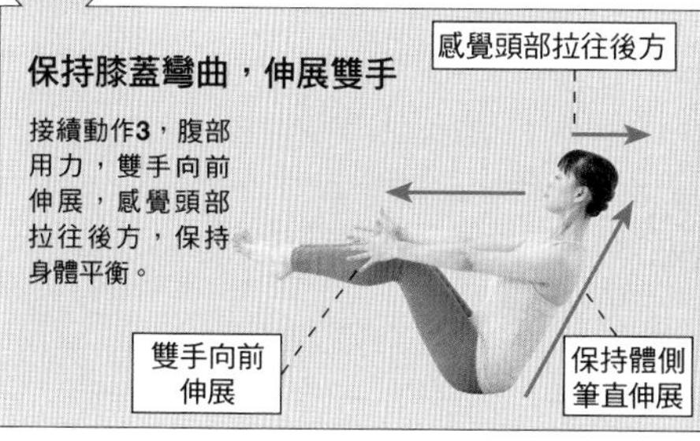

140 低船式

Ardha Navasana
採雙腳伸直坐姿，上半身往後倒的同時，雙腳往上抬起，保持在距離地板30到35度之間的角度。

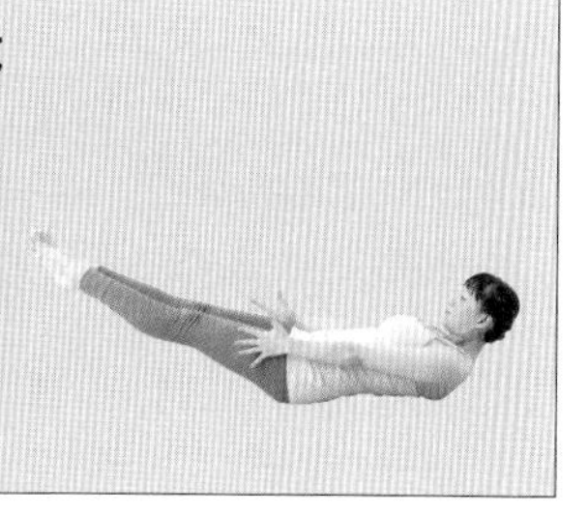

聖哲摩里奇式 I

Level ★★★★★

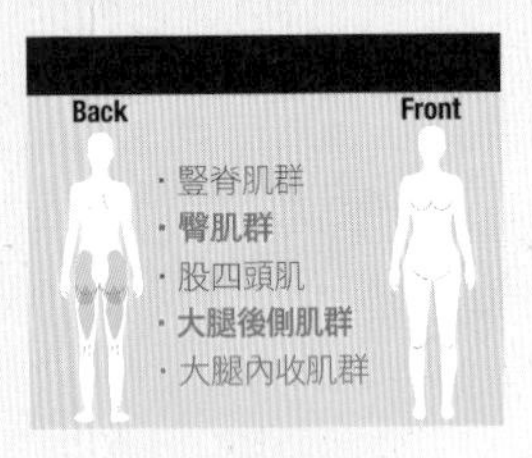

如反手環扣單邊膝蓋似地將雙手在背後交握，身體前彎的體式。藉由坐骨保持身體安定，就可以加深前彎的程度。如果雙手無法在背後交握，就將手放在伸長腳的旁邊吧！

效果

- 活化副交感神經
- 調整姿勢體態
- 柔軟髖關節、肩關節

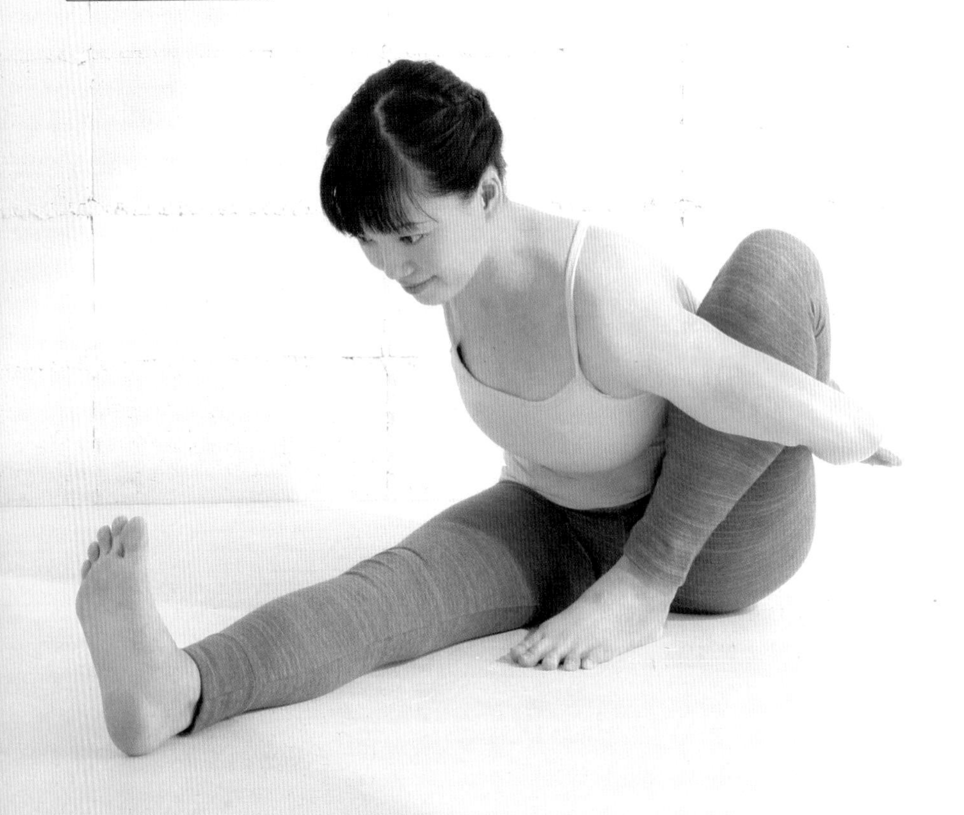

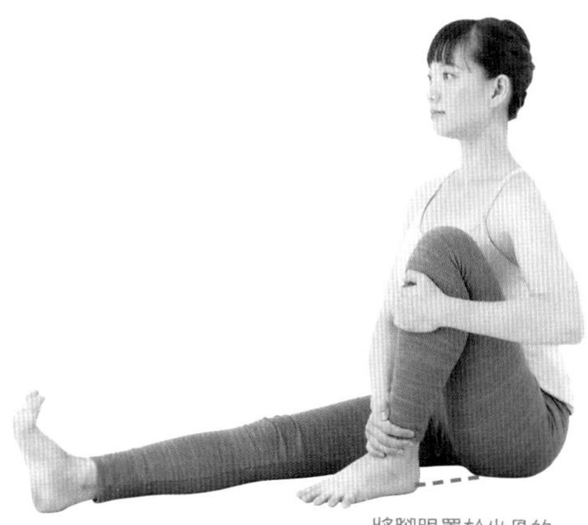

將腳跟置於坐骨的延長線上

1 從手杖式開始 彎曲左膝並拉近

採手杖式坐姿（P.28），立起左膝並往胸口方向拉近，左腳跟置於坐骨的延長線上。

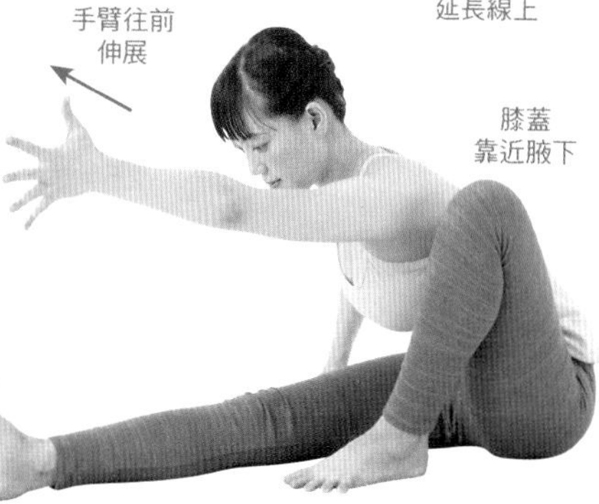

手臂往前伸展

膝蓋靠近腋下

2 伸展左手的同時 上半身前傾

伸展左手的同時，上半身從髖關節開始往前傾。

3 左手在背後抓握右手腕 上半身加深前傾的幅度

左手從左腳外側繞至背後，右手也一樣繞到背後。左手抓握右手腕，上半身向前傾，右膝不彎曲。

在背後抓握右手手腕

換邊進行相同動作

Challenge

142 聖哲摩里奇式 II

Marichyasana II

從手杖式坐姿開始，將右腳掌置於左大腿根部位置。立起左膝，雙手繞到背後交握，身體往前彎。

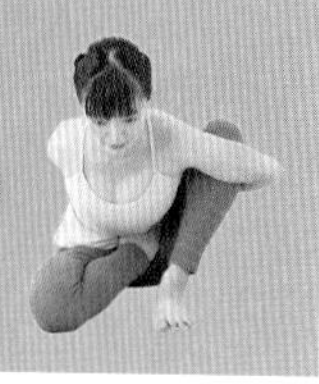

鷺式

Level ★★★★★

單腳彎曲坐下，手持另一腳伸展的體式，可以伸展伸直腳的大腿後側肌群及彎曲腳的股四頭肌。因為將腳拉往身體的動作會壓迫到腹部，因此可以達到按摩內臟、活化內臟機能的效果。

重點意識的部位

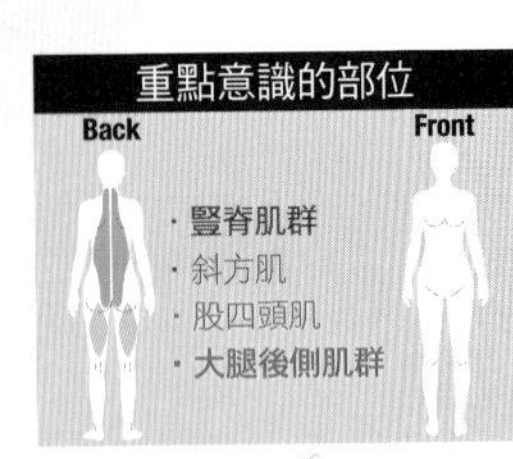

效果

- 提高大腿後側的柔軟度
- 活化內臟機能
- 調整姿勢體態

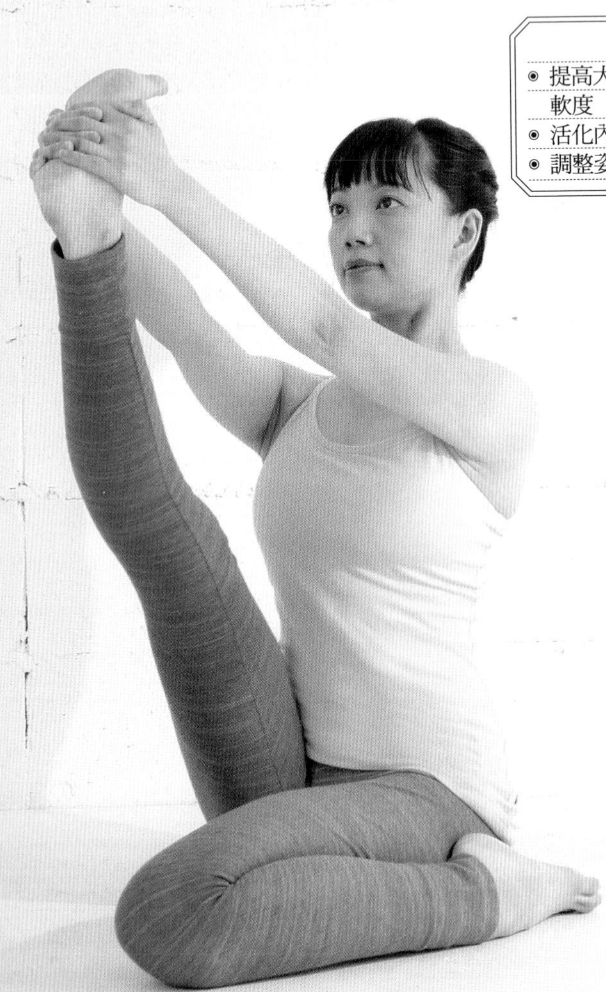

1 從手杖式坐姿開始彎曲左膝

從手杖式坐姿（P.28）開始，彎曲左膝，使腳跟緊靠臀側（只有左側呈英雄坐姿，見P.18）。

2 彎曲右膝 雙手環扣腳底

彎曲右膝，雙手以包覆的方式握著腳底，並往胸口方向拉近。

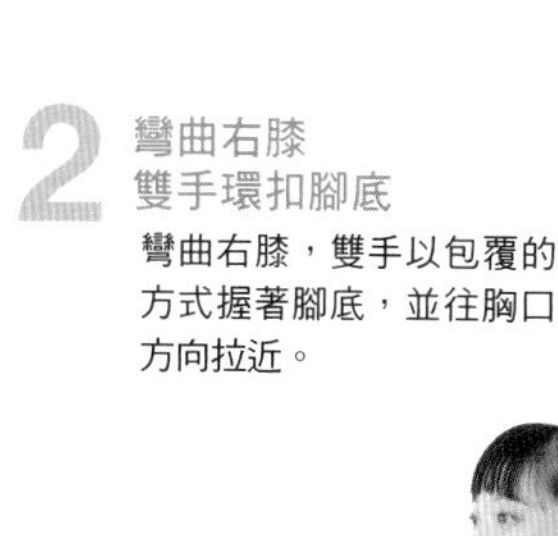

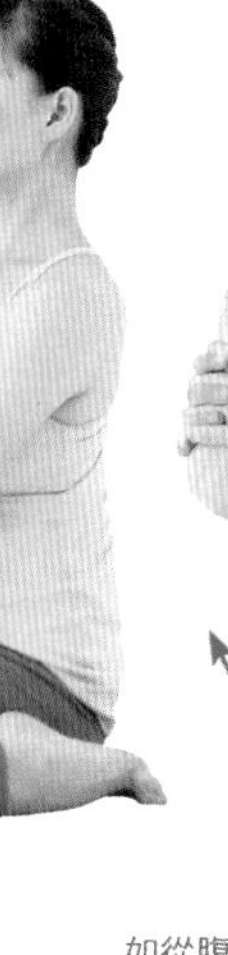

3 緩緩將腳上拉伸展

緩緩地伸直右膝，將右腳往上舉起，如從腹部開始延伸般地伸展右腳。立起骨盆，保持脊椎筆直伸展。

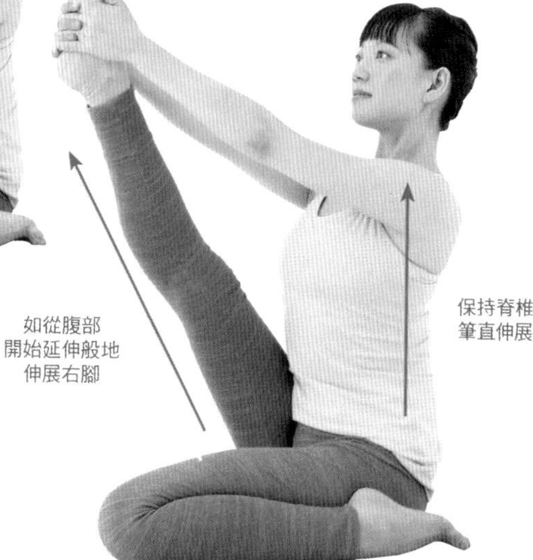

換邊進行相同動作

Challenge

145 單腳舉起扭轉鷺式（雙手）

Parivrtta Kraunchasana（雙手）

接續動作**3**，將環扣腳底的手左右交換位置，扭轉上半身。

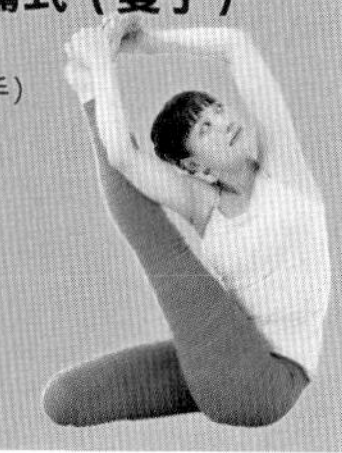

Variation

144 單腳舉起扭轉鷺式（單手）

Parivrtta Kraunchasana（單手）

接續動作**3**，以與上舉腳不同側的手，從外側扣住腳底，扭轉上半身。

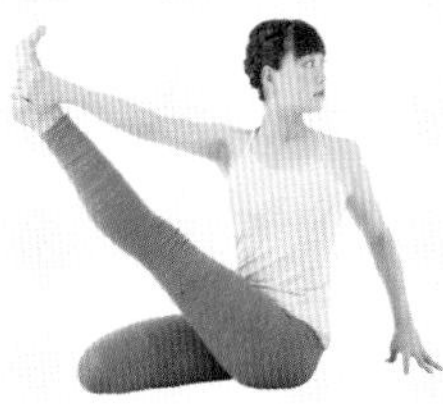

踝碰膝式

Level ★★★★★

重點意識的部位

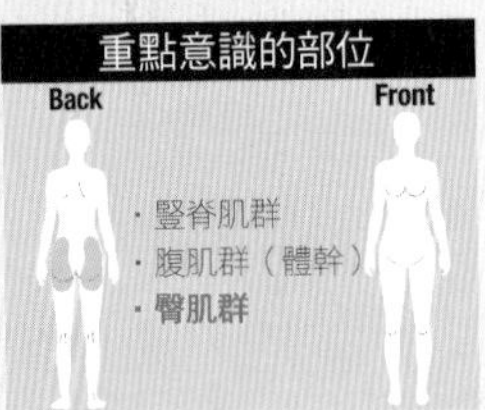

對於提高髖關節的柔軟度與伸展臀大肌非常有效的動作。只要走路就會使用的臀部肌肉意外的容易僵硬與疲勞，而且臀大肌也是連結骨盆與腳的重要肌肉，因此請多加用心保養吧！

效果

- 柔軟髖關節
- 舒緩腰痛
- 減輕壓力

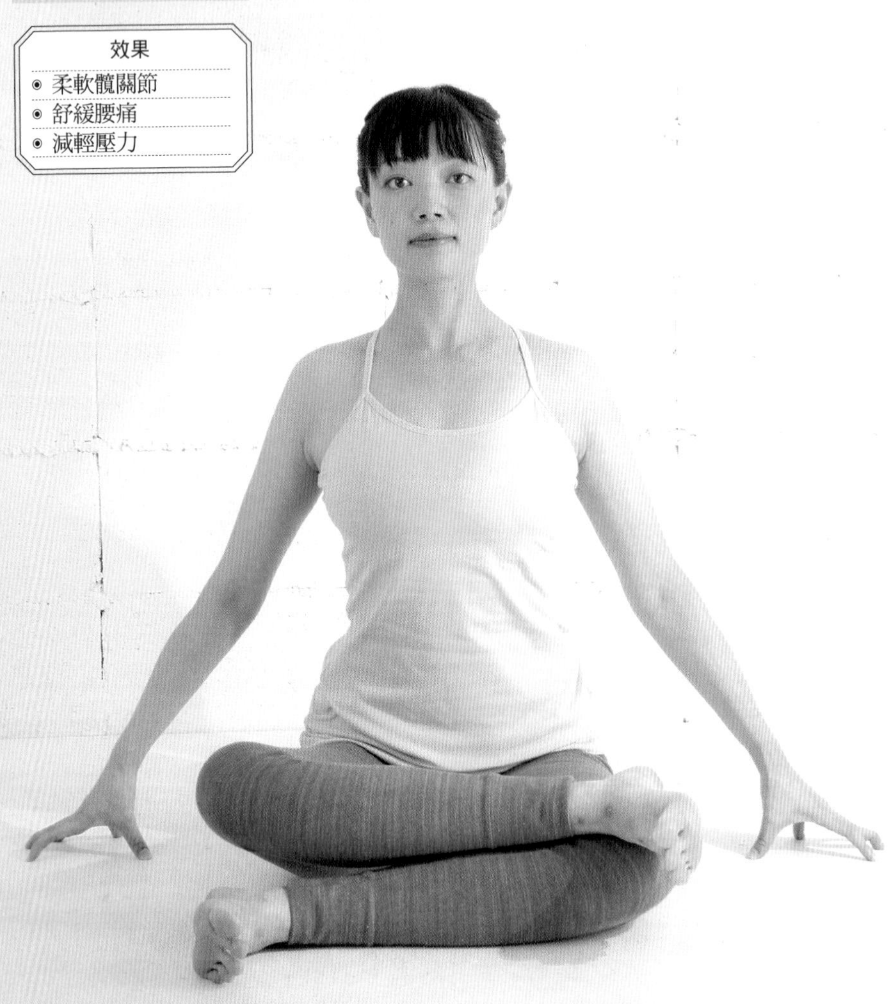

坐姿

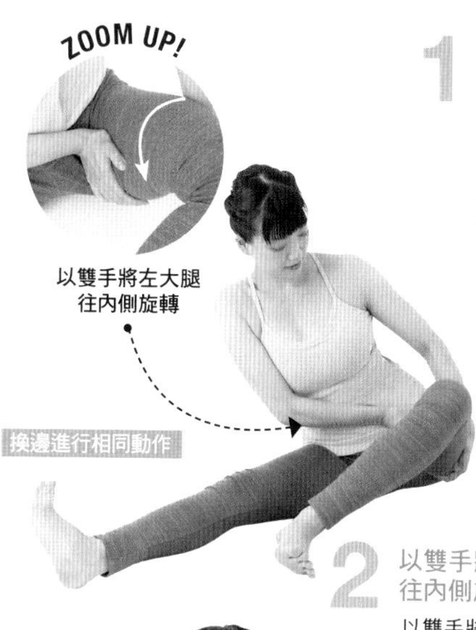

1 從手杖式開始
左膝朝外側打開

身體呈手杖式（P.28），右腳保持伸直往右打開，再彎曲左膝，使膝蓋朝外側倒，並回勾腳尖。

膝蓋
朝外側倒

2 以雙手將左大腿
往內側旋轉

以雙手將左大腿往內側旋轉，只要確實做好這個動作，之後左右腳就會比較容易重疊。

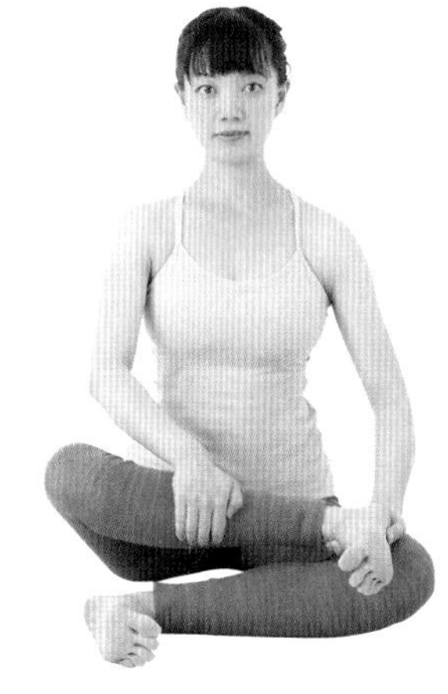

3 將右小腿
放在左小腿上

彎曲右膝，將右小腿疊放在左小腿上。

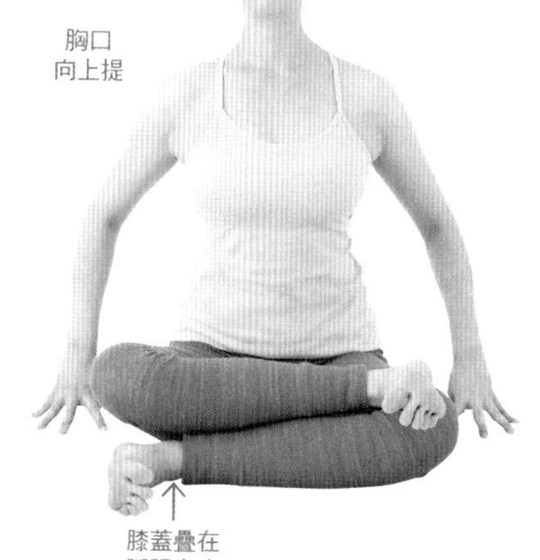

胸口
向上提

膝蓋疊在
腳踝上方

4 膝蓋與腳踝上下重疊
立起骨盆

右腳踝放在左膝蓋上，左腳踝放在右膝蓋下，小腿互相重疊。雙手置於腰部兩側，立起骨盆，胸口往上提起。

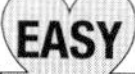

EASY

從準備動作開始練習也ok

採雙膝立起的坐姿，雙手置於身體後側。彎曲右膝，將外踝放在左膝上。因為可以伸展臀大肌，所以也很適合當作練習踝碰膝式前的準備動作。

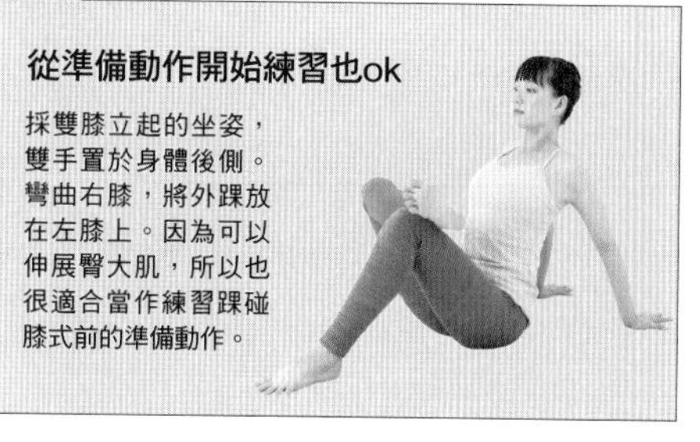

牛面式

Level ★★★★★

可平衡伸展負責穩定肩關節的深層旋轉肌群，與發揮力量強度的表層肌肉。此體式對於促進肩頸附近與髖關節的血液循環，提高兩側關節的柔軟度都極有功效。

重點意識的部位

Back　Front

- 旋轉肌群
- 胸大肌
- 肱三頭肌
- 臀肌群

效果

- 柔軟髖關節、肩關節
- 活化呼吸機能
- 舒緩肩膀痠痛

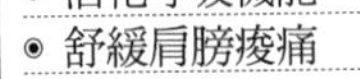

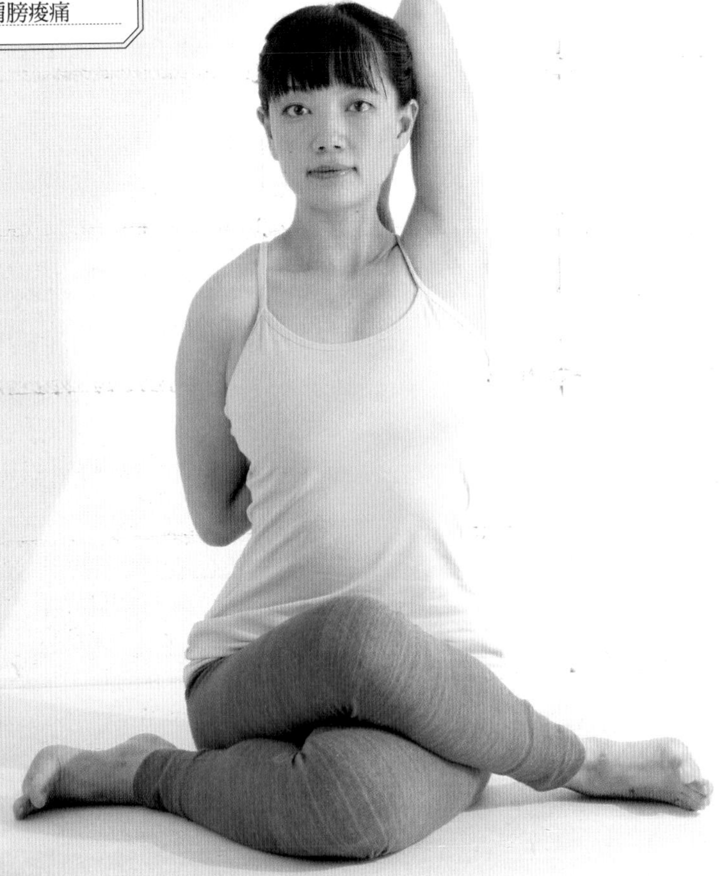

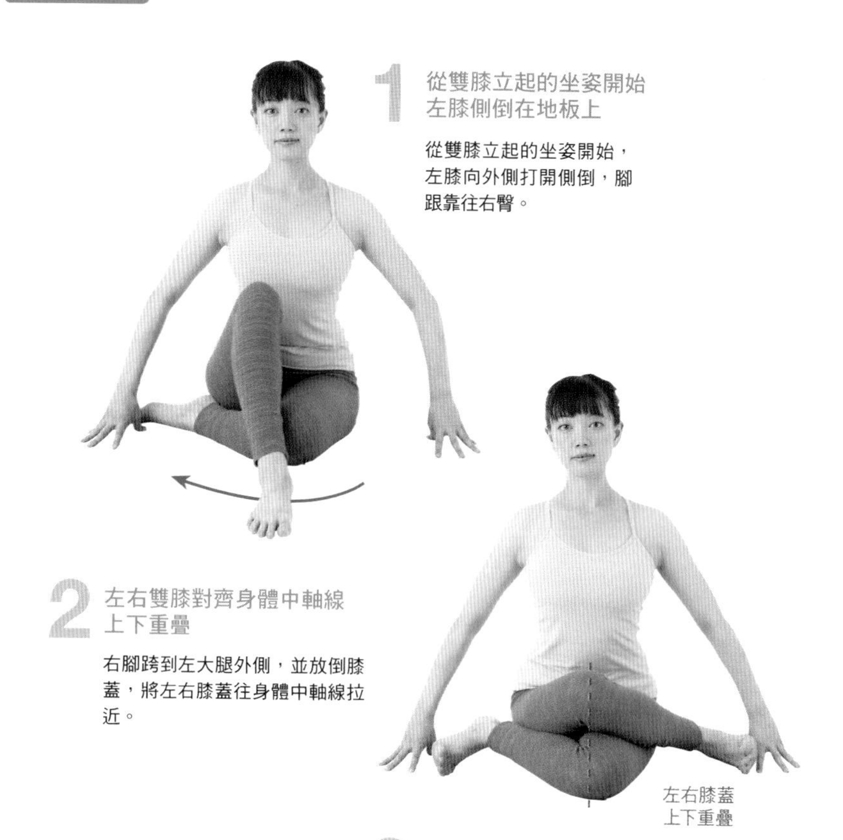

1 從雙膝立起的坐姿開始 左膝側倒在地板上

從雙膝立起的坐姿開始，左膝向外側打開側倒，腳跟靠往右臀。

2 左右雙膝對齊身體中軸線 上下重疊

右腳跨到左大腿外側，並放倒膝蓋，將左右膝蓋往身體中軸線拉近。

左右膝蓋上下重疊

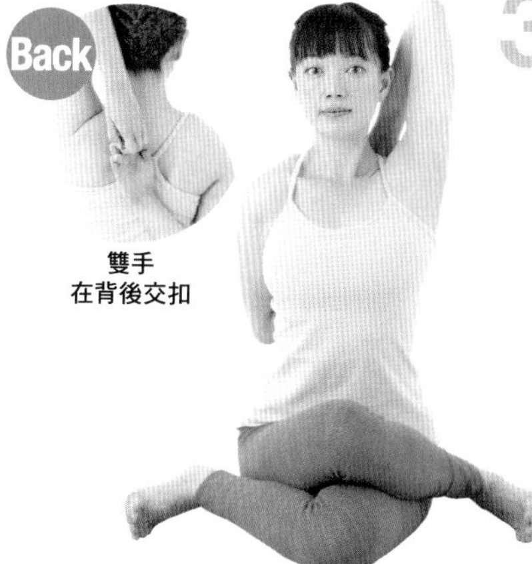

雙手在背後交扣

腳尖回勾，腳掌外側下壓地板

3 雙手繞至背後 互相交扣

左手往上伸展，肩膀向後拉，手肘彎曲。右手往前伸直，一邊內旋一邊繞至後背。雙手在背後交扣。

換邊進行相同動作

Challenge

148 單腳伸展牛面式

Eka Pada Gomukha Paschimottanasana

接續動作2，左腳往前伸展，雙手環扣腳底，身體前彎。

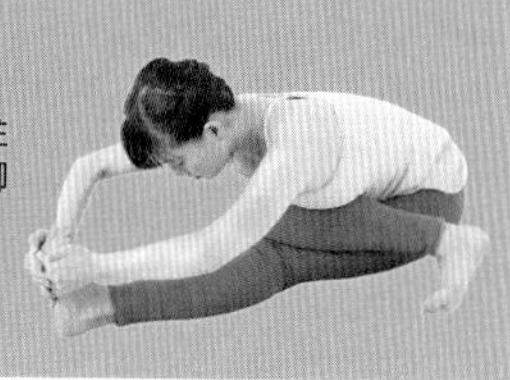

聖哲巴拉瓦伽式 II

Level ★★★★★

單腳放在另一隻腳的大腿根部上方，扭轉上半身的體式。透過扭轉的動作可以強化扭轉側的腹斜肌，並伸展另外一側的腹斜肌，對於緊實側腹線條有很好的效果。

重點意識的部位

Back / Front

- 豎脊肌群
- 胸大肌
- 腹斜肌群（腹外斜肌、腹內斜肌）
- 股四頭肌

效果

- 緊實腰部
- 調整姿勢體態
- 提高髖關節的柔軟度

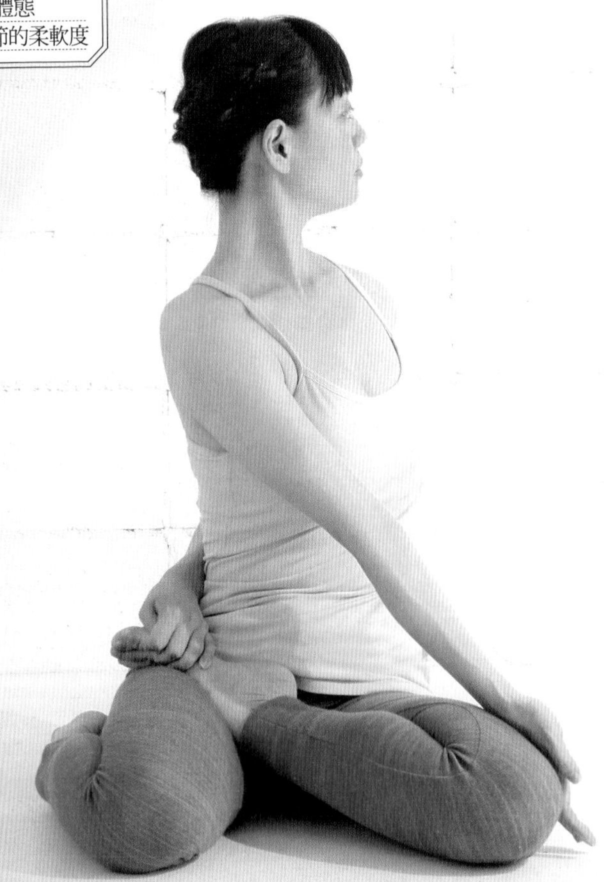

1 從手杖式開始彎曲雙膝

從手杖式（P.28）開始，彎曲右膝將右腳跟置於臀側，左膝立起。右腳尖不踩地，讓腳背接觸地面。

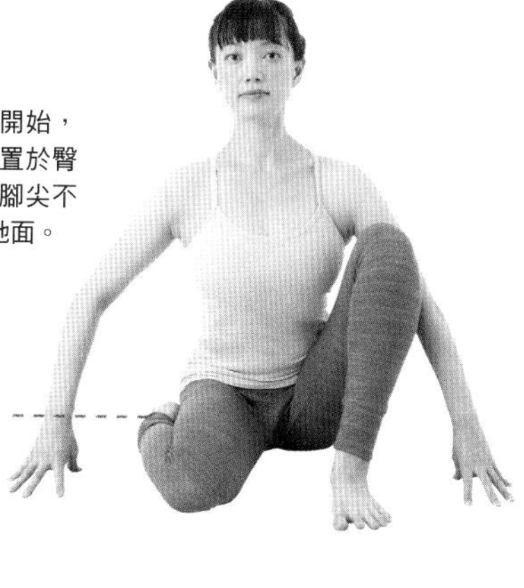

2 左腳背疊放於右大腿根部上方

雙手拖握左腳，將左腳背拉近並疊放於右大腿根部上方。

將腳底往右大腿根部拉近

3 右手抵左膝往右拉上半身往左後方扭轉

上半身往左側扭轉，左手繞過背後握住左腳背。右手抵住左膝的同時，加深上半身的扭轉。

換邊進行相同動作

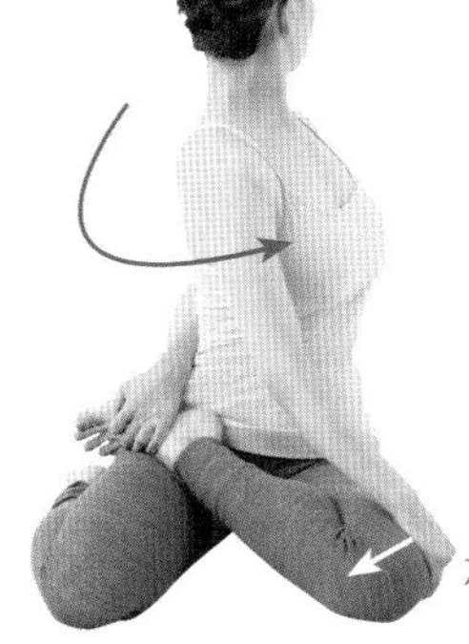

Challenge

150 瑜伽拐杖式

Yogadandasana

接續動作**1**，雙手抓握左腳底，從腋下的外側將其往後拉。左上臂抵住腳底，右手臂一邊內旋一邊繞往背後，反手扣住右手。

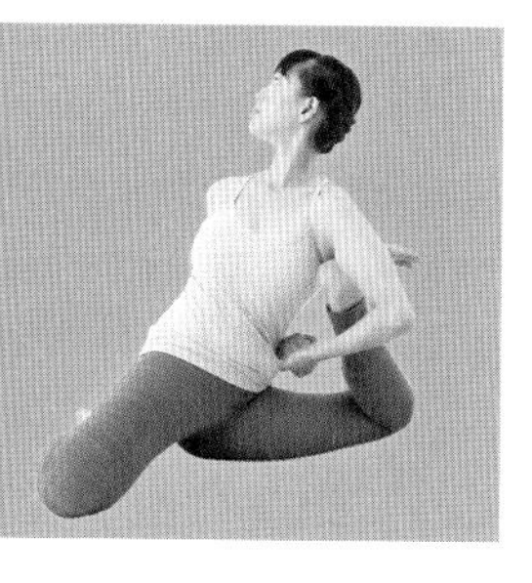

EASY

將毯子墊在腳下

若左膝蓋會浮起無法觸地，可在左膝下方墊上摺至約5cm厚的毯子。

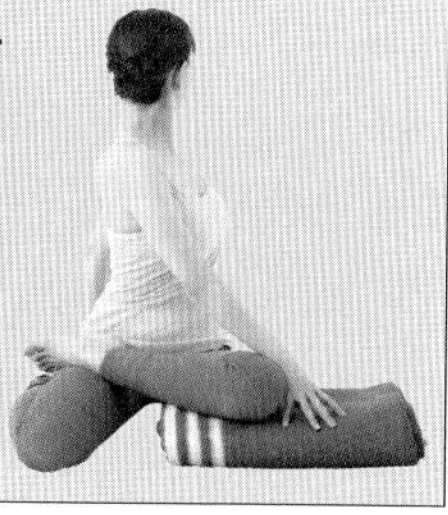

聖哲摩里奇式Ⅲ

Level ★★★★★

重點意識的部位

Back Front

・腹斜肌群
（腹外斜肌、腹內斜肌）
・臀肌群

聖哲摩里奇式總共有四種變化版本，I・II（P.152・P.153）是身體前彎的動作，III・IV（P.163）則是屬於扭轉的動作。此體式對於緊實腰部與提高肩關節柔軟度有非常大的效果。

效果

- 柔軟肩關節
- 舒緩腰痛
- 緊實腰部

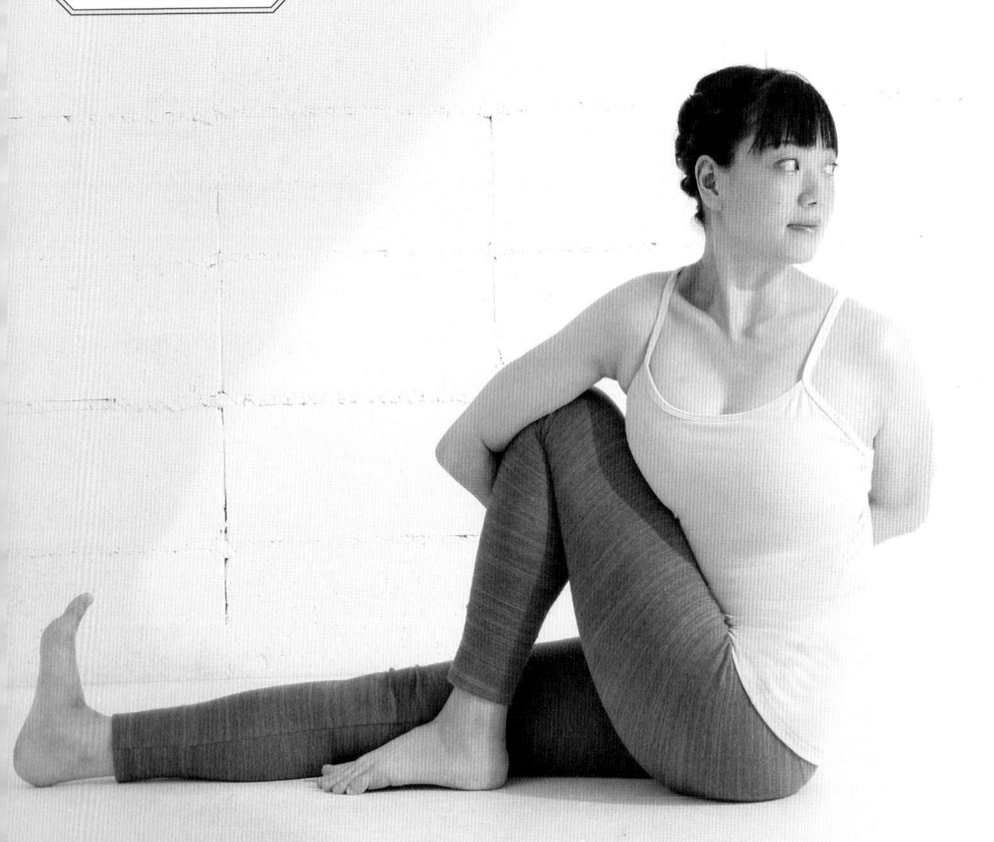

1 從手杖式開始 左腳跟拉近身體

從手杖式（P.28）開始，左膝立起，腳跟往臀部方向拉近。

以上臂推壓膝蓋，
扭轉上半身

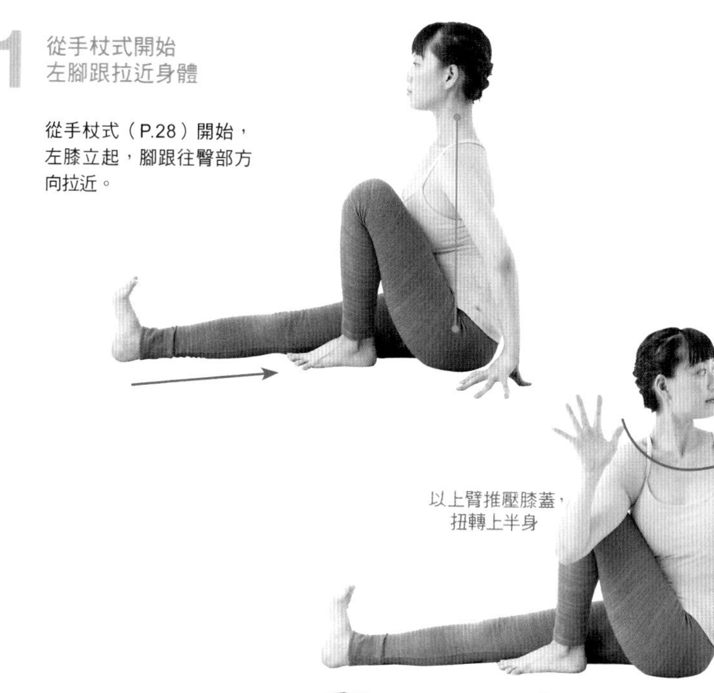

2 右上臂推壓膝蓋 上半身往左側扭轉

彎曲右肘，將右上臂放在左膝外側，以手臂推壓膝蓋的同時，上半身往左側扭轉。

手臂內旋
雙手在背後交握

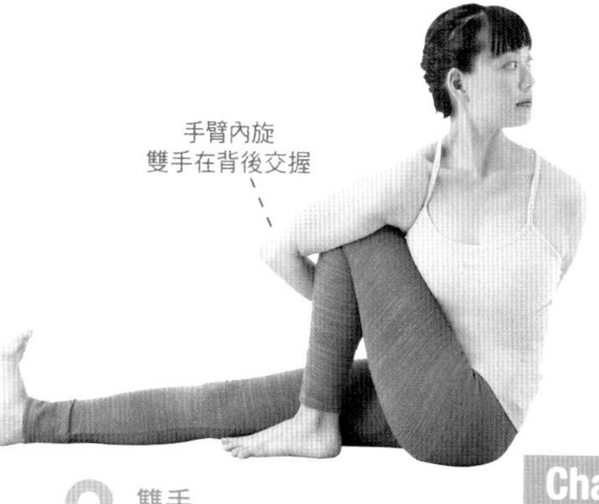

3 雙手 繞至背後交握

右手保持推壓的姿勢，前臂從左膝外側繞向背後。左手也同時繞至後背，雙手在背後交握。

換邊進行相同動作

Challenge

152 聖哲摩里奇式 IV

Marichyasana IV

從手杖式開始，彎曲右膝，右腳背放在左大腿根部上（P.19半蓮花坐的腳），再依動作**1**至**3**進行練習。

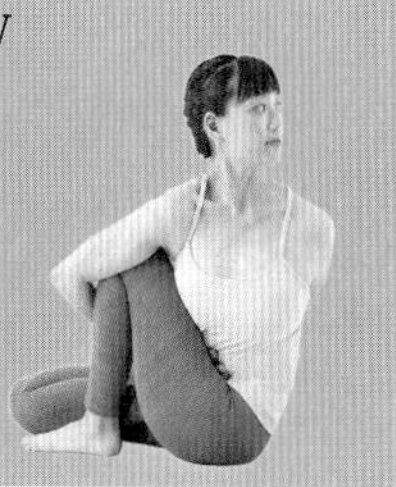

頭碰膝扭轉前曲伸展坐式

Level ★★★★★

重點意識的部位

Back　Front

- 背闊肌
- 腹斜肌群（腹外斜肌、腹內斜肌）
- 股四頭肌
- 大腿後側肌群

伸展單腳與體側，同時扭轉上半身的體式。能夠讓脊椎周邊的血液循環變好，也可以放鬆體幹的肌肉，有活化內臟機能的效果，同時也能加深呼吸。如果雙手無法抓握腳板，只將身體上側的手往上伸展也OK。

效果

- 柔軟髖關節
- 活化內臟機能
- 改善呼吸機能

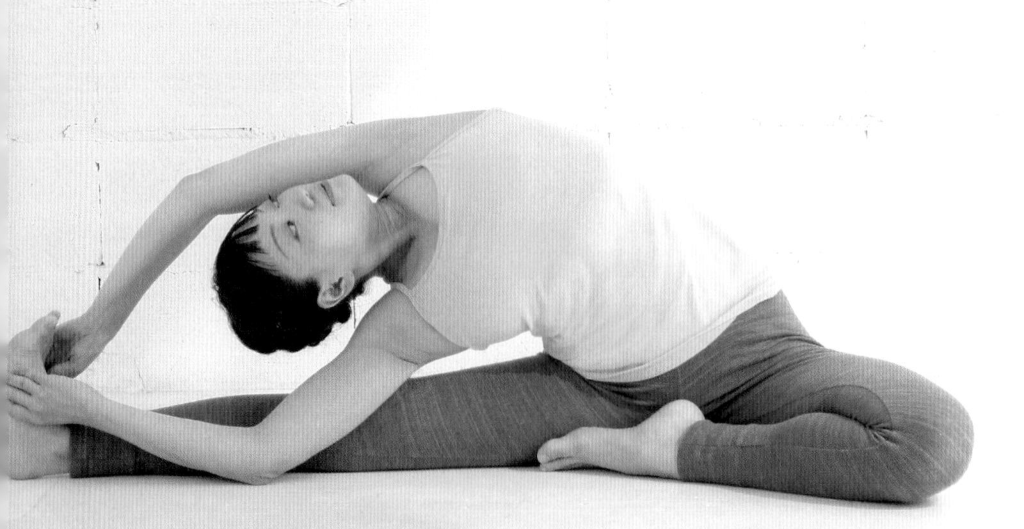

1 從手杖式開始 左膝朝外側打開

從手杖式（P.28）開始，左膝彎曲倒向外側。右腳往外側伸展並回勾腳尖，左腳前掌抵住右大腿內側。

2 左手高舉過頭 伸展體側

右手放在右腳內側地板上，左手往上伸展，上半身向右傾倒。

3 上半身向右傾倒 雙手抓握腳底

上半身往右倒，左手抓住右腳腳底，有意識地確實伸展體側。左手抓住右腳底後，右手也往下從後側抓住右腳底。

換邊進行相同動作

左腳前掌
抵住大腿內側
伸展體側
伸展體側的同時，
上半身往左側扭轉
坐骨
下沉
彎曲手肘
加深體側的伸展程度

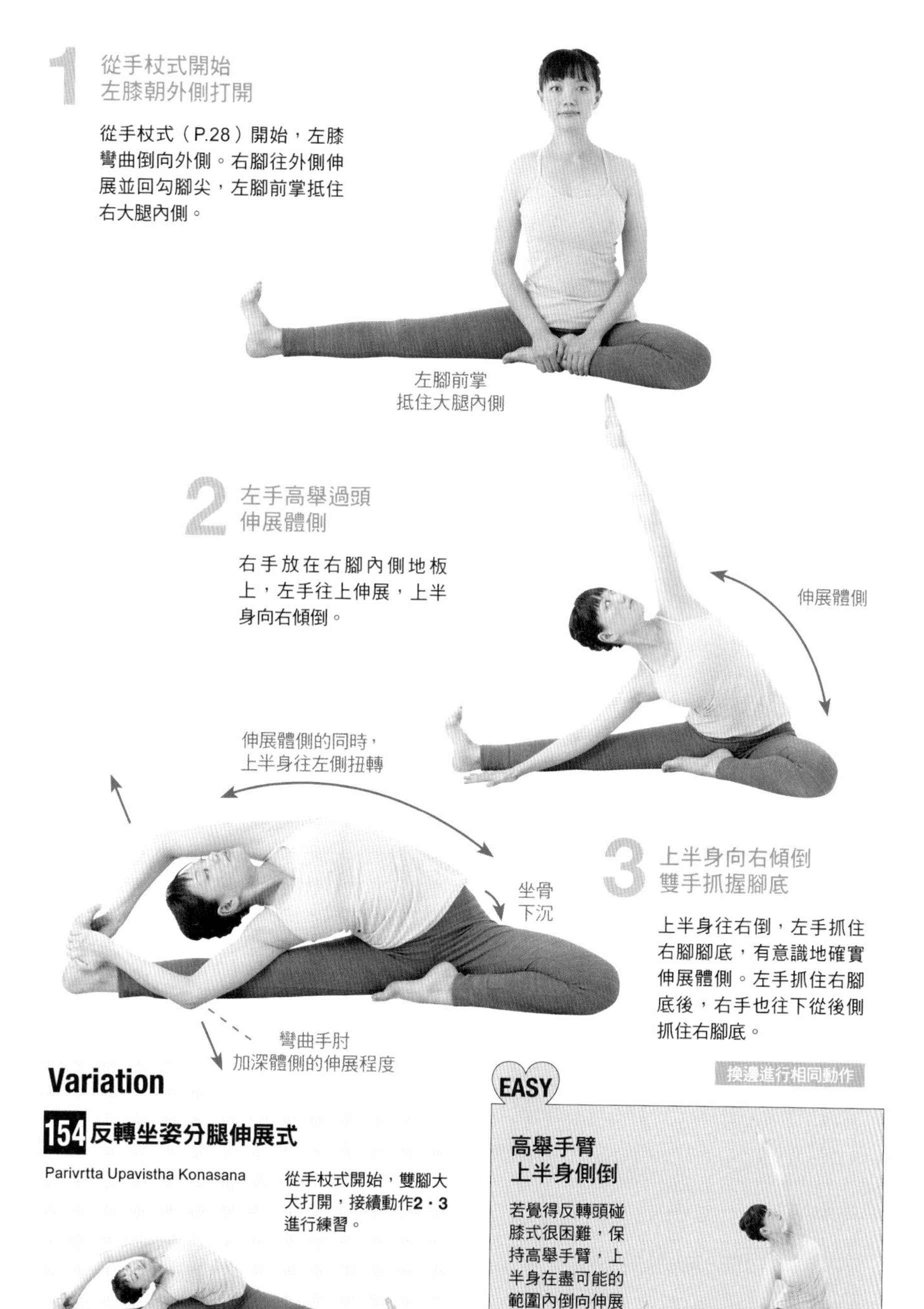

Variation

154 反轉坐姿分腿伸展式

Parivrtta Upavistha Konasana

從手杖式開始，雙腳大大打開，接續動作**2**・**3**進行練習。

EASY

高舉手臂 上半身側倒

若覺得反轉頭碰膝式很困難，保持高舉手臂，上半身在盡可能的範圍內倒向伸展腳的方向即可。

坐立前曲扭轉式

Level ★★★★★

重點意識的部位

Back　Front

- 豎脊肌群
- 背闊肌
- 腹斜肌群（腹外斜肌、腹內斜肌）
- 股四頭肌
- 大腿後側肌群

效果

- 活化內臟機能
- 促進消化機能
- 活化副交感神經

伸展雙腳、扭轉上半身的體式。除了可以放鬆腹部的肌肉，前彎也能為腹部帶來壓力，能調整內臟機能並消除疲勞。

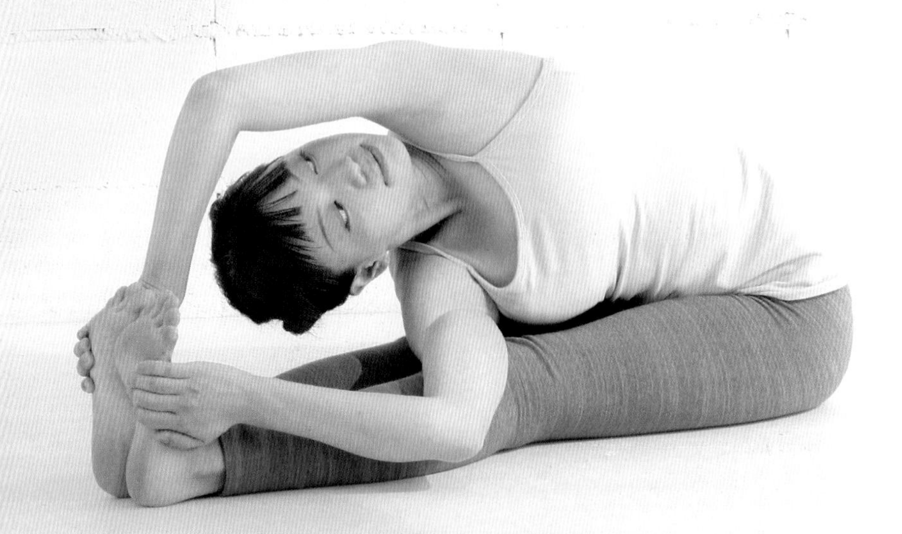

1 上半身往左側扭轉 右手反抓左腳

從手杖式（P.28）開始，上半身向左側扭轉的同時往前傾。右肘置於左小腿外側，並以右手抓握左腳外側。

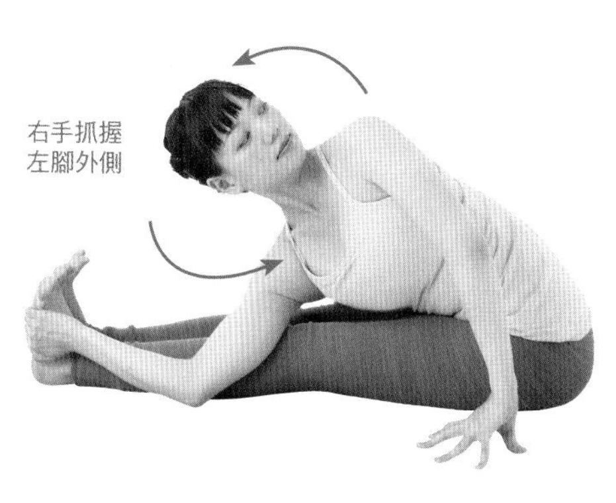

2 高舉左手 伸展體側

左手向上伸展，伸展體側。

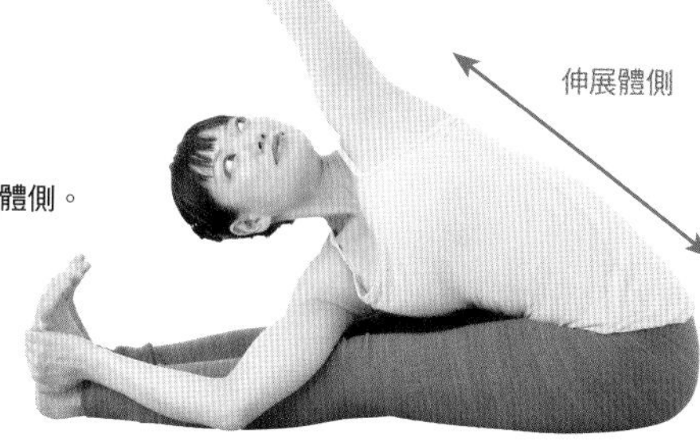

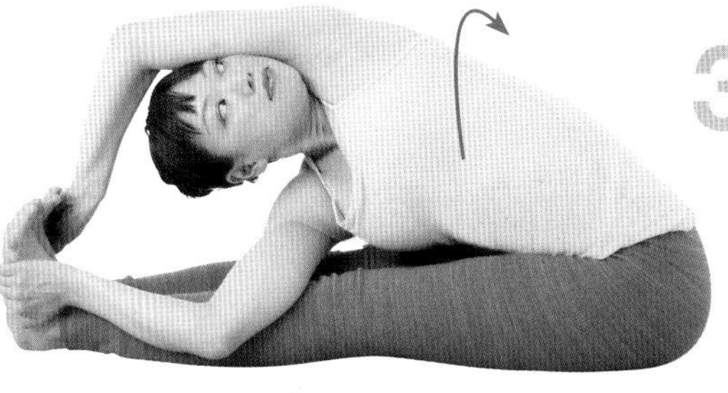

3 左手抓握右腳 胸口往左側扭轉

左手貼近耳邊，從腳底外側抓握右腳。胸口朝左側上提扭轉，視線看向上方。

換邊進行相同動作

EASY

雙腳伸展 扭轉上半身

從手杖式開始，右手置於左腳踝外側，上半身往左側扭轉。

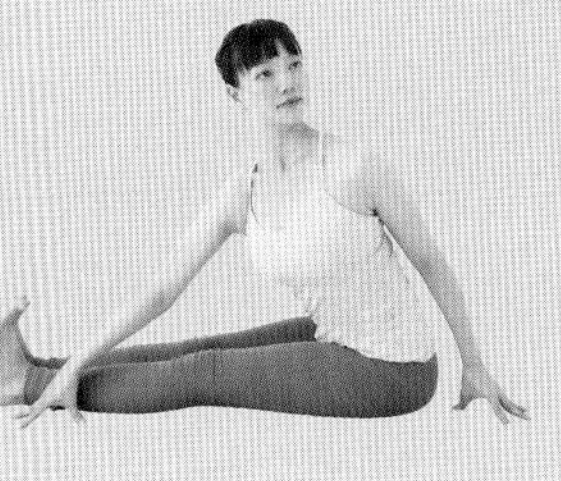

彎曲雙膝 扭轉上半身

從手杖式開始，彎曲雙膝，右手抓握左腳掌外側，上半身往左側扭轉。

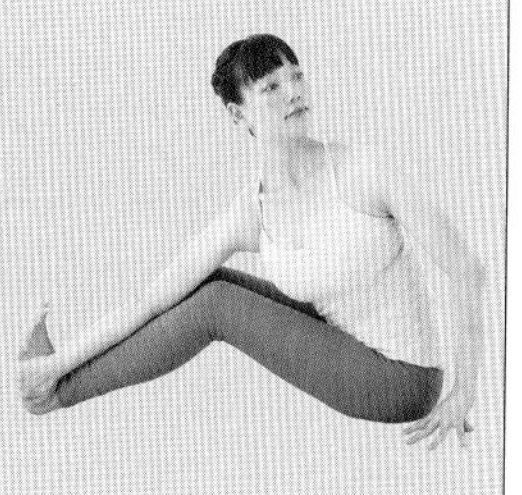

日晷式

Level ★★★★★

單膝彎曲坐在地板上，另一腳往旁邊伸展，並以手繞過頭頂抓握腳板。這個體式可以伸展伸直腳的大腿後側肌群。因為將身體重心移到手臂的同時會伸展到另一側的體側，因此也有加深呼吸的效果。

重點意識的部位

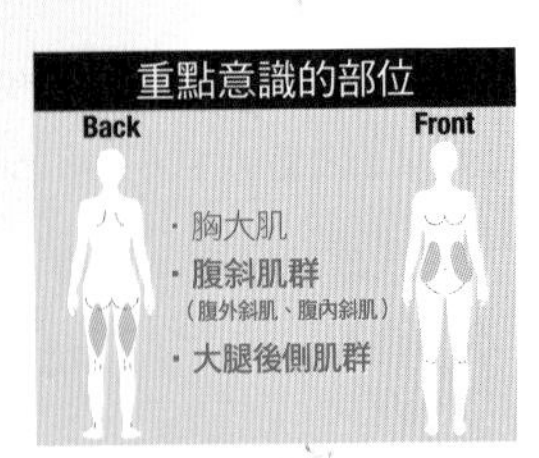

效果

- 柔軟髖關節
- 改善呼吸機能
- 調整姿勢體態

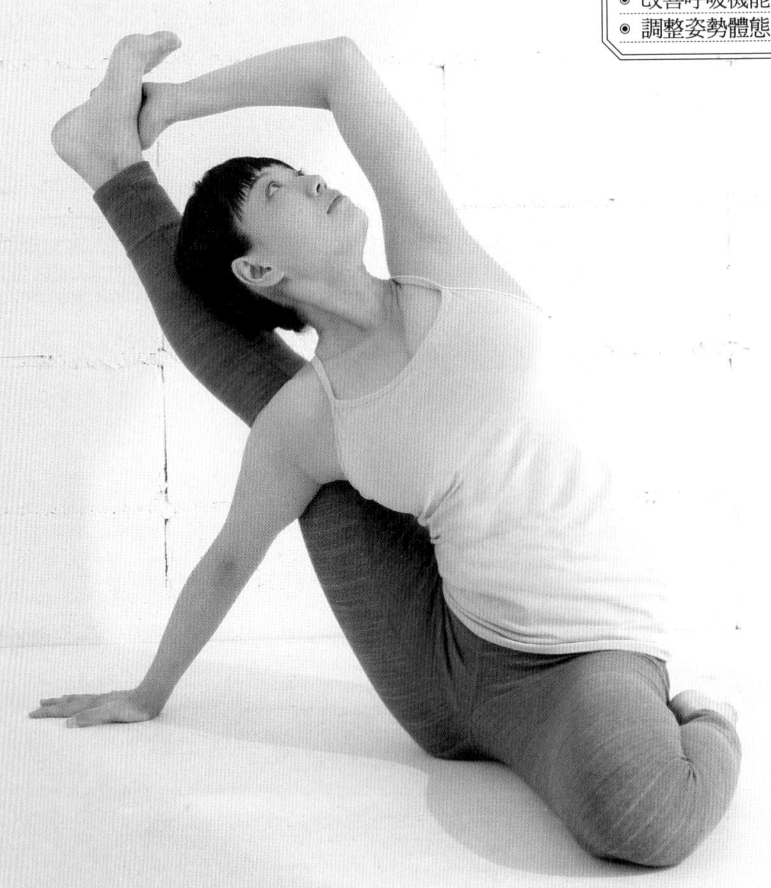

將腳跟放在臀部旁邊
右小腿靠在右上臂上
右腳筆直伸展
往左側扭轉
右大腿外旋
將重心壓往右手

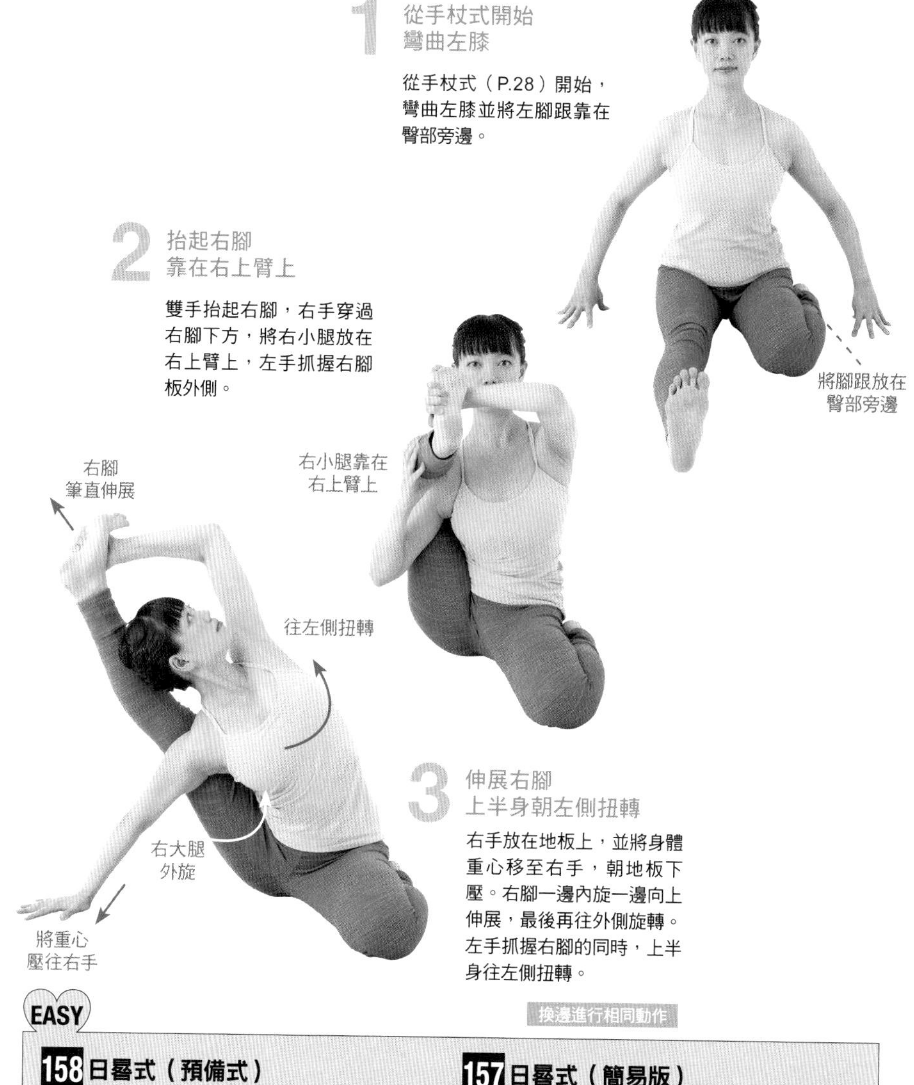

1 從手杖式開始彎曲左膝

從手杖式（P.28）開始，彎曲左膝並將左腳跟靠在臀部旁邊。

2 抬起右腳靠在右上臂上

雙手抬起右腳，右手穿過右腳下方，將右小腿放在右上臂上，左手抓握右腳板外側。

3 伸展右腳上半身朝左側扭轉

右手放在地板上，並將身體重心移至右手，朝地板下壓。右腳一邊內旋一邊向上伸展，最後再往外側旋轉。左手抓握右腳的同時，上半身往左側扭轉。

換邊進行相同動作

EASY

158 日晷式（預備式）

Surya Yantrasana
（預備式）

在動作**1**時，彎曲左膝向外側倒。右手抓握右腳底，朝斜上方伸展。

157 日晷式（簡易版）

Surya Yantrasana
（簡易版）

在動作**1**時，彎曲左膝向外側倒。確認坐骨保持安定後，接續動作**2**至**3**進行練習。

猴王式

Level ★★★★★

重點意識的部位

Back Front

· 豎脊肌群
· 髂腰肌
· 股四頭肌
· 大腿後側肌群

雙腳前後打開，雙手往頭頂方向伸展的體式。可以伸展前腳的大腿後側肌群與後腳的髂腰肌，提升髖關節的柔軟度。但若勉強自己打開雙腳，可能會導致膝蓋或大腿後側肌群疼痛，請依自己的身體狀況在許可範圍內進行練習。

效果

- 柔軟髖關節
- 調整姿勢體態
- 舒緩腰痛

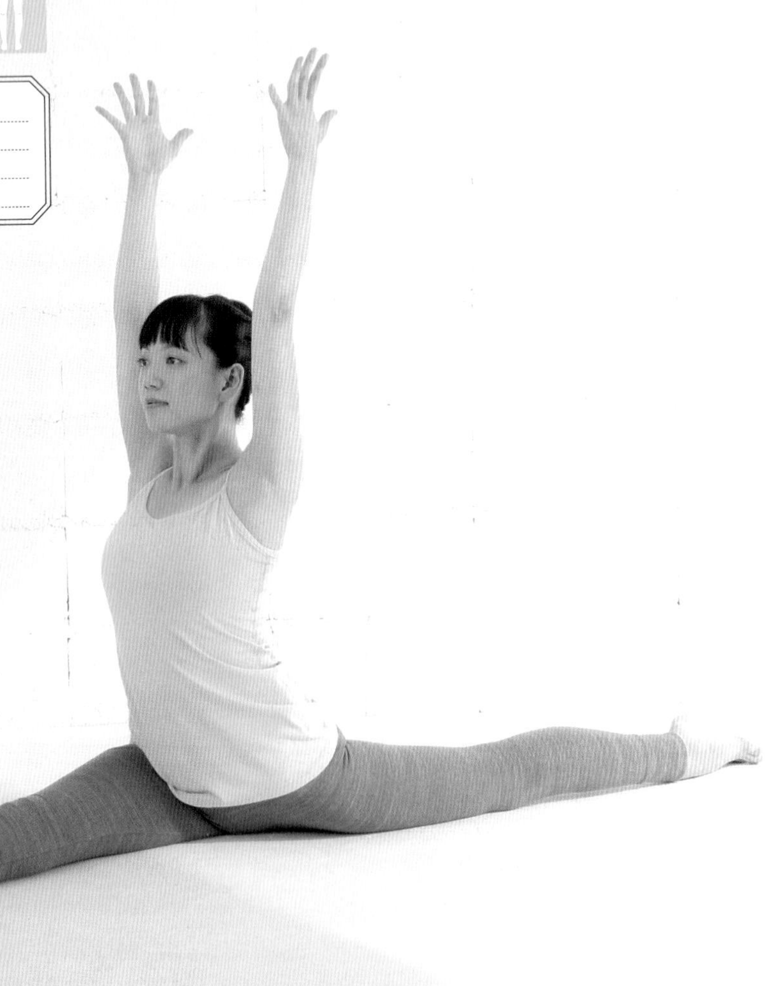

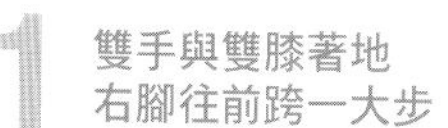

1 雙手與雙膝著地 右腳往前跨一大步

雙手與雙膝著地，雙手打開與肩同寬，雙膝打開與腰同寬，右腳往前跨一大步。

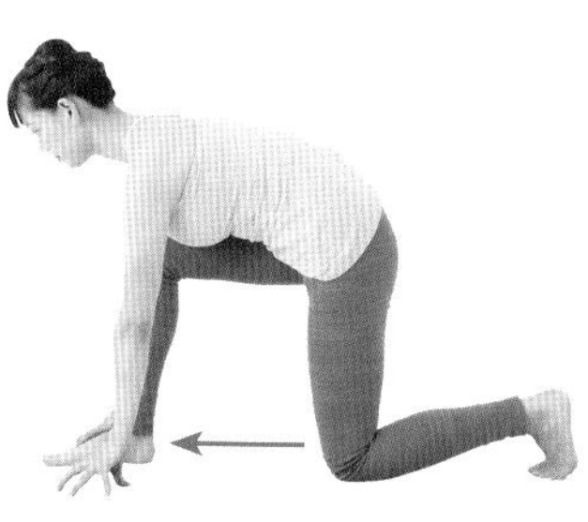

2 緩緩地 將雙腳前後打開

緩緩地將右腳跟往前滑。雙腿一邊保持往中間內收的力量，一邊將腳打開。

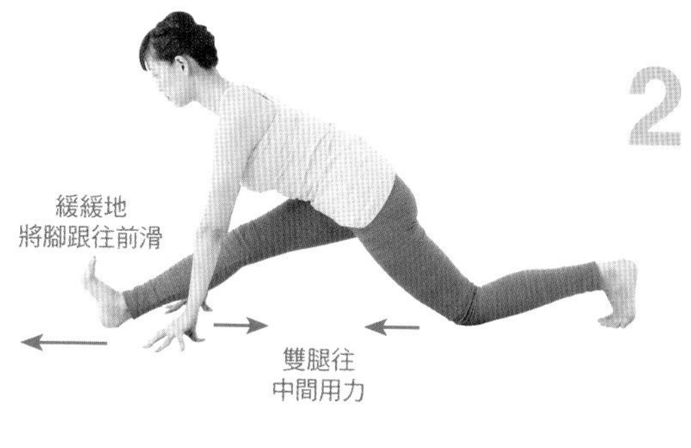

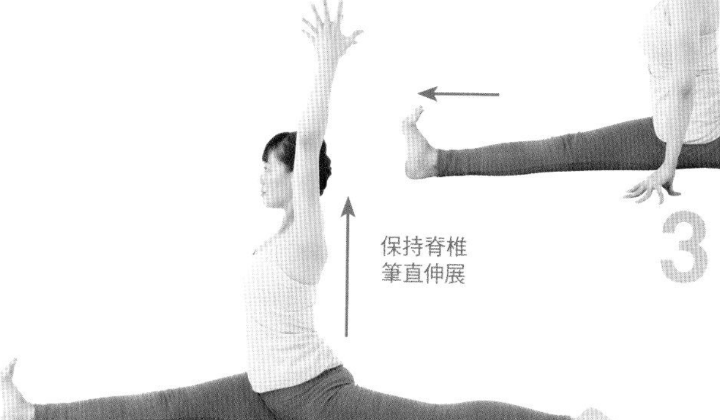

3 左右大腿著地

若身體狀況許可，讓左右大腿著地。雙腿保持往中間內收的力量，向後伸展的左大腿內旋，可更加容易伸展。

4 雙手往上延伸 伸展脊椎

雙手往上延伸，伸展體側。右側腰部往後推，左側腰部往前推，使骨盆朝向前方。

換邊進行相同動作

EASY

臀部下方墊毯子

還不習慣或覺得太過困難，可在臀部下方墊毯子，雙手抓握瑜伽磚進行練習。身體的高度請在不勉強自己的範圍內自行調整。

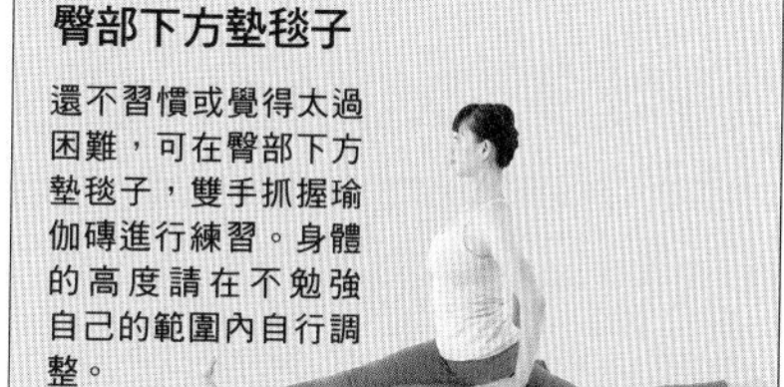

套索式

Level ★★★★★

重點意識的部位

Back　Front

- 豎脊肌群
- 斜方肌
- 腹斜肌群（腹外斜肌、腹內斜肌）
- 臀大肌
- 股四頭肌

彎曲膝蓋下蹲，雙手環繞雙腳在背後交握。這個體式除了有助於柔軟腳踝，也會因對腹部施壓而按摩到內臟，使內臟機能得到提升。

效果

- 柔軟肩關節
- 活化內臟機能
- 提高腳踝的柔軟度

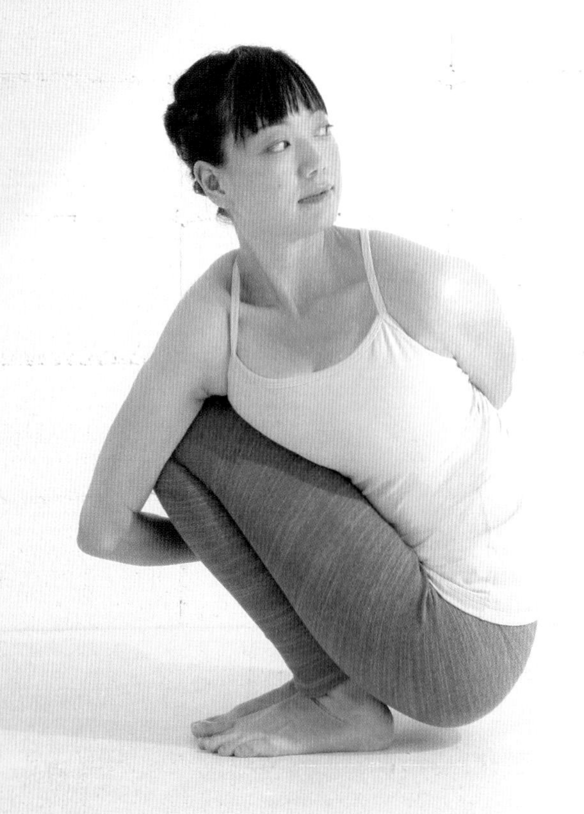

坐姿

雙腳併攏

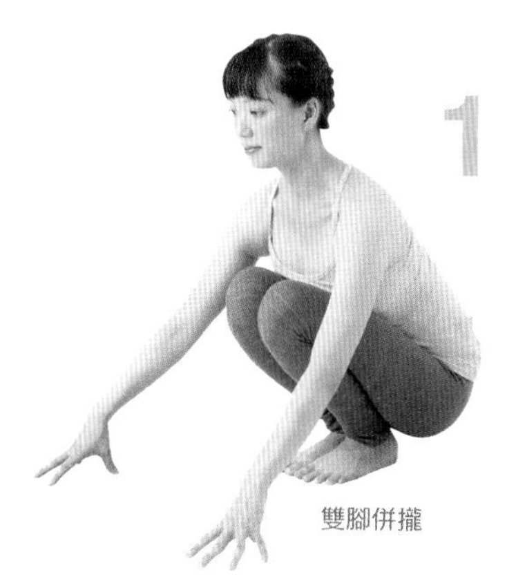

1 雙腳併攏下蹲

雙腳併攏下蹲，雙手往前下放在地板上（先讓指尖觸地後再蹲下也ok）。

以上臂將左大腿
往外側推壓，
扭轉上半身

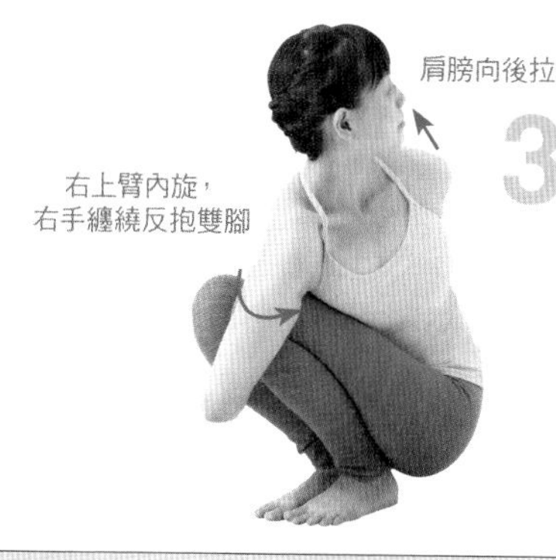

2 上半身往左側扭轉

左手往後放在左臂後側的地板上，右上臂抵住左膝外側，上半身往左扭轉。手肘推壓膝蓋的同時，加深上半身的扭轉。

肩膀向後拉
右上臂內旋，
右手纏繞反抱雙腳

3 雙手在背後交握

右手臂內旋，纏繞反抱雙腳，左手繞至後背，雙手在背後交握。

換邊進行相同動作

EASY

右手從右膝內側纏繞右腳

在動作**3**時，右上臂纏繞右膝，扭轉上半身。雙腿保持併攏，左肩往後拉。

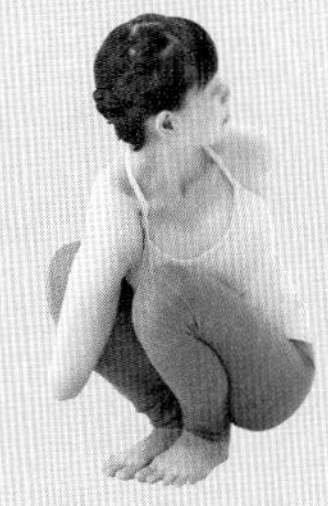

加入瑜伽磚輔助

若覺得這個體式太困難，可在臀部及後方手的下方放置瑜伽磚，且進行至動作2即可。

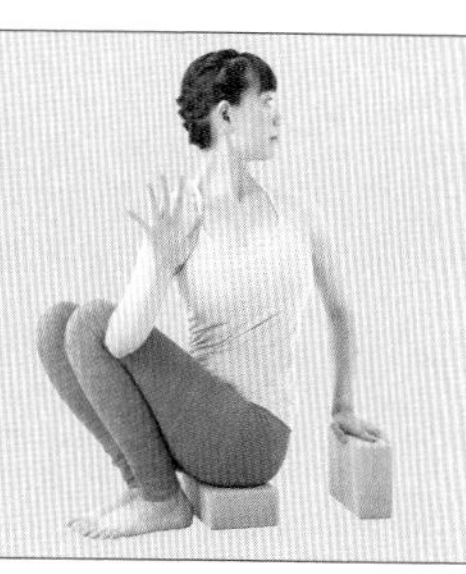

睡龜式

Level ★★★★★

重點意識的部位

Back　Front

・大腿內收肌群
・股四頭肌
・大腿後側肌群

效果

- 活化內臟機能
- 提高髖關節的柔軟度
- 減輕壓力

如從龜殼伸出手腳般的體式。透過伸展膝蓋的動作，可提升髖關節的柔軟度。雙手往後伸展的同時，也加深上半身的前彎，循序漸進地練習吧！

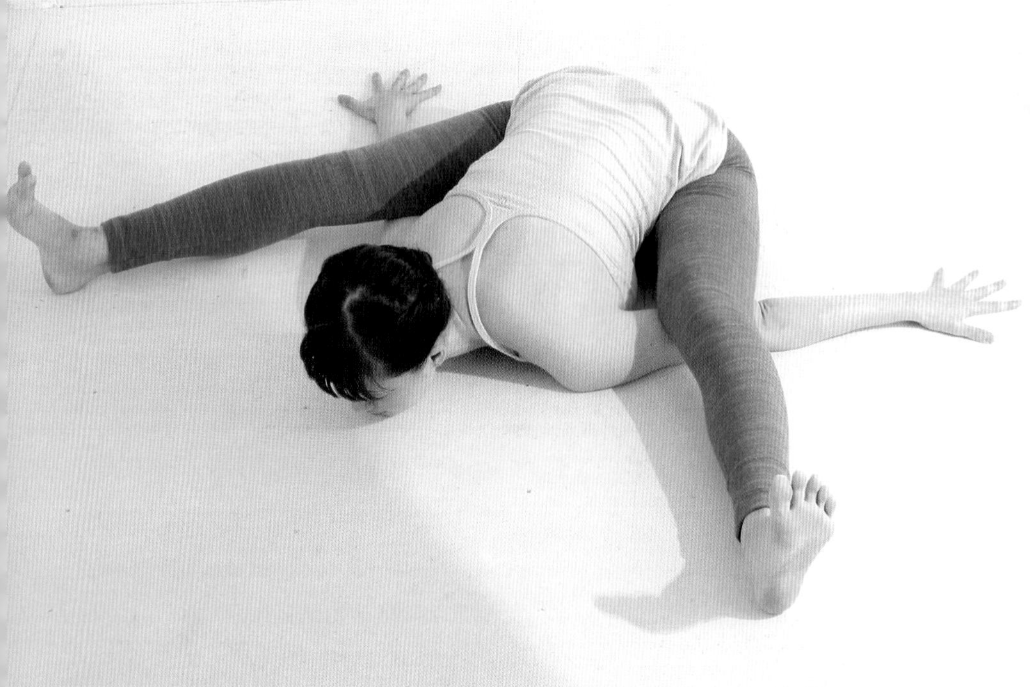

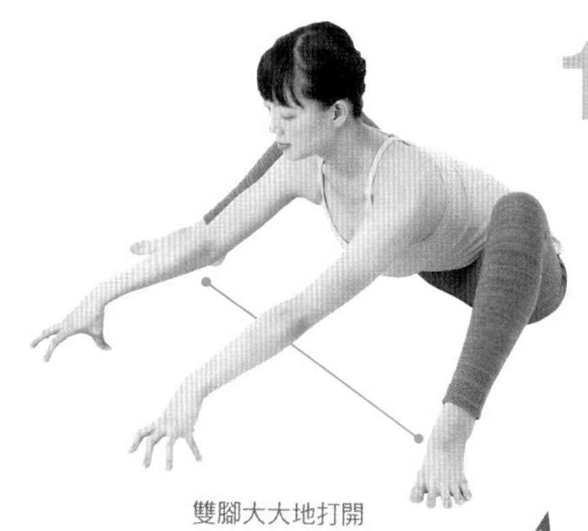

1 從立起膝蓋的坐姿開始 上半身往前傾

從立起膝蓋的坐姿開始，伸展脊椎，立起骨盆，雙腳往兩側大大地打開，脊椎保持伸展，雙手一邊向前走，上半身一邊往前傾。

2 雙手從膝蓋下方往後伸展 上半身往前傾

將雙手從雙膝下方往斜後方伸展。脊椎保持筆直，身體前彎。

將雙手放到
雙膝下方
並朝斜後方伸展

保持往外踢出腳跟的力量，
伸展雙腳

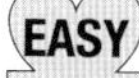

3 腳跟往前推出 雙腳伸展

雙腳往前伸展，並將腳跟往前推出。隨著膝蓋伸展的程度，使上半身加深前傾的幅度。

EASY

抓握腳踝，立起骨盆

從立起膝蓋的坐姿開始，雙腳往兩側大大地打開，雙手握著腳踝，立起骨盆並伸展脊椎。

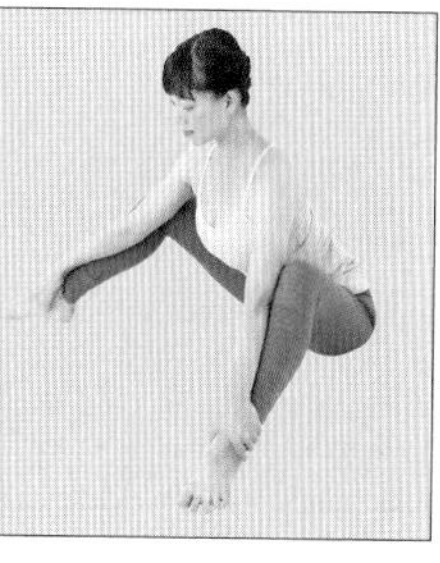

仰臥扭轉式（雙腳纏繞）

Level ★★★★★

仰躺且雙腳纏繞著地的體式，對於伸展側腹與臀部肌肉非常有效，也可以伸展在走路時支撐骨盆的臀中肌。因為具有消除疲勞的效果，很推薦當作瑜伽練習後的舒緩動作。

重點意識的部位

Back　Front

・腹斜肌群（腹外斜肌、腹內斜肌）
・臀中肌

效果

- 緊實腰部
- 消除疲勞
- 舒緩腰痛

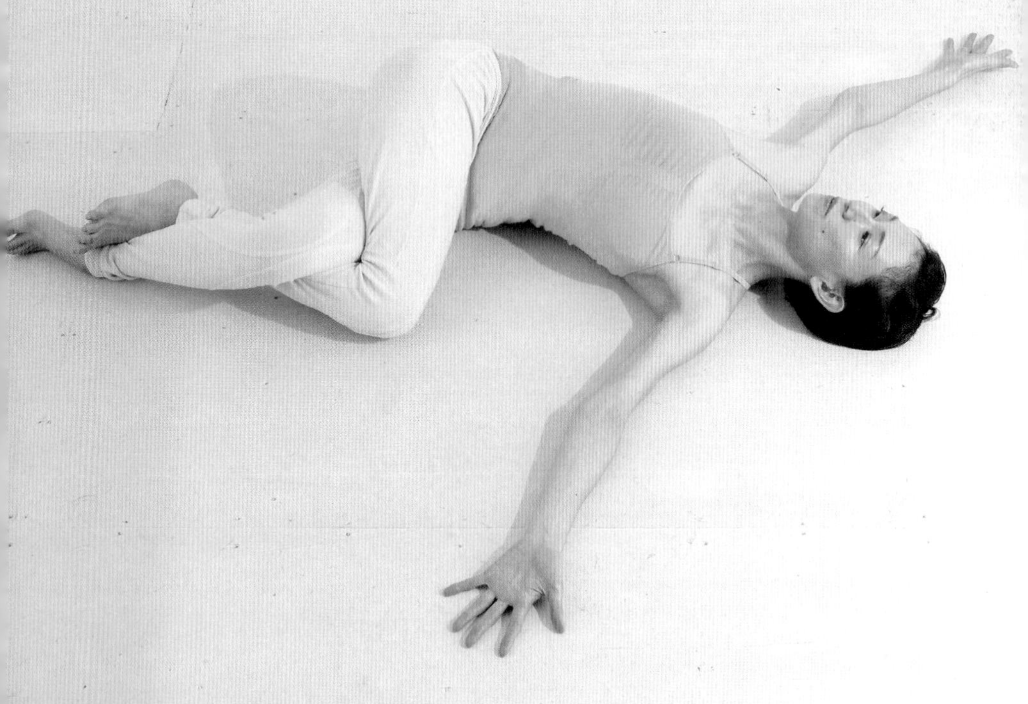

雙手往兩側
打開

1 立起雙膝 雙手往兩側打開

身體仰躺，雙腳併攏膝蓋立起。雙手手掌朝上，往兩側打開與肩同高。

右腳跨在左腳上方，
十字交錯纏繞
右腳尖勾住
左腳小腿

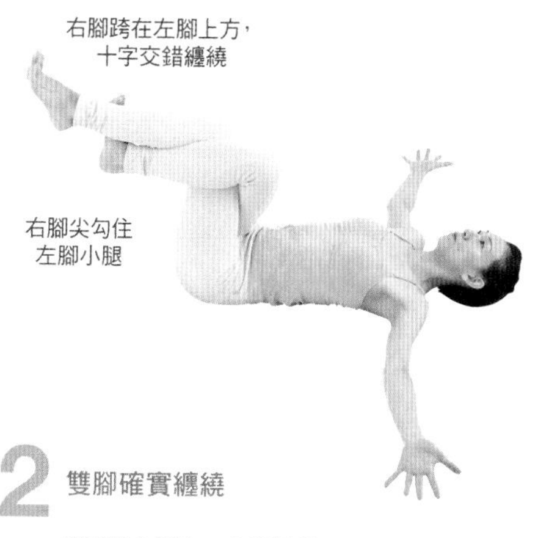

2 雙腳確實纏繞

雙腳往上舉起，右腳纏繞左腳，並以右腳尖勾住左小腿。

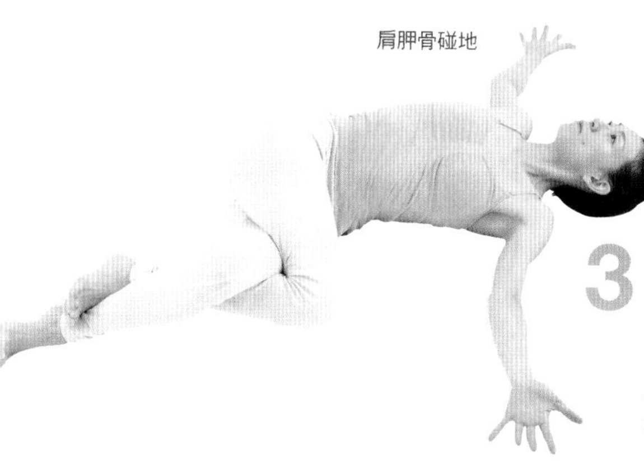

3 保持雙腳纏繞固定 倒向左側

雙腳保持纏繞的狀態，緩緩朝左側倒下。右肩胛骨保持碰地不浮起，加深扭轉程度。

換邊進行相同動作

Variation

164 仰臥扭轉式（彎曲單膝）

Parivrtta Supta Padangusthasana（彎曲單膝）

接續動作**1**，左腳伸直，右大腿放在左大腿上方，讓右腳往左側倒下並以左手壓住右膝。

163 雨刷式

Windshield Wiper Twist Pose

接續動作**1**，雙腳打開至2倍的腰寬，，雙腳一起往左倒。

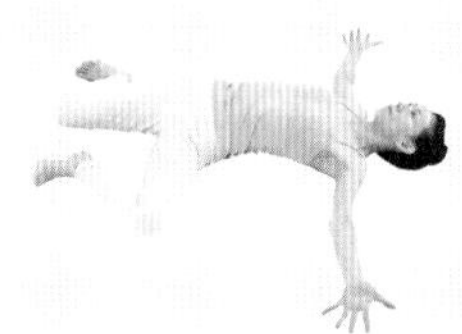

魚式

Level ★★★★★

仰躺著使上半身往後仰的體式。因為可以打開胸口、伸展脊椎，對改善呼吸機能、舒緩肩頸痠痛、改善駝背有很大的效果。

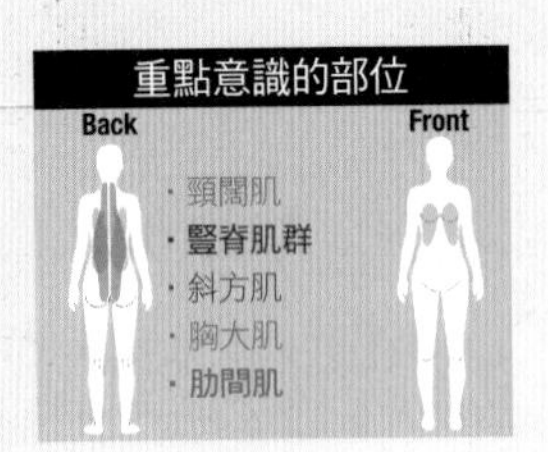

效果

- 改善呼吸機能
- 舒緩肩頸痠痛
- 調整姿勢體態

仰躺

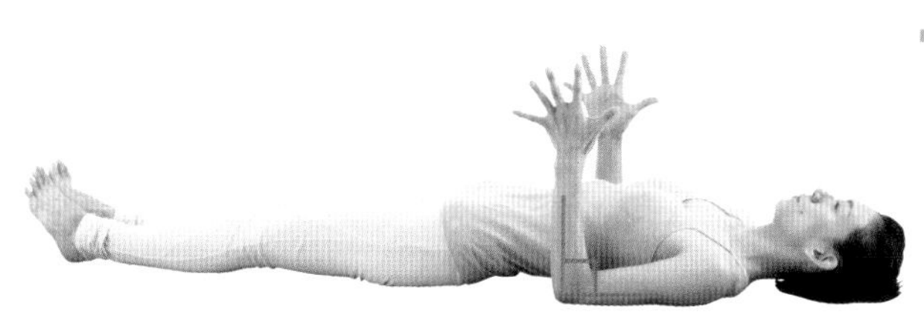

1 身體仰躺 上臂平貼地板

身體仰躺，雙腳併攏。雙肘彎曲成直角，上臂平貼地板。

2 雙肘下壓地板 胸口向上提起

雙手下壓地板的同時，將胸口向上提起。

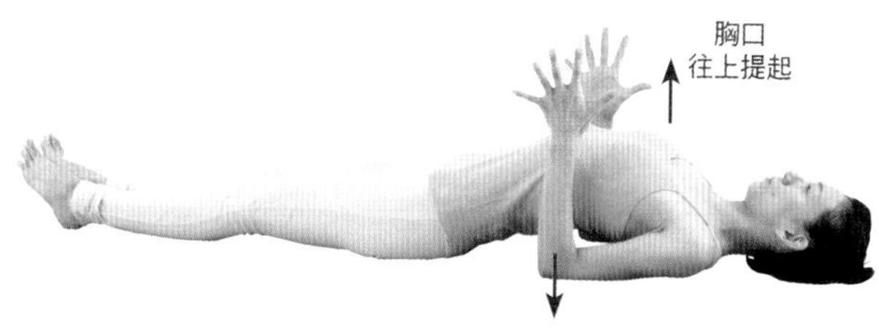

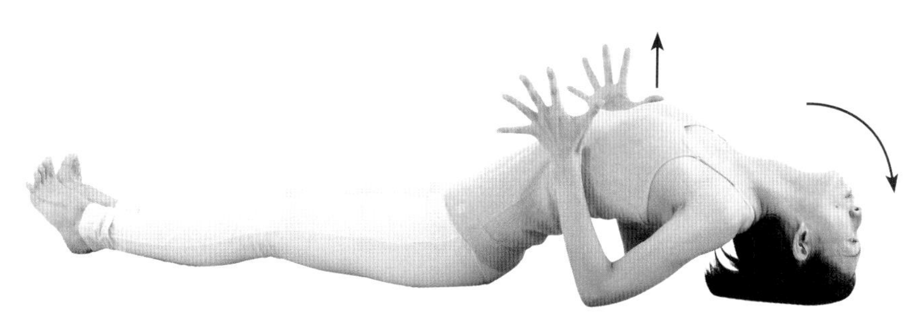

3 上半身往上提起 頭頂著地

雙肘持續下壓地板，上半身往上提起，將頭緩緩後仰，頭頂輕輕放在地板上。切記要以手肘支撐身體重量，而不是以頭支撐。

Challenge

166 拱背伸腿式

Uttana Padasana

接續動作**3**，雙腳上抬至距離地板45度。雙手盡可能與雙腳平行並往上伸展，雙手合掌。

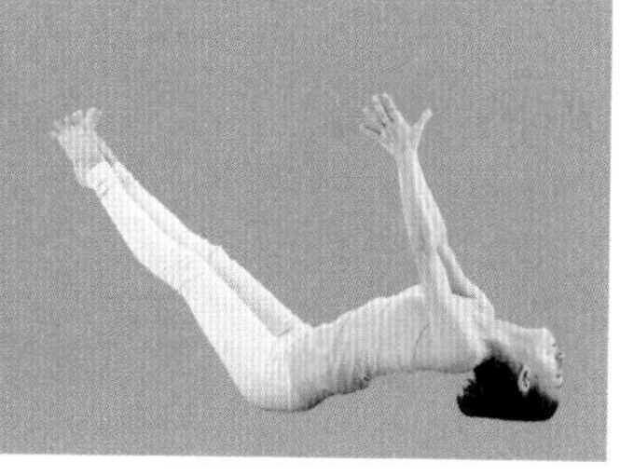

仰臥英雄式

Level ★★★★★

以英雄坐（P.18）姿勢仰躺的動作。因為可以伸展大腿前側，晚上睡覺前練習，隔天大腿的線條會變得流暢好看。此式也可以舒適地伸展腹部與骨盆周圍，促進消化、提高內臟機能。

重點意識的部位

Back　Front

・胸大肌
・肋間肌
・股四頭肌

效果

- 舒緩腳部水腫
- 活化內臟機能
- 舒緩腰痛

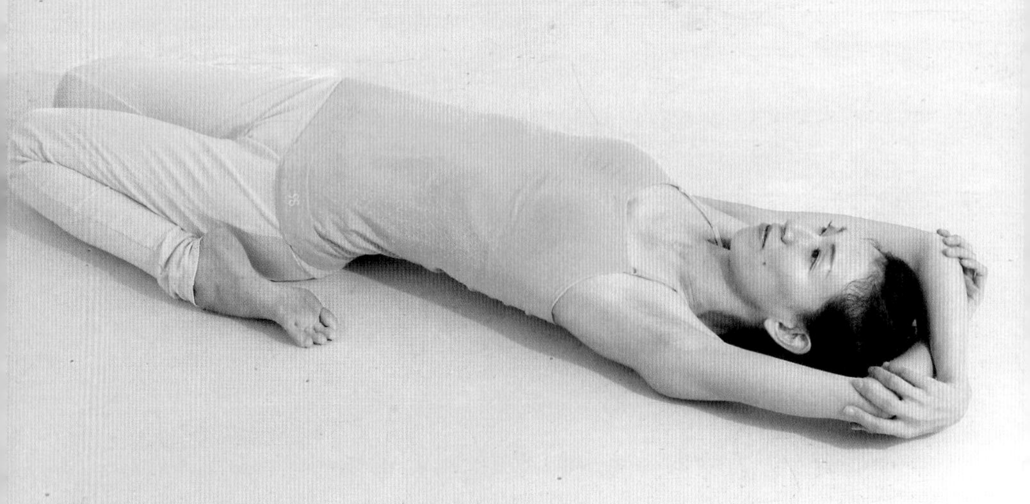

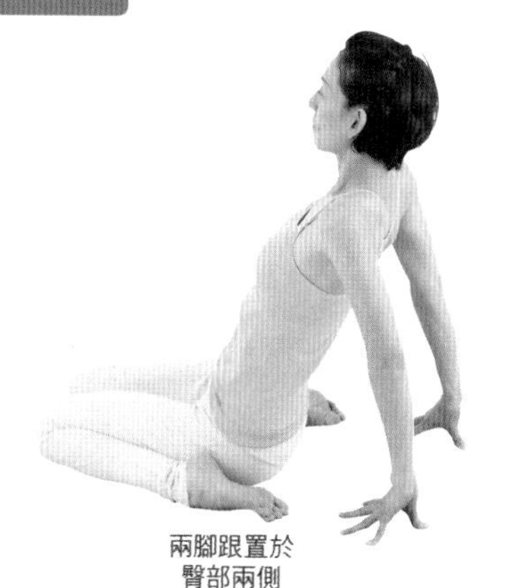

1 身體跪坐 雙手放在身體後側撐地

身體正坐，左右小腿朝外側打開放在大腿兩側，臀部坐穩地板（參照P.18英雄坐）。

2 上半身 緩慢地往後倒下

雙手從背後往前走的同時，上半身緩慢地往後倒，肋骨下方往地板方向降下。意識著呼吸點在背後。

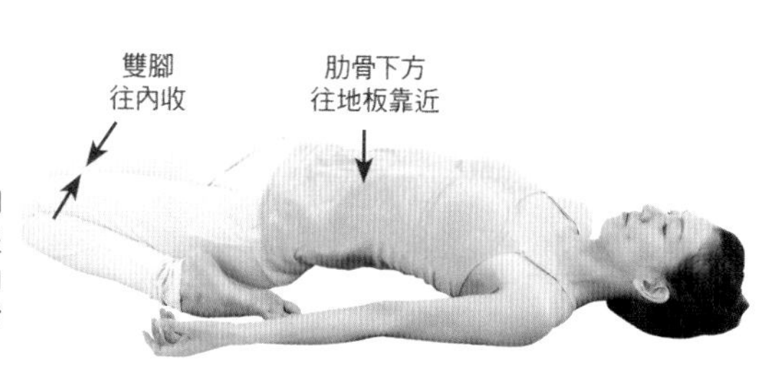

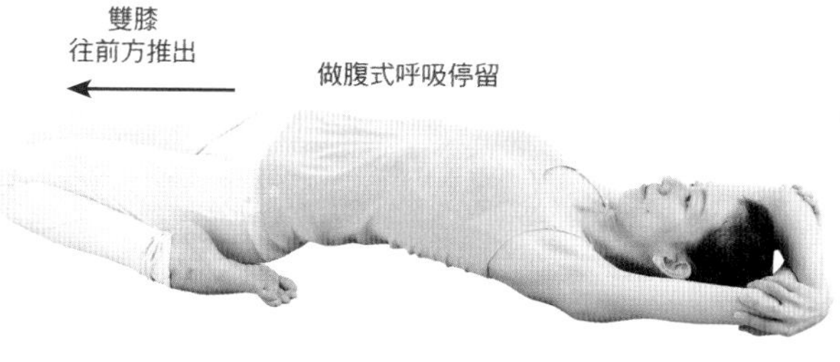

3 雙手高舉過頭 在頭頂上互握雙肘

雙手往頭頂伸展，左右手各自抓握另一手的手肘。將毯子墊在背部到頭部下方，可以幫助雙膝更容易放在地板上。

Challenge

168 仰臥單腳高舉英雄式

Eka Pada Supta Virasana（單腳舉起）

接續動作2，抬起右腳，雙手扶著膝蓋後側，緩緩伸展膝蓋將腳往上舉起。

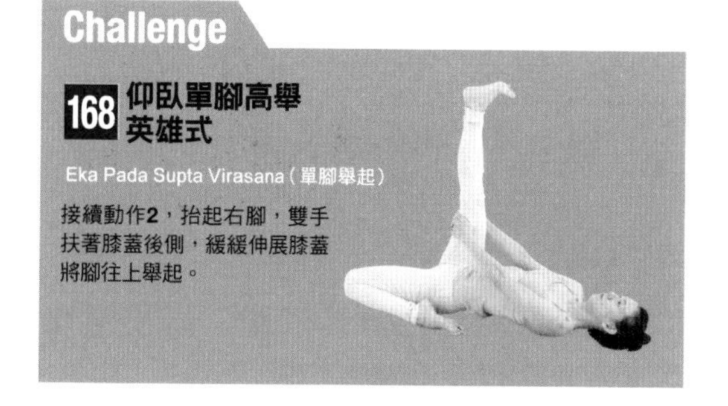

EASY

伸展單邊膝蓋進行練習

保持右膝伸展的狀態，進行動作1至3。感覺彎曲雙膝並身體後倒時很辛苦，或有雙膝浮起等狀況時，特別推薦從此簡易版開始練習。

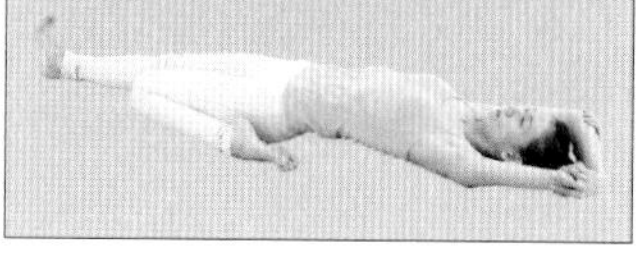

針眼式

Level ★★★★★

可以伸展提起腳踝側的臀大肌。將骶骨往地板方向下沉，保持雙手環抱大腿的膝蓋角度（直角）並拉近身體，就能加深臀大肌伸展的程度。

重點意識的部位
Back
Front
・斜方肌
・臀大肌
效果
◉ 柔軟髖關節
◉ 舒緩腰痛
◉ 放鬆身體

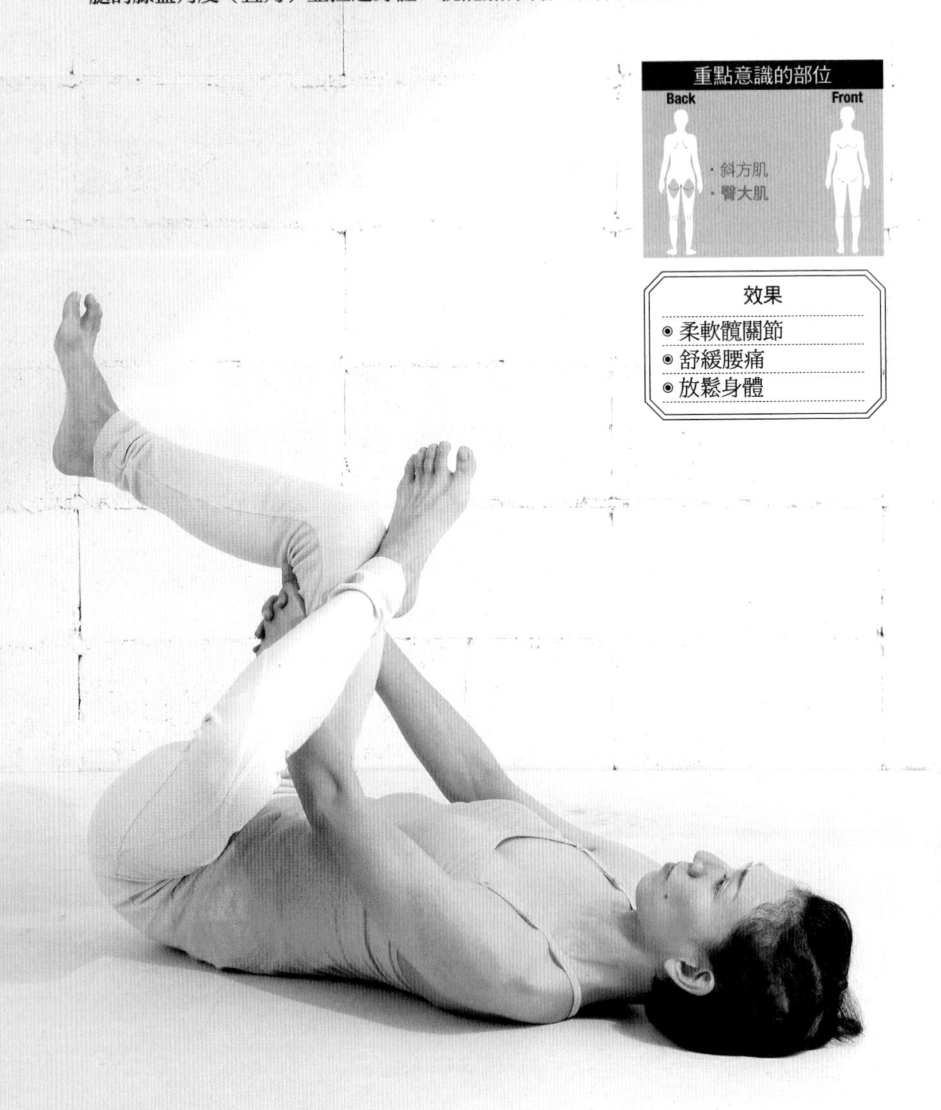

仰躺

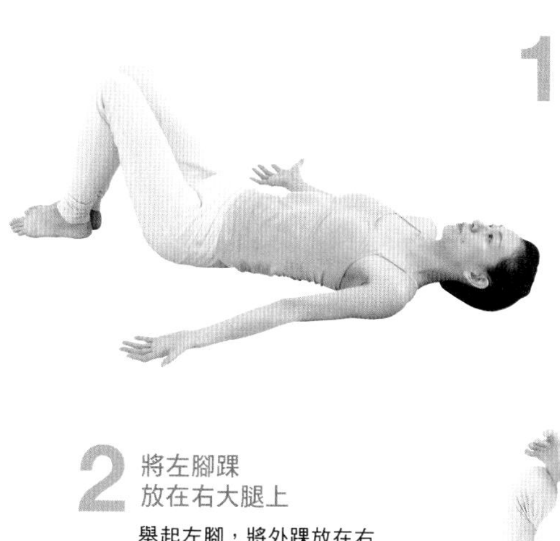

1 身體仰躺 立起雙膝

身體仰躺，雙腳併攏並將膝蓋立起，雙手自然地在身體兩側打開。

左外踝放在右大腿上

2 將左腳踝 放在右大腿上

舉起左腳，將外踝放在右大腿上並回勾腳尖。

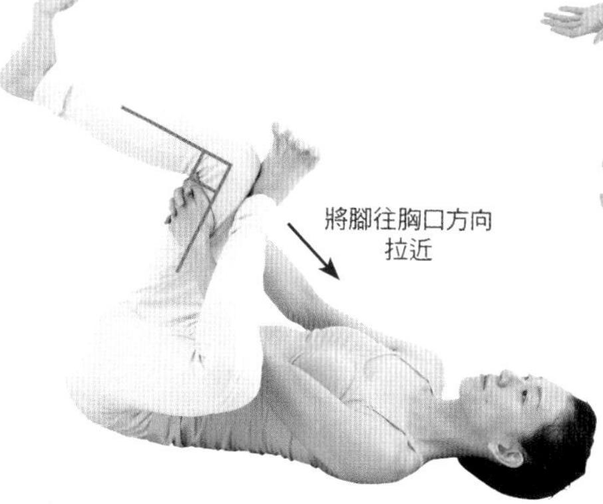

將腳往胸口方向拉近

3 雙手抱住右大腿 將其拉近胸口

雙手扶住右大腿後側，將其往胸口拉近，並注意不要讓骶骨從地板上浮起。

換邊進行相同動作

POINT

腳尖不可前伸

動作**2**至**3**須保持彎曲腳踝、回勾腳尖，藉此活化小腿前側的肌肉，保護膝關節。

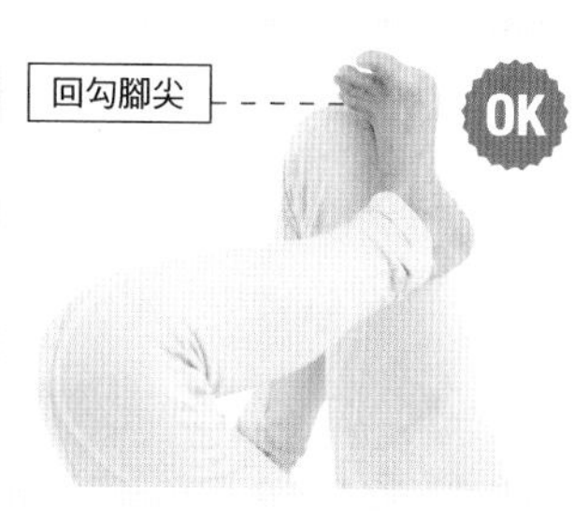

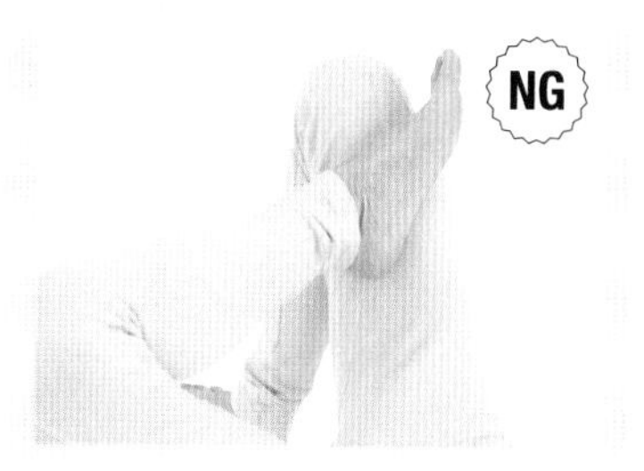

快樂嬰兒式

Level ★★★★★

以手將伸向天花板的腳底往地板方向下拉，打開髖關節的體式。可以舒適地伸展髖關節，放鬆身心，容易進入睡眠狀態。

重點意識的部位

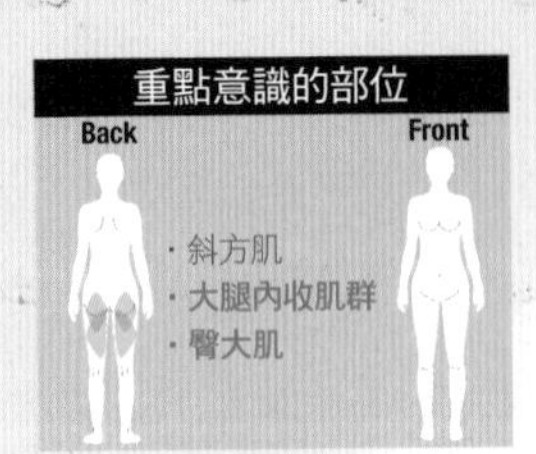

效果

- 柔軟髖關節
- 舒緩腰痛
- 鎮定神經系統

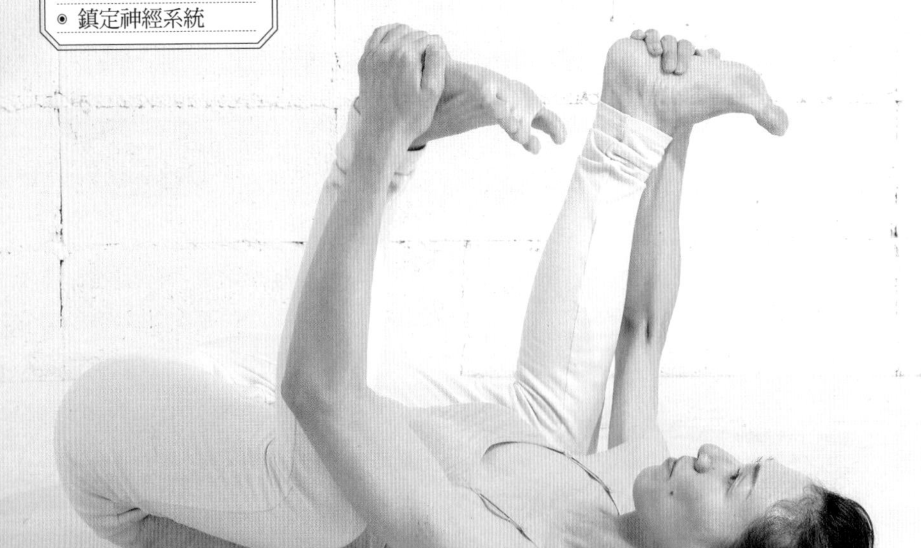

仰躺

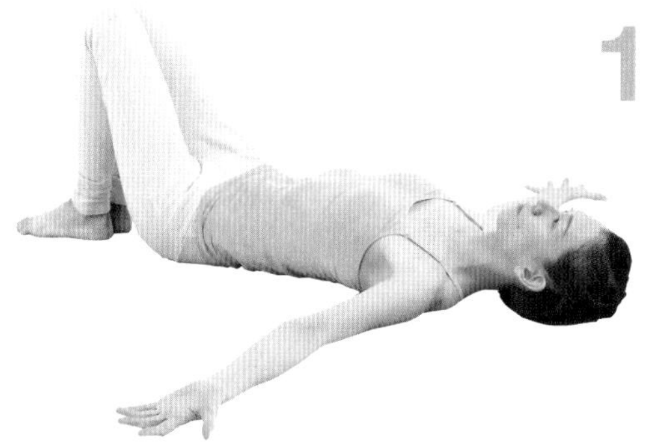

1 身體仰躺
立起雙膝

身體仰躺，雙腳併攏並將膝蓋立起。

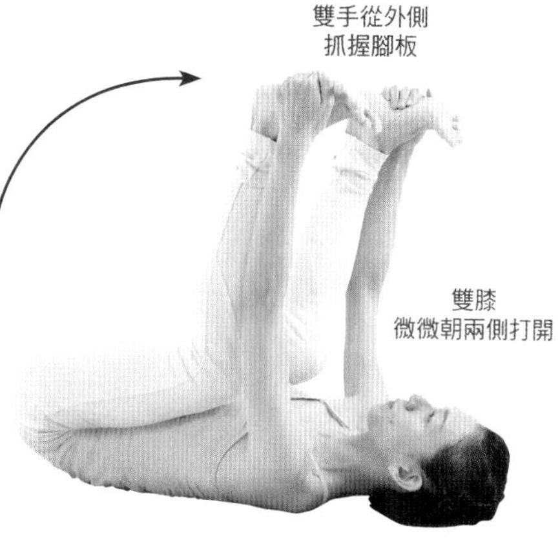

2 手從外側扣住腳底

往上舉起雙腳，膝蓋微微朝兩側打開。右手從右腳底外側、左手從左腳底外側抓握腳板。

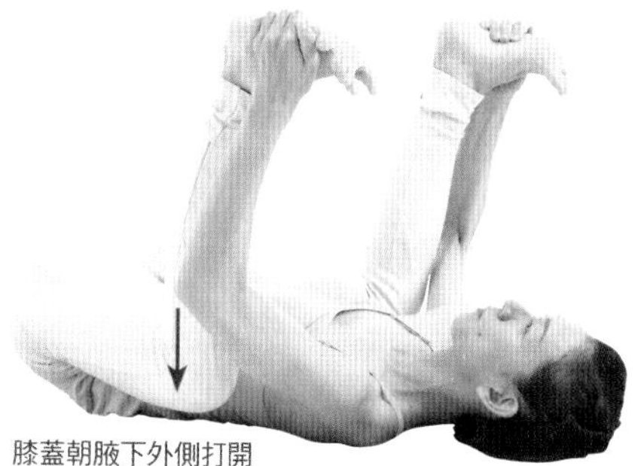

3 雙手下拉
使雙膝接近地板

雙手下拉腳底，使雙膝朝腋下外側打開並接近地板。

EASY

立起單膝進行練習

保持單膝立起，單腳輪流進行動作**2**至**3**。若覺得雙腳同時進行很困難，推薦從單腳開始練習。

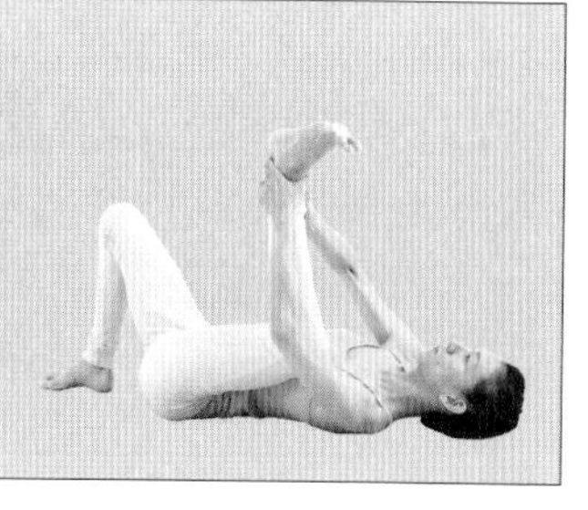

橋式

Level ★★★★★

仰躺並後彎，將身體做成拱橋的形狀。鍛鍊下半身肌肉的同時，還可以打開胸口，加深呼吸。

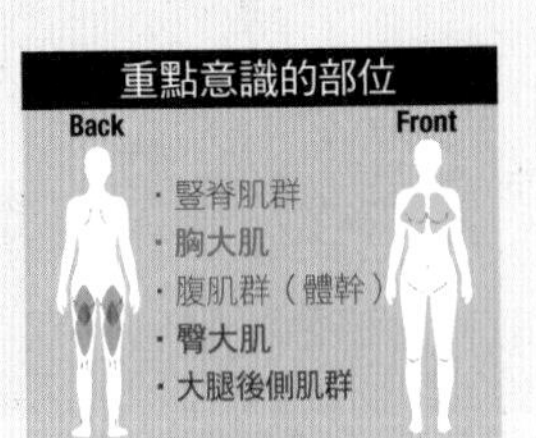

效果

- 緊實後背、臀部
- 調整姿勢體態
- 使情緒變得積極

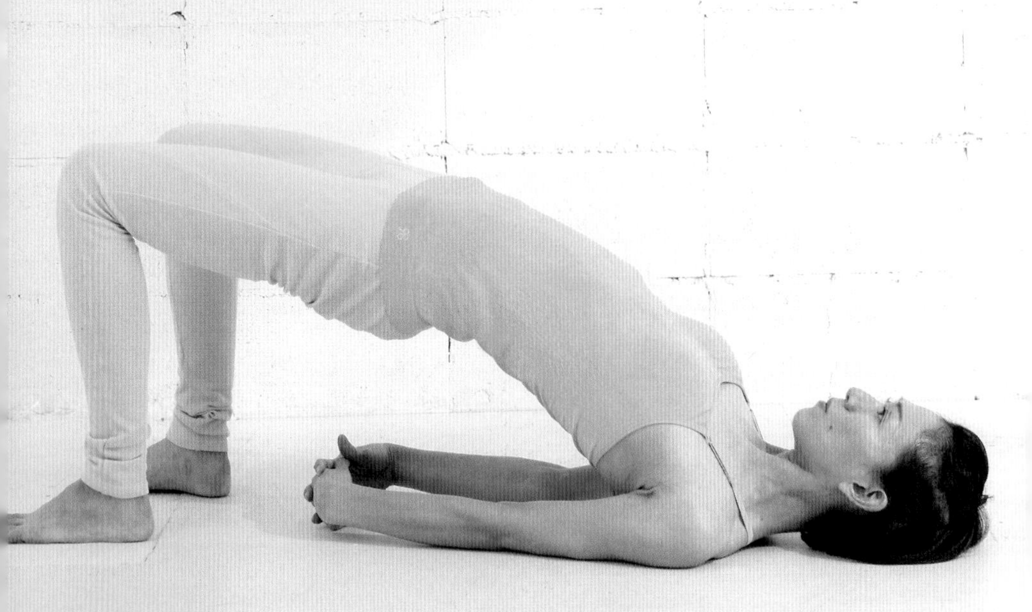

仰躺

1 彎曲雙肘 前臂與地板垂直

身體仰躺並立起雙膝，雙腳打開與腰同寬，腳跟靠近臀部並與膝蓋保持一直線。雙肘彎曲下壓地板，胸口往上提起。

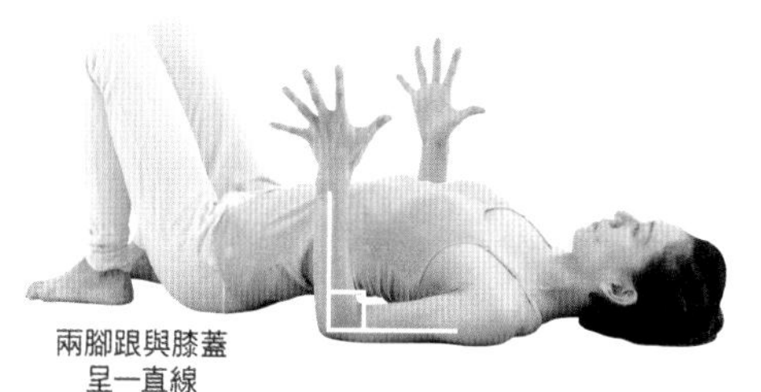

2 上臂下壓地板 臀部往上提起

腳底確實踩穩地板，臀部往上提起。

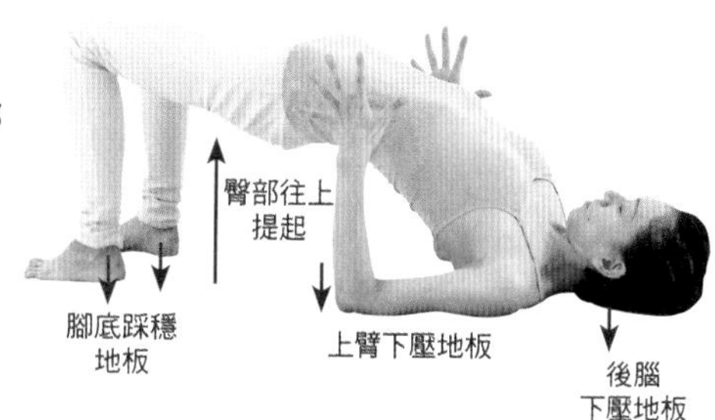

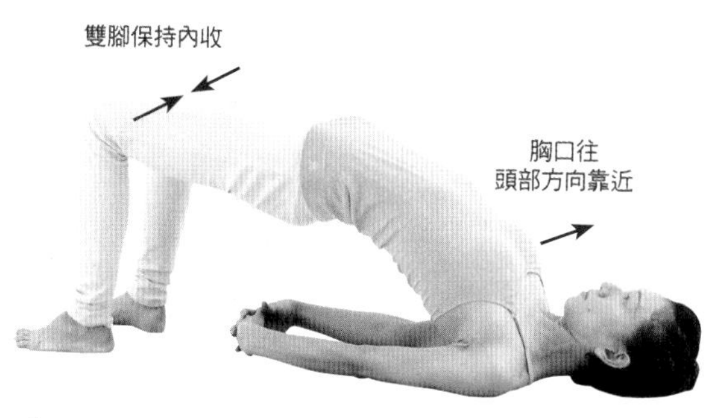

3 伸直手肘 雙手在後背下方交握

伸直手肘，拉近兩側肩胛骨並雙手交握。交握的雙手下壓地板，再將胸口往上提起。

POINT

膝蓋 不可往外側打開

動作3時若打開膝蓋，就無法均衡強化下半身肌肉及伸展。一定要保持雙腳內收的力量喔！

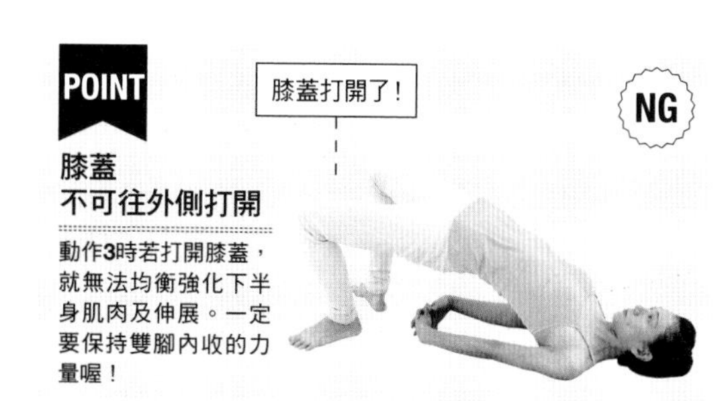

臥扭轉放鬆式

Level ★★★★★

藉由雙腳併攏倒向側邊，扭轉腰部，強化腹肌群。
練習時保持腹部與雙腳用力，是做好此體式的訣竅。

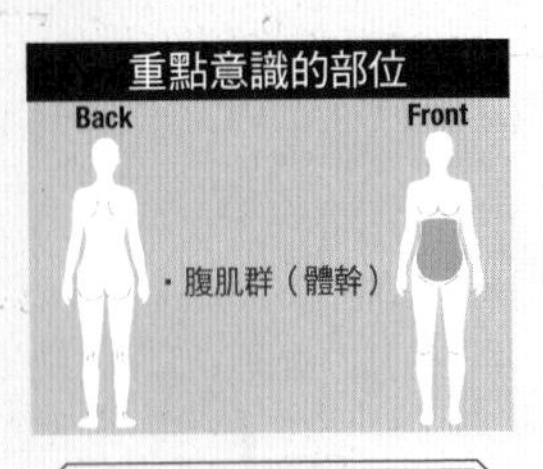

效果

- 強化腹肌
- 舒緩膝蓋疼痛
- 緊實腰部、臀部

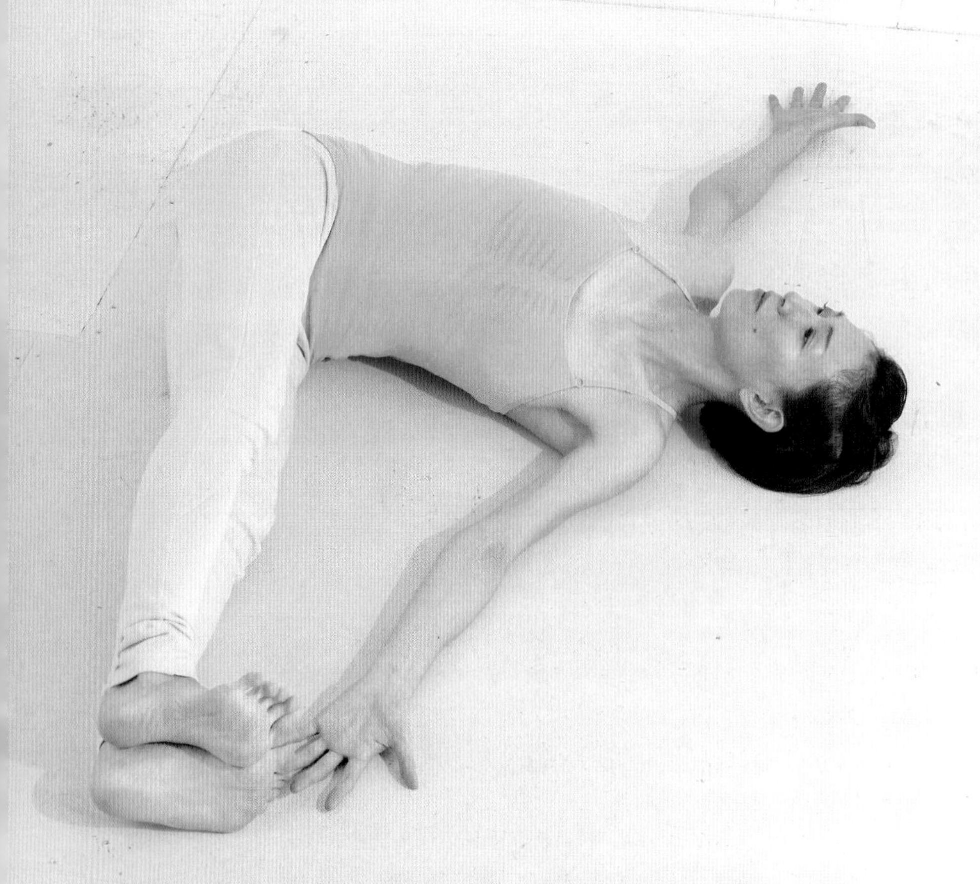

仰躺

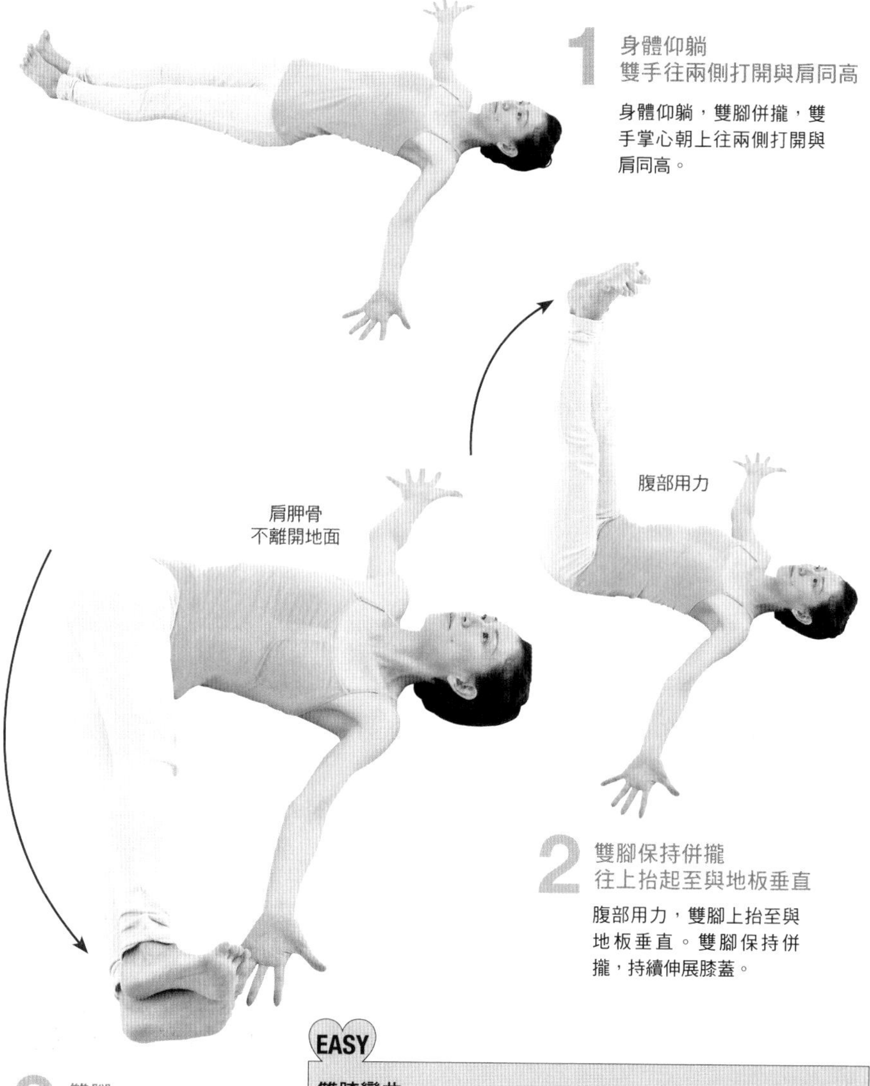

1 身體仰躺 雙手往兩側打開與肩同高

身體仰躺，雙腳併攏，雙手掌心朝上往兩側打開與肩同高。

2 雙腳保持併攏 往上抬起至與地板垂直

腹部用力，雙腳上抬至與地板垂直。雙腳保持併攏，持續伸展膝蓋。

3 雙腳 朝左手方向的地板倒下

保持左右肩胛骨貼地，雙腳緩緩往左側倒下。請一邊意識著腹肌的作用，一邊進行動作。

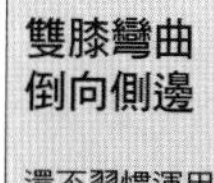

EASY

雙膝彎曲 倒向側邊

還不習慣運用腹肌的力量時，可以保持雙膝彎曲，進行動作2至3。

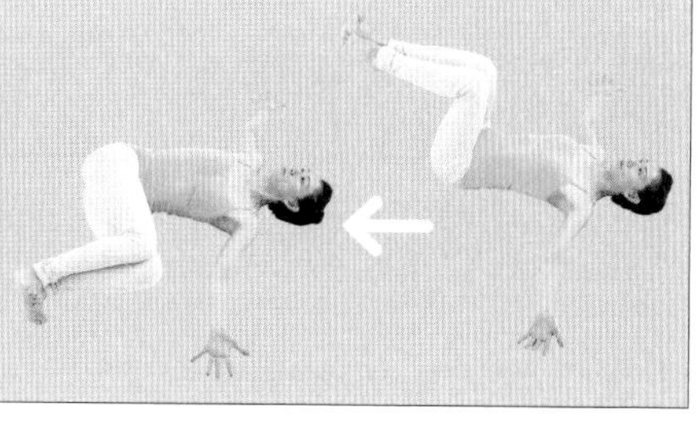

仰臥手抓腳掌伸展式

Level ★★★★★

仰躺，雙手將舉起的單腳拉近身體，伸展整體腳後側的體式。可以促進下半身血液循環，改善手腳冰冷及水腫的狀況。

重點意識的部位

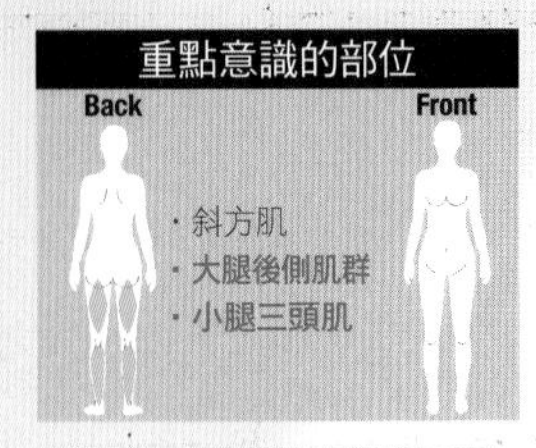

效果

- 改善手腳冰冷及水腫
- 柔軟髖關節
- 放鬆身體

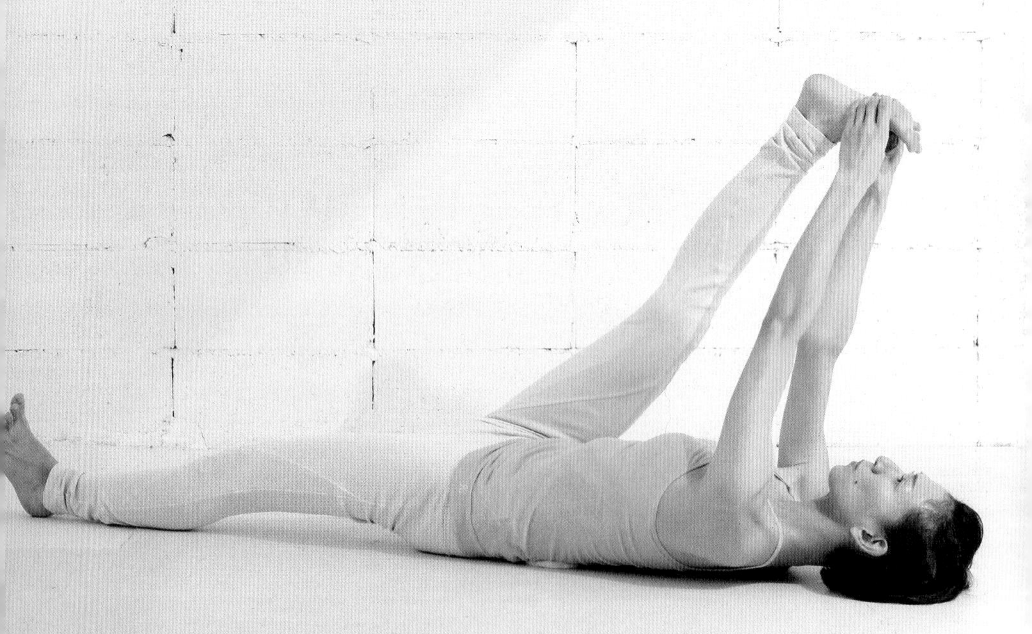

仰躺

1 雙腳併攏 雙手在身體兩側打開

仰躺，雙腳併攏。

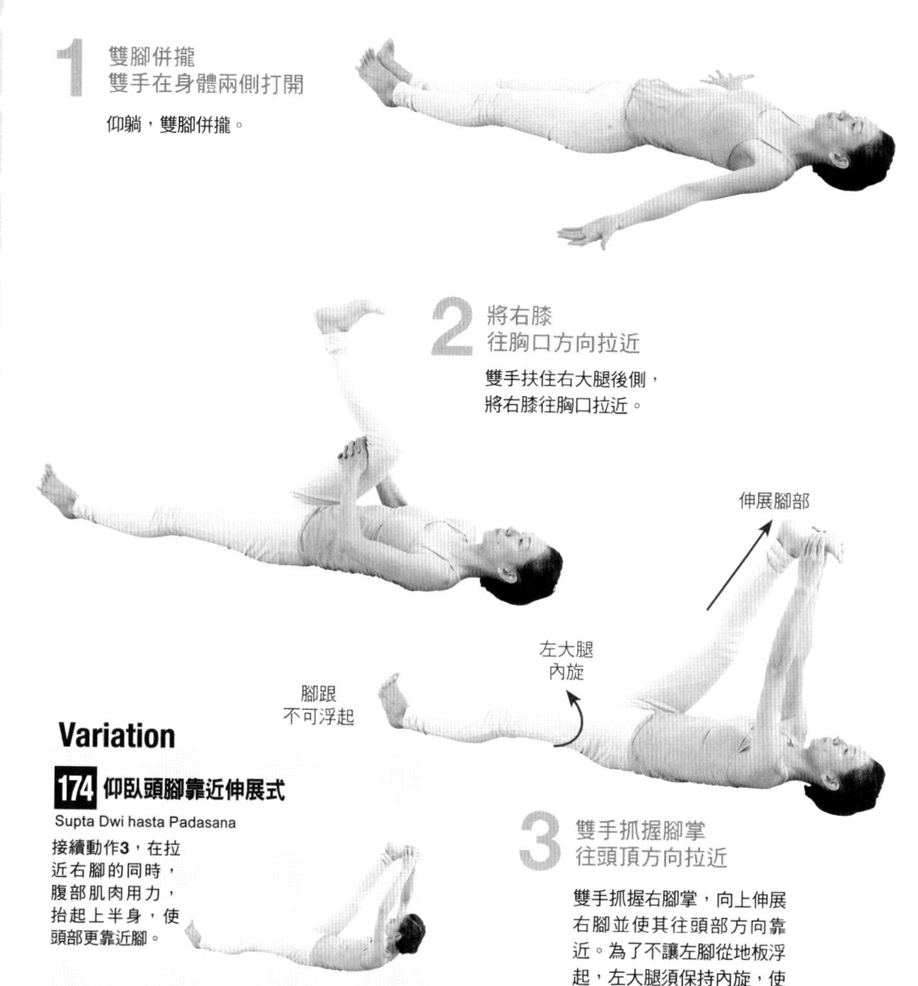

2 將右膝 往胸口方向拉近

雙手扶住右大腿後側，
將右膝往胸口拉近。

3 雙手抓握腳掌 往頭頂方向拉近

雙手抓握右腳掌，向上伸展右腳並使其往頭部方向靠近。為了不讓左腳從地板浮起，左大腿須保持內旋，使左腳後側緊貼地面。

換邊進行相同動作

Variation

174 仰臥頭腳靠近伸展式

Supta Dwi hasta Padasana

接續動作3，在拉近右腳的同時，腹部肌肉用力，抬起上半身，使頭部更靠近腳。

Variation

176 仰臥扭轉手抓腳掌式

Parivrtta Supta Padangusthasana

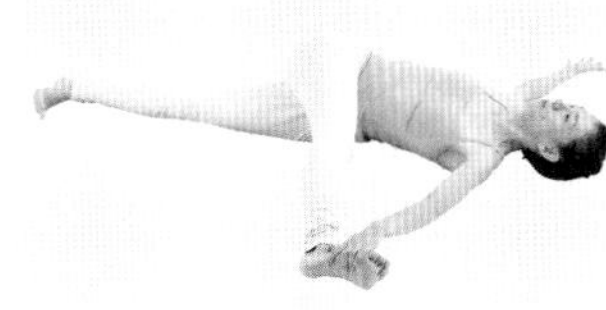

接續動作3，右手放至地面，左手從外側抓握右腳背，使右腳往左側倒下。練習時須保持右肩胛骨不從地板浮起。

175 仰臥手抓腳掌伸展式（腳往外側倒下）

Supta Padangusthasana（腳往外側倒下）

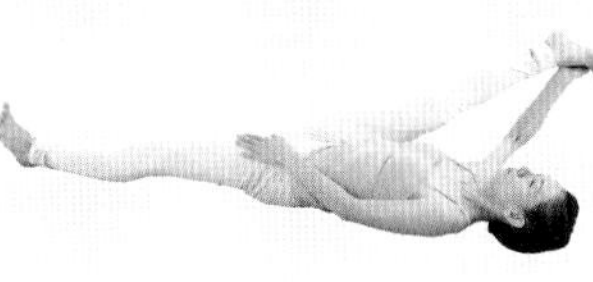

接續動作3，右手從外側抓右腳背，將右腳倒向右側。為了不讓左臀部浮起，請以左手壓住左大腿。

這種情況
怎麼辦？

YOGA Q&A

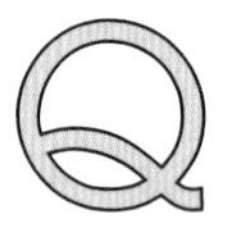

身體僵硬的我，不適合練習瑜伽？

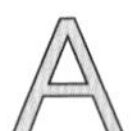

正因為身體僵硬，更適合練習瑜伽。

雖然身體柔軟度好的人，猛一看非常適合練習瑜伽，但實際上他們更容易受傷，也難以感受到瑜伽練習的效果。相反地，身體僵硬的人不但不容易受傷，也更容易感受到練習瑜伽所帶來的效果。因為可以使用到平常不太使用的肌肉與關節，所以更能感受到身體的變化。

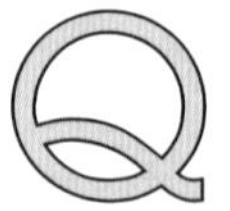

無法完全達到體式要求時怎麼辦？

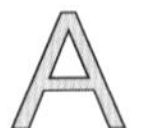

減輕體式的強度，或使用輔助道具。

重要的是不過度勉強自己完成體式。建議練習減輕體式強度的版本（easy），請活用瑜伽磚、瑜伽伸展帶等輔助動作的道具。抱持著「持續下去就會轉化成力量」的心情，只要持續進行練習，身體一定會隨著練習的次數而逐漸變得可以完成動作。

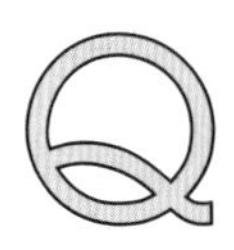

即使肌肉痠痛，也要忍耐著練習比較好嗎？

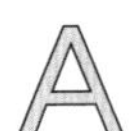

在身心舒適的範圍內進行練習吧！

即使肌肉痠痛，也是有可能進行瑜伽體式的練習。但因為每個人對於痛的定義不同，所以請在不勉強自己的範圍內進行練習。痠痛經過數日之後就會恢復，所以等恢復之後再開始練習也OK。即使是每天練習一個體式也好，只要持之以恆，身體就會產生好的變化。請配合身體的狀況持續練習吧！

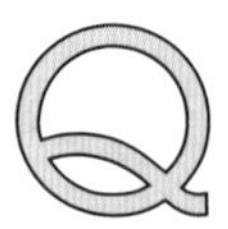

練習瑜伽體式時太痛苦了，感覺無法深呼吸！

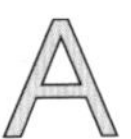

原因是呼吸肌的僵硬就以瑜伽動作來柔軟它！

平常如果呼吸短淺，位於肋間肌肉與橫膈膜之間的呼吸肌就會變得僵硬，即使練習體式也難以深呼吸。但一旦養成練習瑜伽的習慣，慢慢地呼吸肌也會逐漸變得柔軟。此外，因為透過矯正身體姿態打開胸廓，深呼吸應該也會變得輕鬆。

PART3

升級
並非遙不可及
高階體位法
攻略

本篇將傳授P.32至P.191中，高難度體式的計畫性攻略，
詳細解析完成動作必須具備的要素。
經由三階段的漸進式練習，讓身體逐漸產生變化，
一定可以完成憧憬的體式！

Level up is granted

側角扭轉扣手式（提起腳跟）

Lesson 1

Baddha Parivrtta Parsvakonasana（提起腳跟）

P.54

以不穩定的姿勢，將手從大腿下方往後繞並交握雙手是高難度的動作。由於日常生活裡，很少有將手臂往後旋轉的動作，所以很多人無法做到這個動作。攻略的最大關鍵是肩關節的柔軟度。請跟著左頁的三個體式，循序漸進地練習吧！

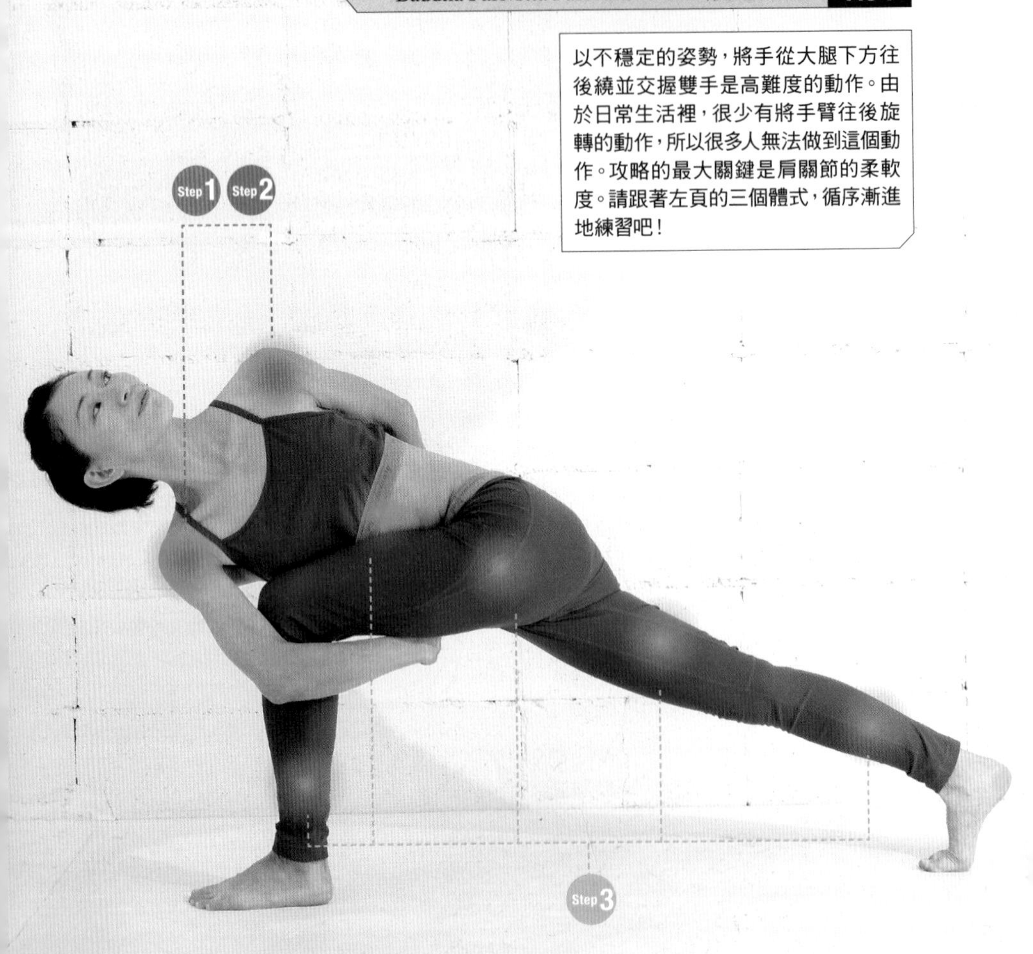

牛面式（僅限前臂）

Gomukhasana（僅限前臂）

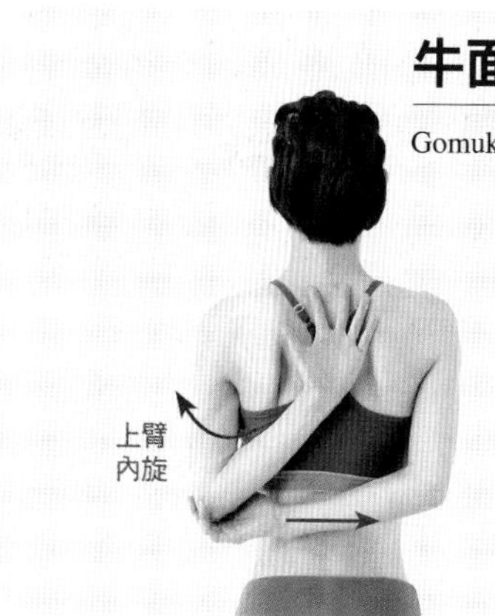

Point

・提高肩膀周圍的柔軟度

Process P.159

為了提高能使雙手往內側旋轉的肩關節柔軟度，須重點練習牛面式的前臂部分。單手肘彎曲，手臂內旋，手背抵住後背，另一手將彎曲的手肘往回拉。進行上述動作時，重點在於保持肩膀往後拉。

三角前彎式（雙手在背後交握）

Step 2

Prasarita Padottanasana（雙手在背後交握）

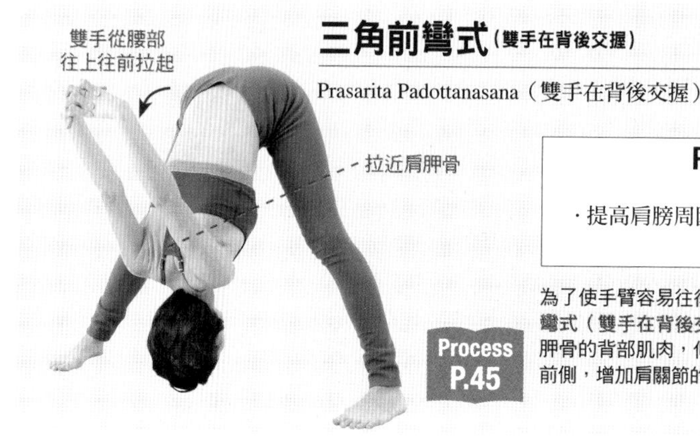

Point

・提高肩膀周圍的柔軟度

Process P.45

為了使手臂容易往後旋轉，加強練習三角前彎式（雙手在背後交握）。藉由強化拉近肩胛骨的背部肌肉，伸展、放鬆胸口與肩膀的前側，增加肩關節的動作範圍。

高弓箭步式（合掌扭轉）

Step 3

High Lunge（合掌扭轉）

雙手手掌
施力壓合

從腰部開始扭轉，
往上翻開胸口

右大腿
內旋

雙腳力量
拉往中心軸

左大腿
外旋

Process P.51

Point

・強化腳力
・強化扭轉體幹時所需的腹肌群

透過練習高弓箭步式（合掌扭轉），可訓練下半身的強度與平衡感，及扭轉上半身的肌力。藉由像要把前後打開的雙腳合起來似的控制雙腳內收力量，以活化下半身的肌肉，穩定體式。

手抓腳單腿站立伸展式（側抬腿）

Lesson 2

Utthita Hasta Padangusthasana（側抬腿） P.72

以單腳為軸心，取得身體平衡，往上提起另一腳並往旁邊打開的高階動作。要想輕鬆地將腳往上提起，髖關節的柔軟度是關鍵。為了支持單腳站立，腳力也是必要的。請依左頁的三個體式進行練習，循序漸進地完成攻略吧！

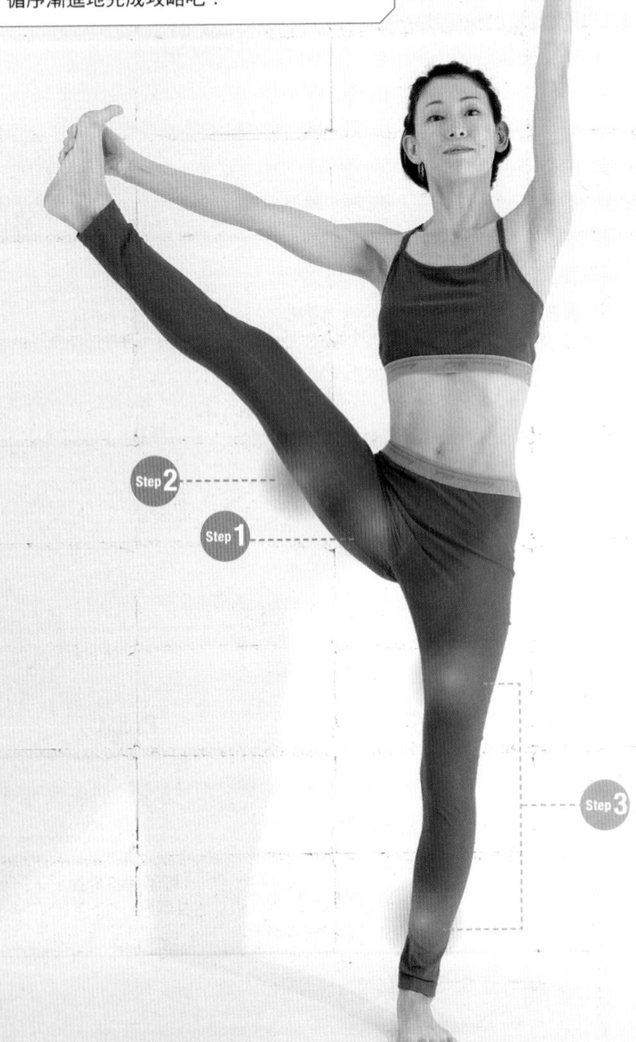

側角伸展式

Utthita Parsvakonasana

Step 1

左大腿內旋
右大腿外旋
右腳根部往後拉

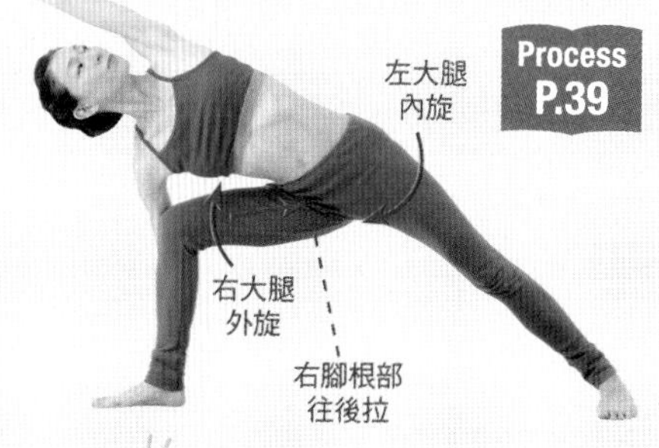

Process P.39

Point

・提高髖關節的柔軟度

首先，為了提高對於髖關節的意識與增加髖關節的動作範圍，需要練習側角伸展式。將前大腿根部用力地往後腳側邊拉近，並傾倒上半身，隨著打開髖關節的同時，使兩邊體側均衡伸展。

三角式

Utthita Trikonasana

Step 2

左大腿內旋
右大腿外旋
髖骨往上提

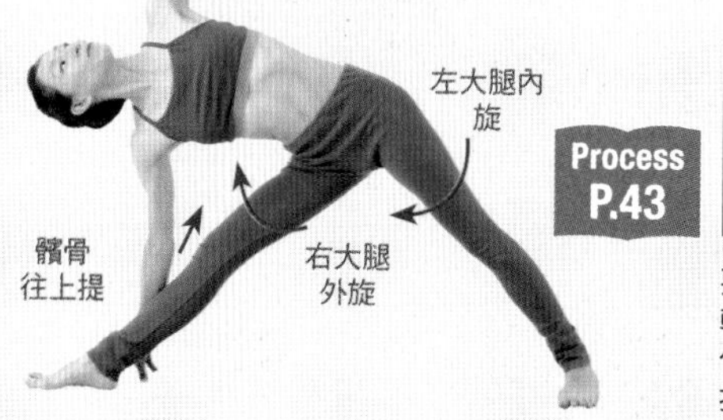

Process P.43

Point

・提高髖關節的柔軟度
・伸展大腿後側與內側的肌肉

要完成這個體式，大腿後側與內側肌肉的柔軟度也是必要的重點。接續Step1的動作，伸直前腳膝蓋進入三角式之後，髖關節就會打開，上半身也變得更容易側倒。此時透過前大腿外旋的動作，將可伸展到大腿內側。

手抓腳單腿站立伸展式

（側抬腿）的準備動作

Utthita Hasta Padangusthasana（側抬腿）的準備動作

Step 3

手將腳往身體方向拉近

像要抵抗手的力量一般，腳往外推

收緊腹肌

從骨盆開始往頭頂方向伸展

從骨盆開始往腳底方向確實踩穩

Process P.73

Point

・強化軸心腳
・強化軸心腳的臀部
・強化能將腳往上舉起的腹肌

最後，接續手抓腳單腿站立伸展式（側抬腿）的動作1，膝蓋保持彎曲，一邊將腳往旁邊打開，一邊掌握身體平衡的感覺。腹部用力，像要往內收緊腰腹般，以骨盆為中心點，身體朝上下兩端伸展，強化體幹、臀肌與腳力。

聖哲阿斯塔瓦卡式

Lesson 3

Astavakrasana P.104

雙腳夾住單手肩臂、伸直膝蓋的體式，這是在手臂平衡系列中，出了名的高難度動作。手臂平衡系列不僅注重臂力，更重視腹肌等全身性的能力。請參考左頁，循序漸進且不斷地練習，一起完成挑戰吧！

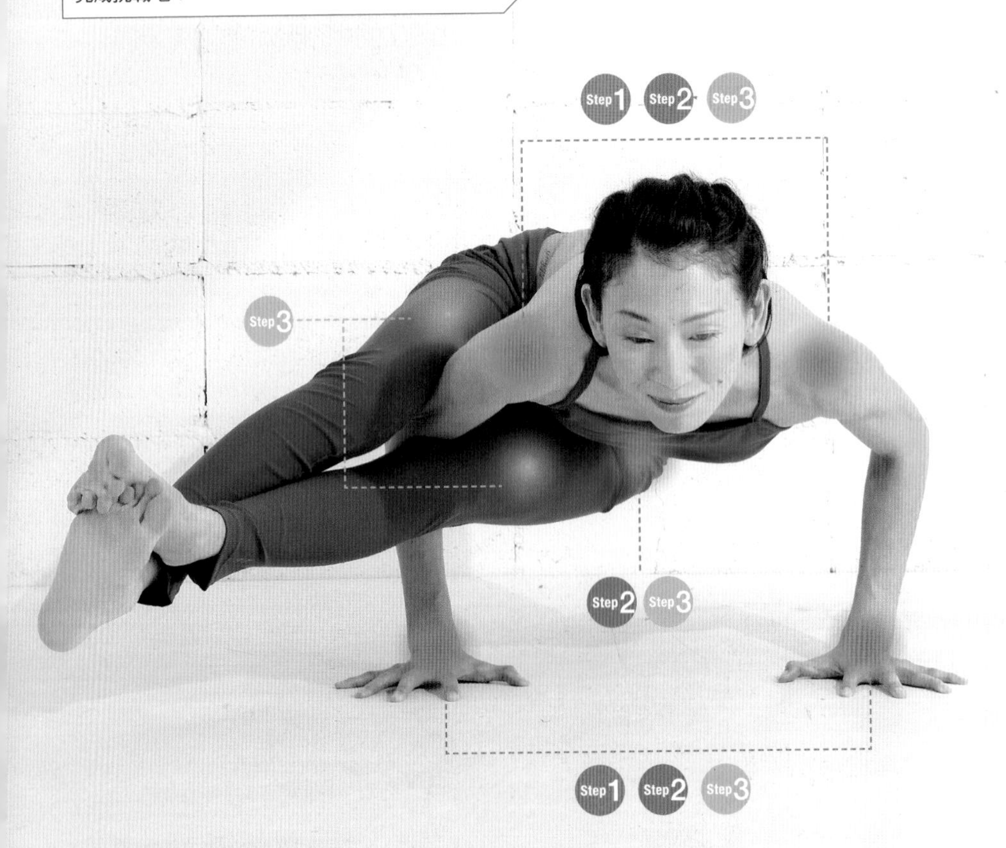

四肢撐地式

Chaturanga Dandasana

Step 1

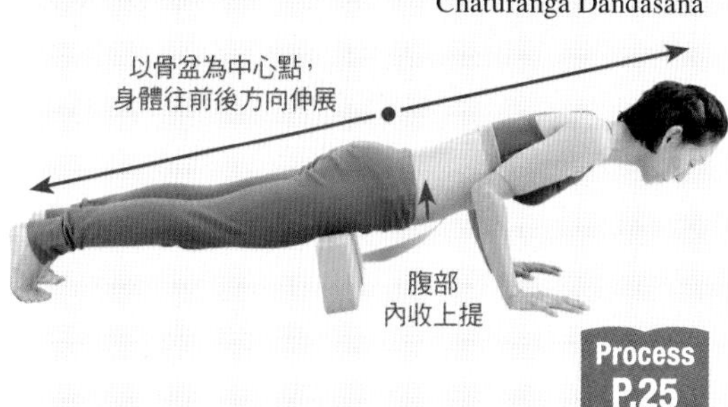

Point

- 矯正肩膀的位置
- 強化手腕與手臂的力量

首先，透過四肢撐地式的練習來鍛鍊腹肌與臂力。兩大腿下方放置瑜伽磚，把瑜伽帶固定在手臂上藉以意識肩膀的正確位置。腹部內收上提，視線看向前方，手肘彎曲，兩手肘與左右肩膀保持平行地面。

側鶴式

Parsva Bakasana

Step 2

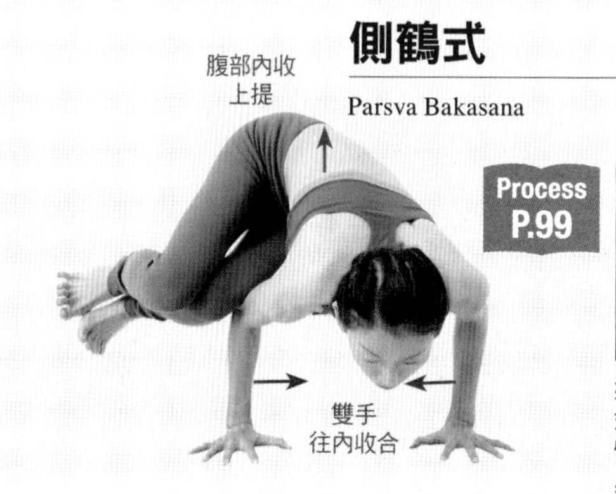

Process
P.99

Point

- 矯正肩膀的位置
- 強化手腕、臂力、腹肌群
- 藉由扭轉身體的動作，提升身體平衡感

如果Step1拿掉輔助工具也能完成四肢撐地式，就接著挑戰側鶴式吧！這個體式能強化臂力與腹肌，請在身體的扭轉中，練習掌握身體懸空時的平衡感覺。

單臂支撐式

Eka Hasta Bhujasana

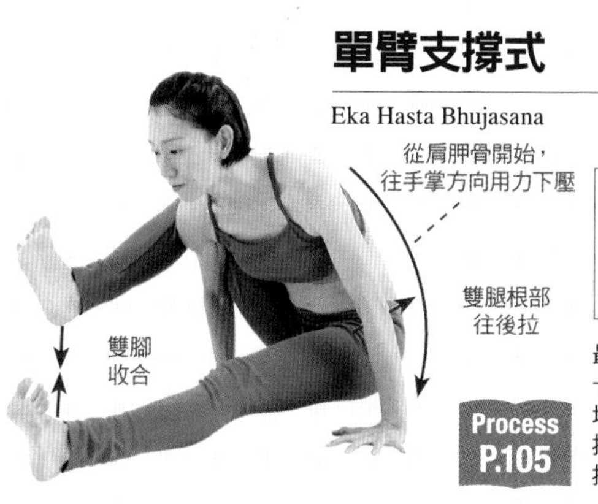

Point

- 強化手腕、臂力
- 強化腹肌群（體幹）
- 強化大腿前側

最後，單臂支撐式是開始練習聖哲阿斯塔瓦卡式之前的準備動作。像是要把背拱起似地打開肩胛骨，只要將腹部與雙腿根部往後拉，臀部就能抬離地板，接著再將雙腳收合拉近，整個下半身就可以從地面上浮起。

輪式 Lesson 4

Urdhva Dhanurasana P.116

「記得小時候明明可以做到……」相信這樣覺得的人應該很多。這個動作又被稱為「拱橋」，除了須要訓練出可以提起並支撐比孩童時期更重的身體所需的臂力與腳力之外，讓肩膀周圍與髖關節變得柔軟也是很重要的關鍵。

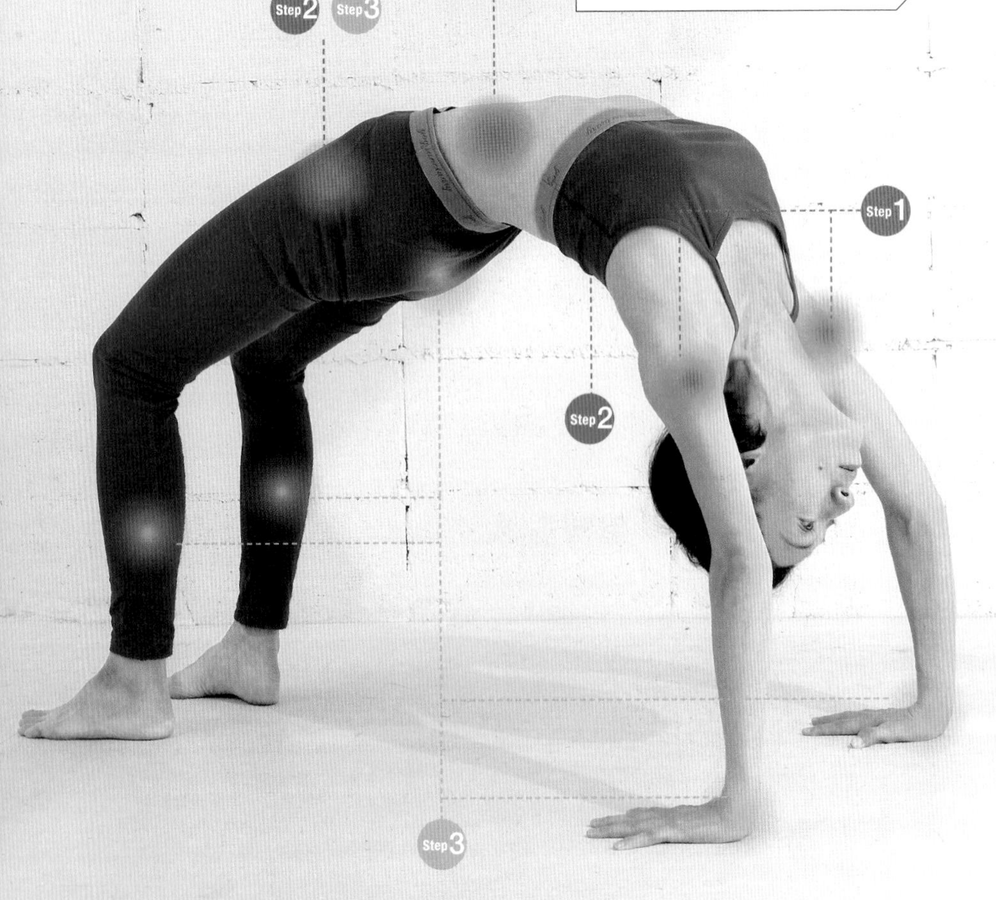

手臂
外旋
腋下
往後拉
手肘往頭部
靠近

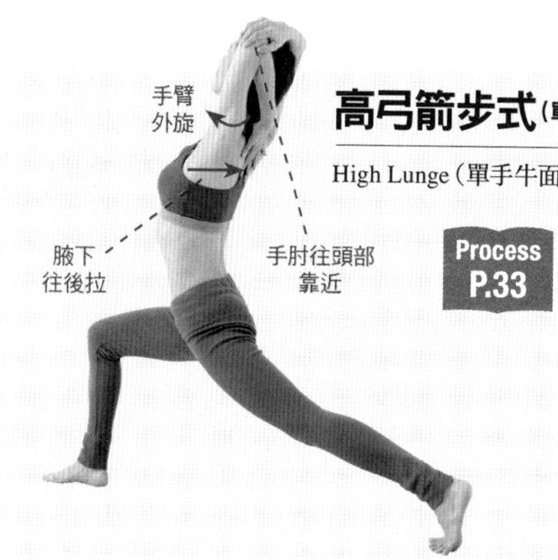

高弓箭步式（單手牛面式）

Step 1

High Lunge（單手牛面式）

Process P.33

Point

- 矯正肩膀的位置，提升柔軟度
- 提升髖關節的柔軟度
- 強化腳力

要完成輪式，肩膀的柔軟度是必要的。從高弓箭步式開始，單邊手肘在頭側彎曲，另一手將彎曲的手肘往後下壓。將肩膀往後拉開的同時手肘靠近頭部，使肩膀可以安全且有效地伸展。

手掌與腳背
互相壓合
尾骨
向下卷收
左大腿
外旋

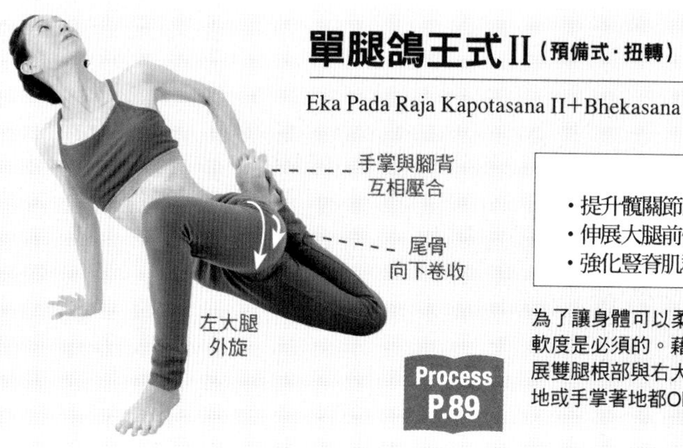

單腿鴿王式II（預備式・扭轉）

Step 2

Eka Pada Raja Kapotasana II+Bhekasana

Point

- 提升髖關節的柔軟度
- 伸展大腿前側
- 強化豎脊肌群

為了讓身體可以柔軟地往後仰，髖關節的柔軟度是必須的。藉由練習這個體式，一起伸展雙腿根部與右大腿前側的肌肉吧！手肘著地或手掌著地都OK。

Process P.89

輪式（預備）

Step 3

Urdhva Dhanurasana（預備）

OK
NG
肩膀往後拉
尾骨
向上卷收
腳底大力往下踩

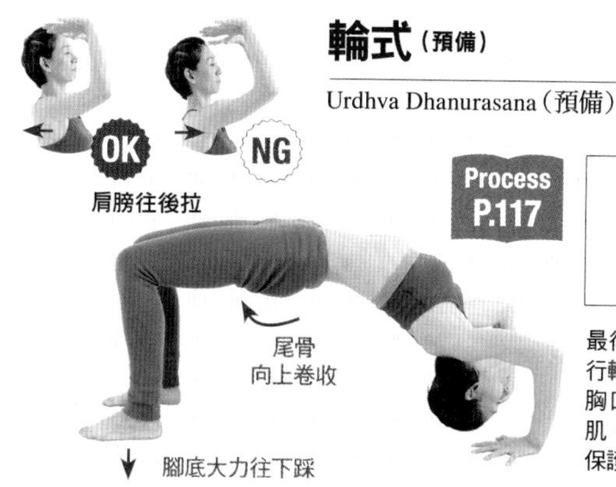

Process P.117

Point

- 強化下半身的肌力
- 強化臂力
- 提升胸椎的柔軟度

最後，為了強化下半身的肌肉與臂力，進行輪式動作2的練習。雙腳確實踩穩地板，胸口往前推出並打開胸椎。保持收緊腹肌，並有意識地把呼吸點放在後背，練習保護腰椎。

頭倒立式 I

Lesson 5

Salamba Sirsasana Ⅰ P.118

前臂與頭部著地，身體倒立的高難度體式。為了不帶給頸部過大的負擔，練習能安定肩膀、支撐體重的臂力是很重要的一件事。為了不要拱背，請保持把胸口往外打開。有意識地使用腹肌群，安穩體幹是取得身體平衡的訣竅。

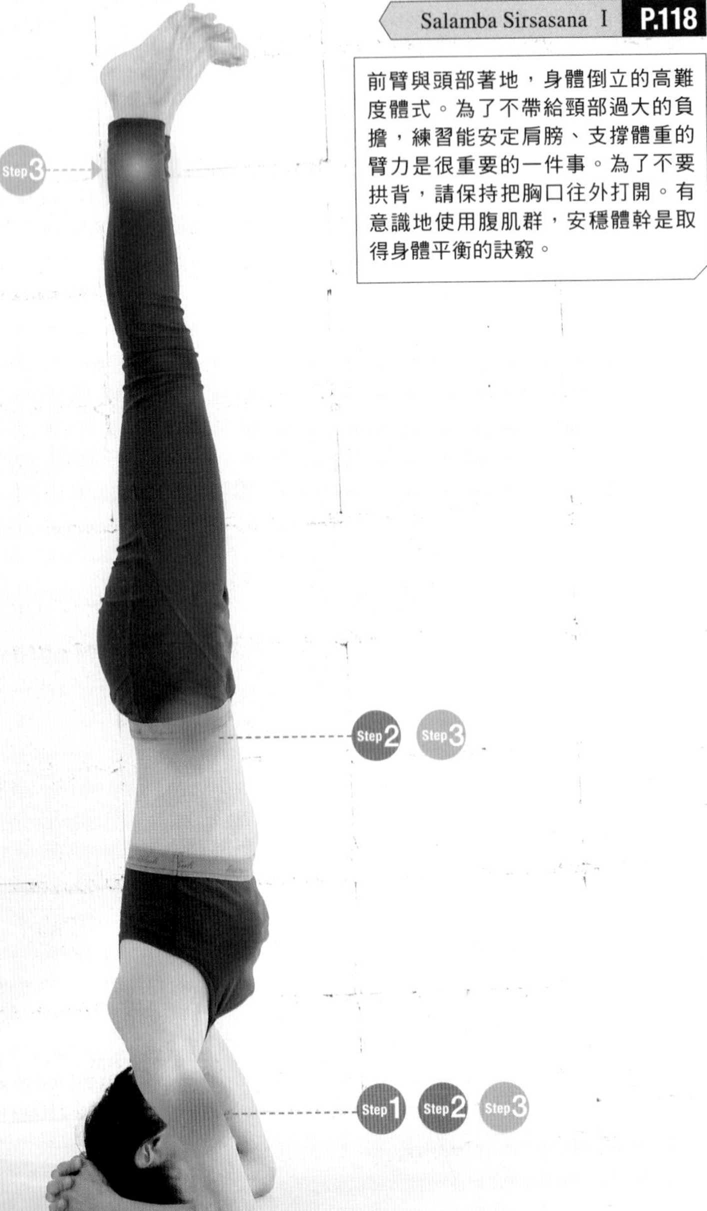

下犬式（手肘著地）

Adho Mukha Svanasana（手肘著地）

Process P.27

Step 1

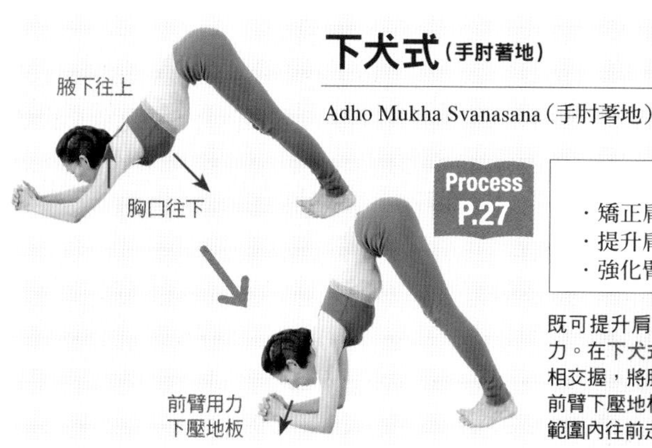

Point

- 矯正肩膀的位置
- 提升肩膀周圍的柔軟度
- 強化臂力

既可提升肩膀周圍的柔軟度，也可強化臂力。在下犬式的動作中，前臂著地，雙手互相交握，將腋下往上提，使胸口靠近地面。前臂下壓地板的同時，在脊椎不致於圓拱的範圍內往前走，掌握穩定上半身的感受。

頭倒立式 I（半彎曲）

Salamba Sirsasana Ⅰ（半彎曲）

Step 2

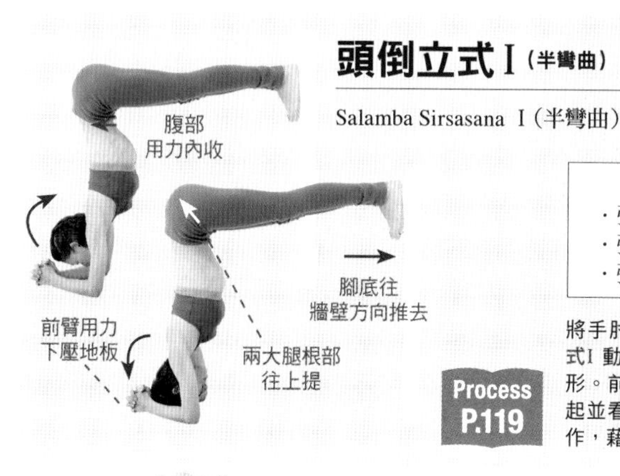

Point

- 強化腹肌
- 強化臂力
- 強化頸部肌肉

將手肘放在P.115測量的位置，從頭倒立式I 動作1開始，雙腳走上牆，身體呈L字形。前臂下壓地板，重複進行頭頂往上舉起並看向前方→將頭部輕放在地板上的動作，藉此強化臂力與脖子的肌肉。

Process P.119

頭倒立式 I（單腳半彎曲）

Salamba Sirsasana Ⅰ（單腳半彎曲）

Step 3

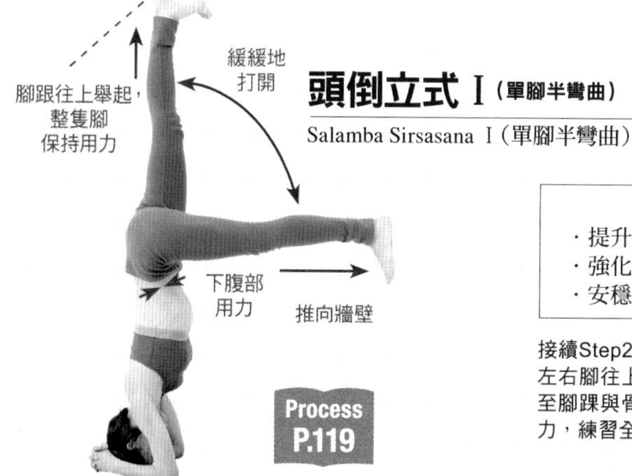

Point

- 提升平衡感
- 強化臂力
- 安穩體幹的練習

接續Step2 頭倒立式I（半彎曲），輪流將左右腳往上舉起，伸直膝蓋，高舉腳跟直至腳踝與骨盆保持一直線。整隻腳皆須用力，練習全身取得平衡。

Process P.119

手倒立式 Lesson 6

Adho Mukha Vrksasana P.122

這是倒立系列中難度特別高的體式。以雙腳併攏的美麗姿勢，讓腳持續往天花板伸展是重點。此動作需要肩膀的柔軟度，並運用全身的力量。請多花時間練習準備階段的動作，掌握調動身體肌力的感覺！

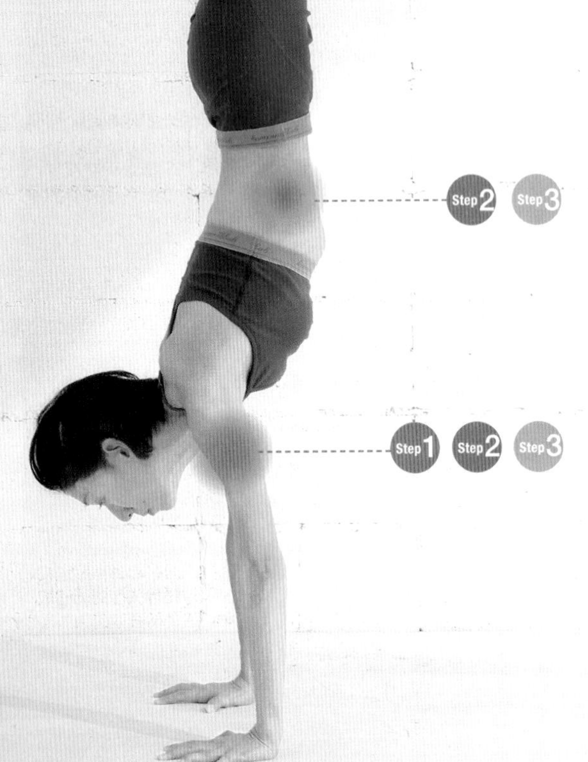

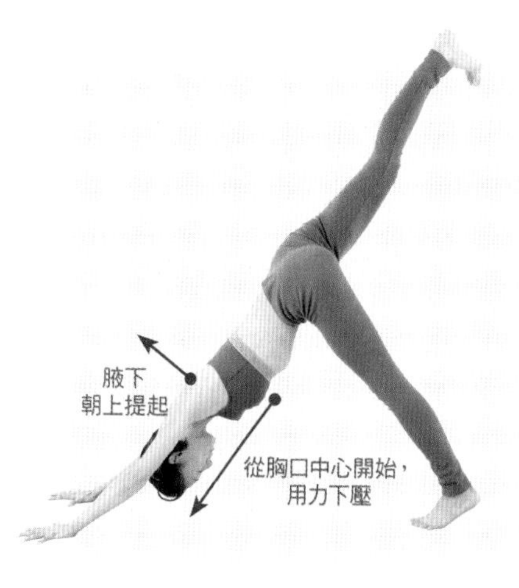

下犬式（單腳舉起）

Step 1

Adho Mukha Svanasana（單腳舉起）

Point

- 強化肩膀周圍的肌肉
- 提升肩膀周圍的柔軟度

Process P.27

因為倒立是僅以雙手支撐身體重量，所以手臂與肩膀的強化是必需的。首先，緩緩加重手臂的負擔，持續進行練習吧！在下犬式的動作裡，輪流將單腳往上舉起，並從胸口中心開始往手掌方向用力下壓地板。

大腿根部
往上提
腋下
拉往後方
胸口往牆壁
方向推出
稍微看向
前方
雙手用力
下壓地板

半手倒立式

Step 2

Ardha Adho Mukha Vrksasana

Point

- 強化肩膀周圍的肌肉
- 提升肩膀周圍的柔軟度
- 練習視線

Process P.115

Step2練習的是半手倒立式。胸口朝牆壁方向推出，腳底用力踩壓牆壁。雖然在這個動作中腳底也有支撐身體的作用，但雙手實際承受的負擔卻比Step1還要大。

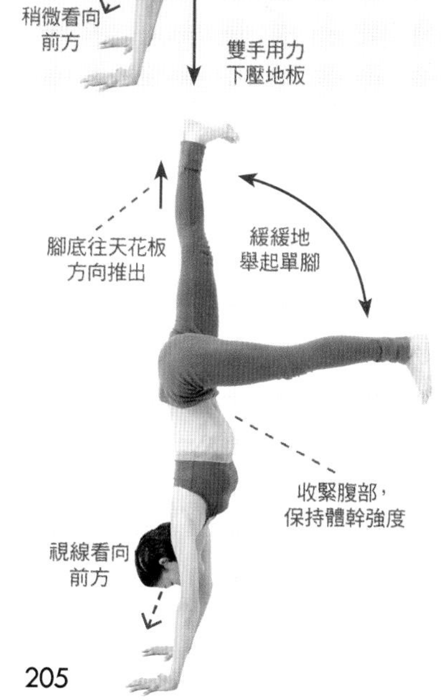

半手倒立式（單腳舉起）

Step 3

Ardha Adho Mukha Vrksasana

Point

- 強化臂力
- 提升平衡感
- 強化腹肌群（體幹）

Process P.115

最後進行單腳舉起的半手倒立式練習。收緊腹部，保持體幹強度的同時取得身體平衡。伸展單腳時，將腳底用力推出並往上舉起。保持雙腳力量的意識，也是取得身體平衡不可或缺的關鍵。

目的性的瑜伽練習

本單元將本書介紹的體式，依目的編組成流動性的瑜伽課程，可依當日的心情或身體狀況進行練習。以拜日式（P.20）進行暖身後，再練習這些課程會更有效果。最後請務必以大休息式（P.30）來做結尾。

緊實身體

約3分鐘

這是由可以刺激腹部、臀部等大塊肌肉的體式所構成的課程。能有效地緊實身體，提高新陳代謝。請意識著重點鍛鍊的肌肉進行練習吧！

START
1
下犬式
▶P.27
2
棒式
▶P.24
3
低弓箭步式
▶P.46
4
高弓箭步式（合掌扭轉）
▶P.50
5
幻椅式扭轉
▶P.41
6
半站立前彎式
▶P.24
回到動作1，
左右換邊接續進行
相同的動作

Try!
Video Lesson
觀看真人示範影片！
特別收錄了只有在影片中才有的變化版本！
在真人示範影片中，為了能學習到瑜伽的訣竅、更實際地感受到練習瑜伽的快樂，特別收錄了將本書內容增添變化的進階版體式。一起來挑戰新的變化版本，打造出理想中的身體吧！
Video Lesson http://gakken.jp/yogazenshu

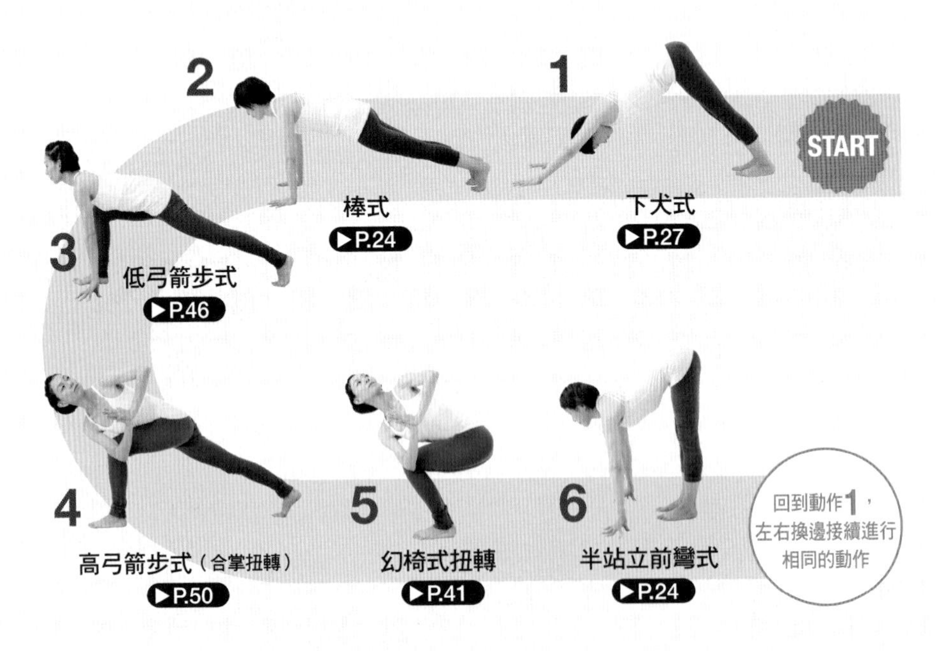

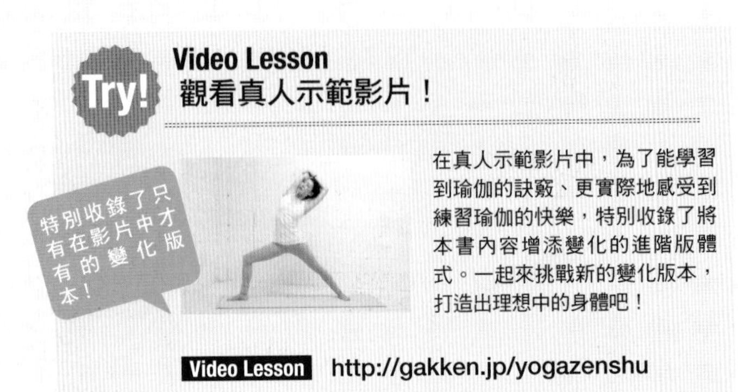

柔軟肩關節

約7分鐘

為了做到更多瑜伽體式的動作，肩關節的柔軟度非常重要。若能定期練習這個課程鬆活肩膀，許多本來做不到的動作也會漸漸變得可以做到喔！

START
1
山式
▶P.22
2
展臂式
▶P.22
3
站立前彎式
▶P.23
4
半站立前彎式
▶P.24
5
下犬式
▶P.27
6
英雄式 II
▶P.34
7
仰天英雄式 II
▶P.36
8
側角伸展式
▶P.38
9
仰天英雄式 II
▶P.36
10
低弓箭步式
▶P.46
11
新月式
▶P.76
12
高弓箭步式
▶P.33
回到動作5，
左右換邊接續進行
相同的動作

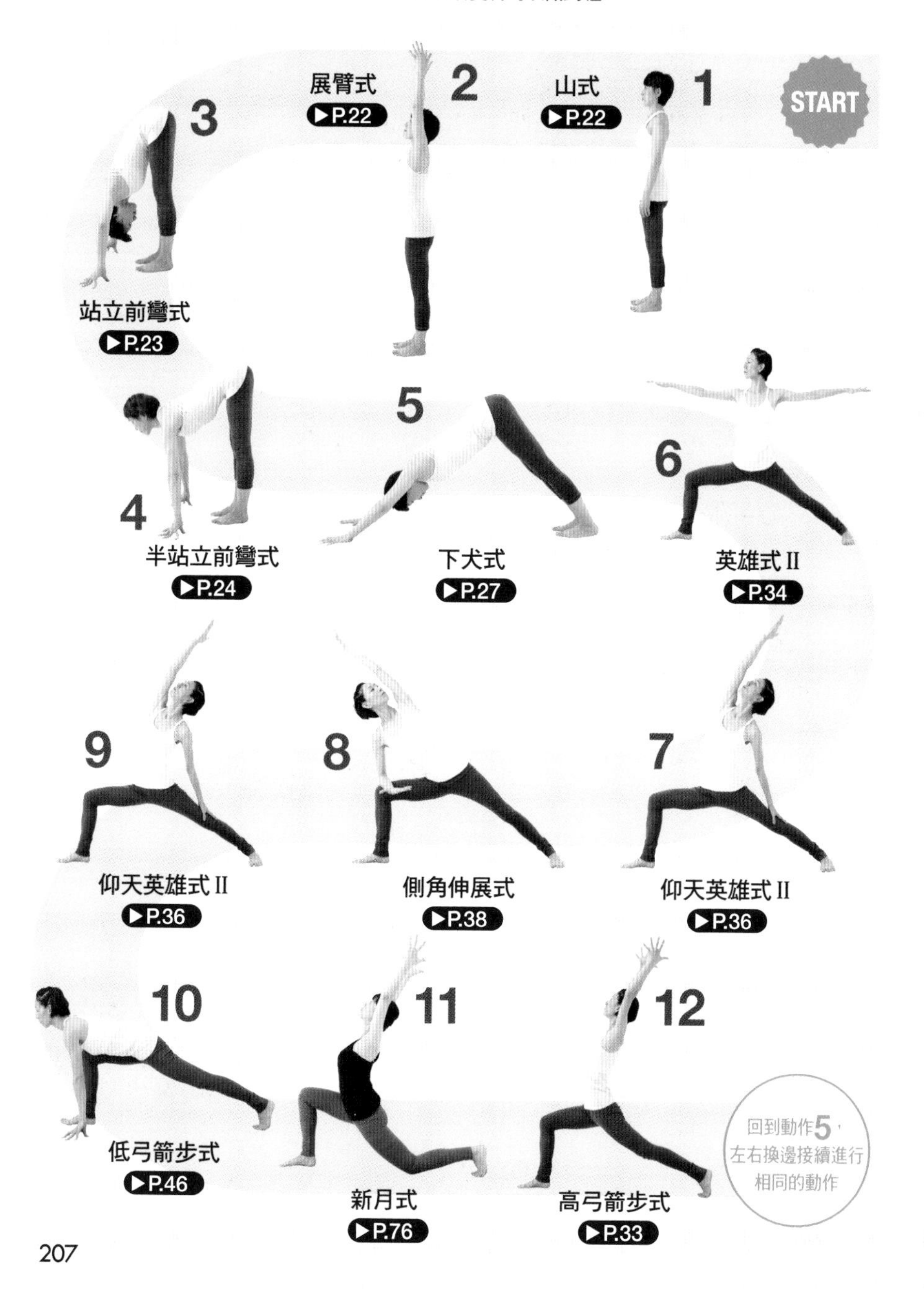

注意力UP！

以探索身體中心軸並保持身體平衡的體式所構成的課程。因為意識會集中在一個點上，可以消除情緒的波動，養成高度注意力。

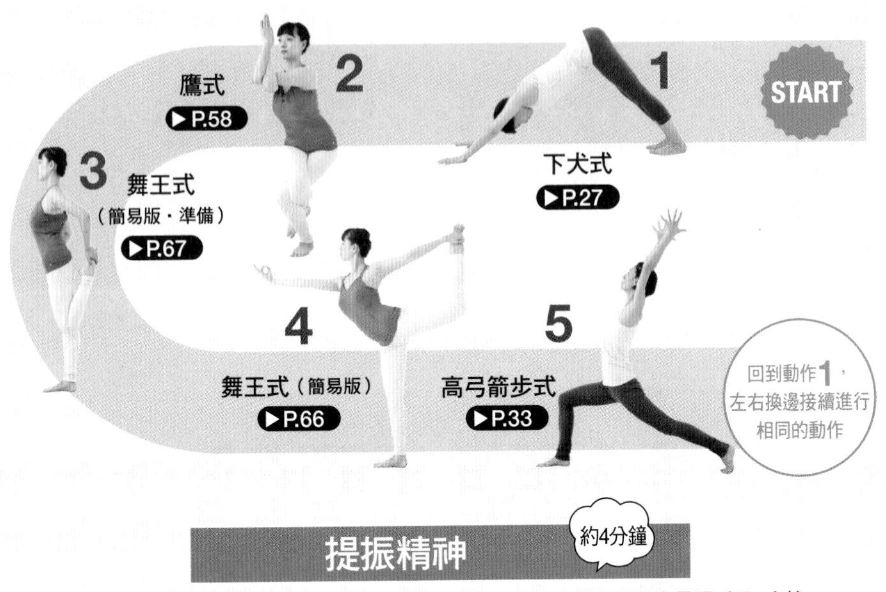

提振精神

約4分鐘

由伸展脊椎、打開胸口等體式所構成的課程。因為可以讓身體變得更容易深呼吸，自然而然情緒就能變得積極，也能提升幹勁。

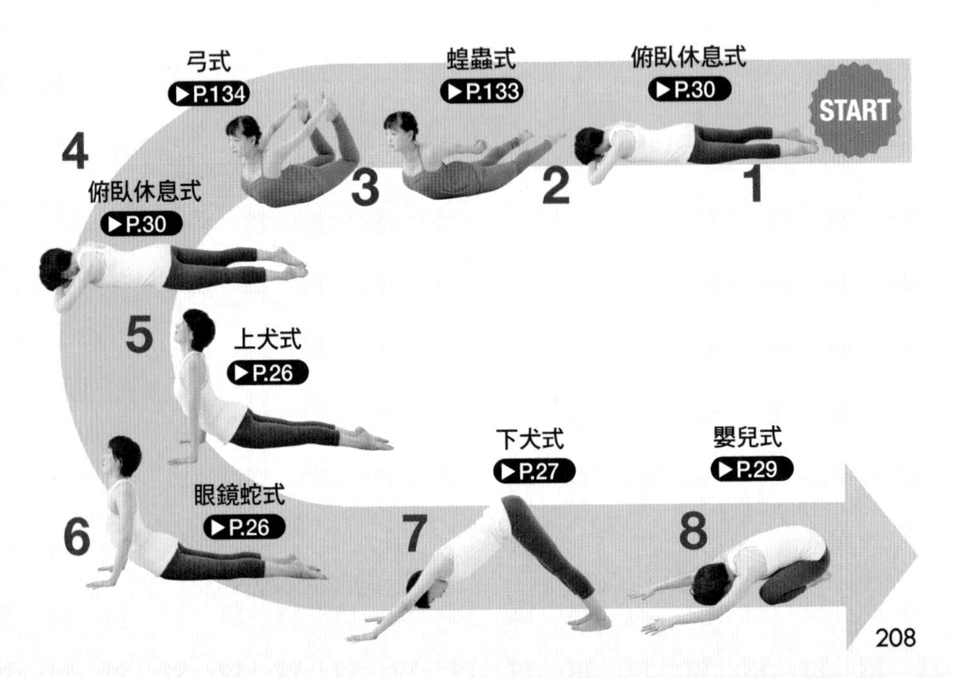

柔軟髖關節

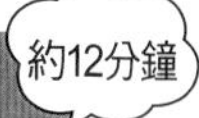

站立、坐下、走路等，與人類基本動作息息相關的髖關節是與肩關節一樣重要的部位，若想提升瑜伽的強度也是必要的重點關鍵。請透過這個課程一起舒適地鬆活髖關節吧！

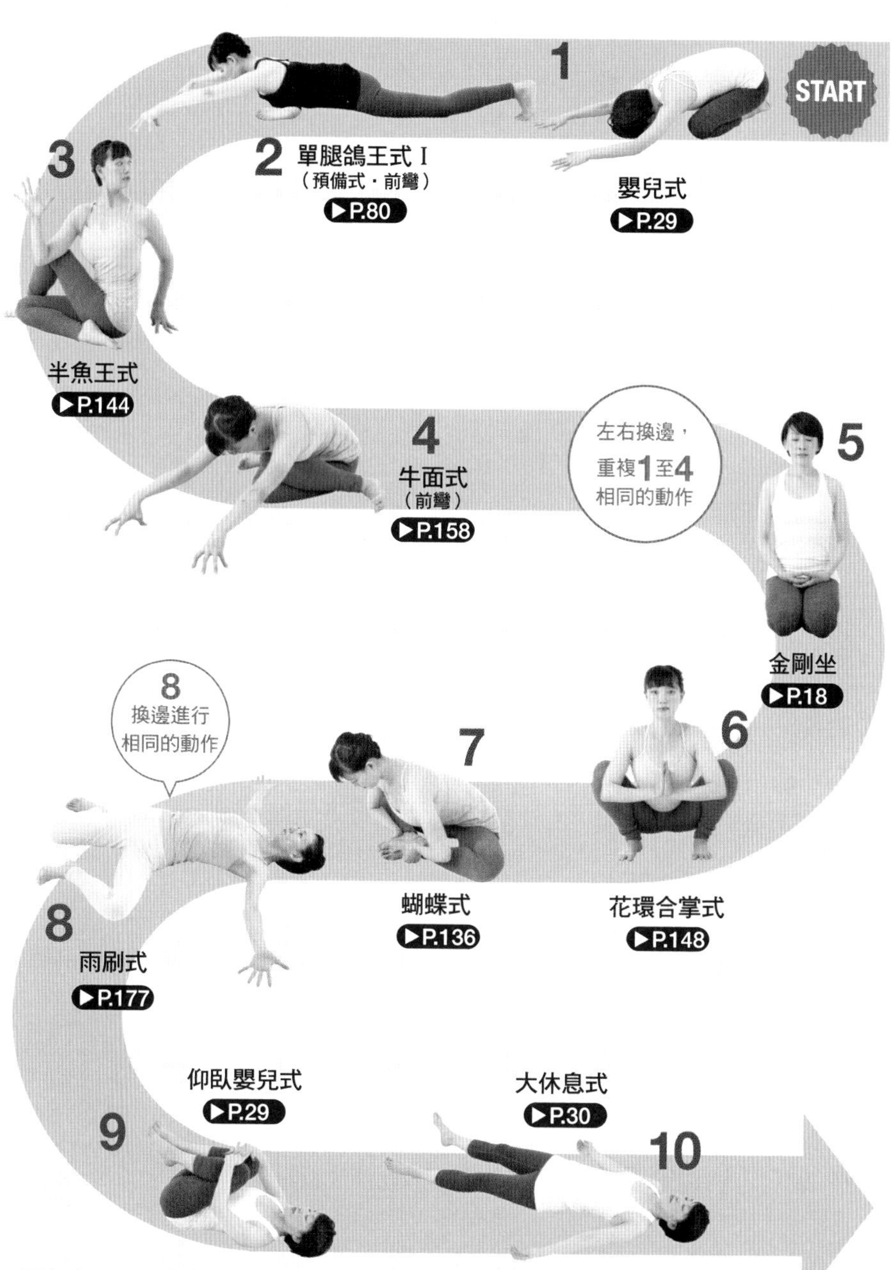

快速圖示檢索
瑜伽體式！

本書體式一覽表

這是本書介紹的全部176個體式一覽表，按照體位法、基本姿勢，或完成動作很相似的體式分類排列，可供選擇或尋找動作說明時的檢索。想要尋找相似的動作來練習時，可以快速參照。

冥想的坐姿
ALL POSE LIST
英雄坐
Virasana
Level ★☆☆☆☆ P.18
吉祥坐
Svastikasana
Level ★☆☆☆☆ P.18
至善坐
Siddhasana
Level ★★★★☆ P.19
蓮花坐
Padmasana
Level ★★★★☆ P.19
半蓮花坐
Ardha Padmasana
Level ★★☆☆☆ P.19
金剛坐
Vajrasana
Level ★★☆☆☆ P.18
拜日式
側彎式
Side Bending
Level ★☆☆☆☆ P.22
展臂式
Urdhva Hastasana
Level ★☆☆☆☆ P.22
山式
Tadasana
Level ★☆☆☆☆ P.22
棒式
Phalakasana / Plank Pose
Level ★★☆☆☆ P.24
半站立前彎式
Ardha Uttanasana
Level ★★☆☆☆ P.24
站立前彎式
Uttanasana
Level ★★☆☆☆ P.23
前彎式
Uttanasana
Level ★☆☆☆☆ P.23

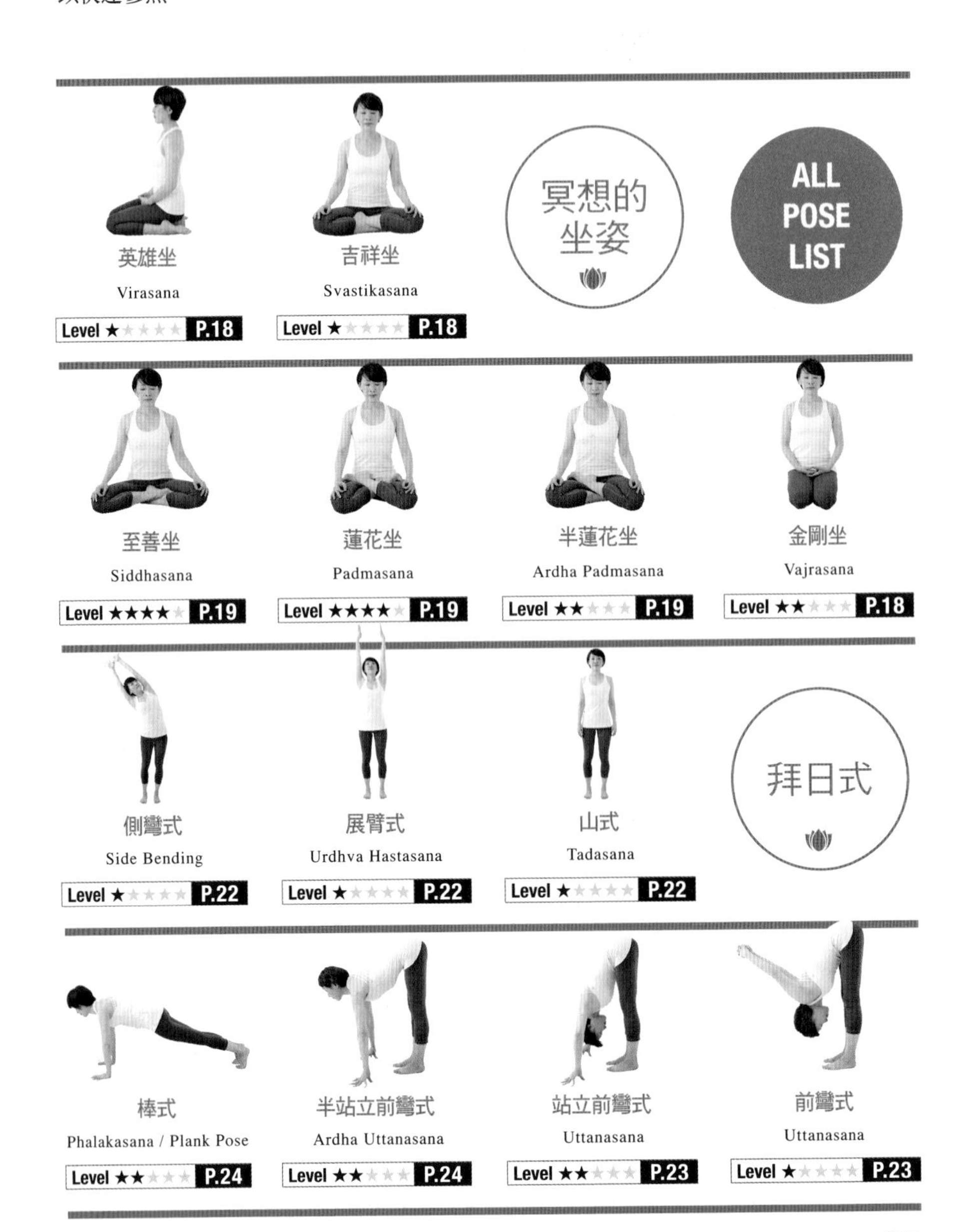

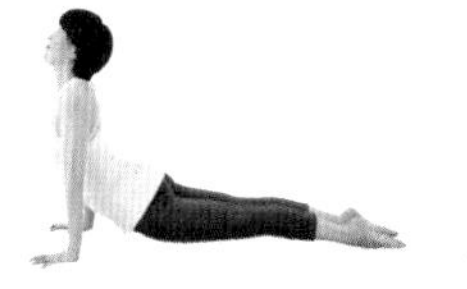

上犬式

Urdhva Mukha Svanasana

Level ★★★ P.26

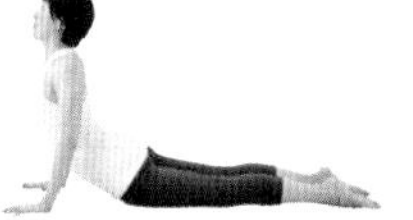

眼鏡蛇式

Bhujagasana

Level ★★ P.26

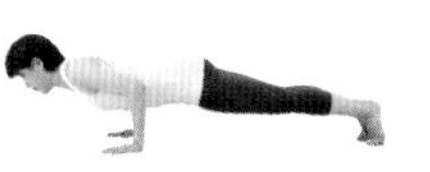

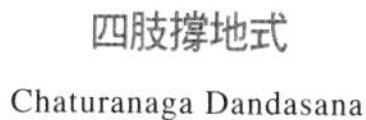

四肢撐地式

Chaturanaga Dandasana

Level ★★★ P.25

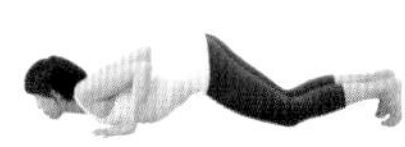

八肢點地式

Astanga Dandasana

Level ★★ P.25

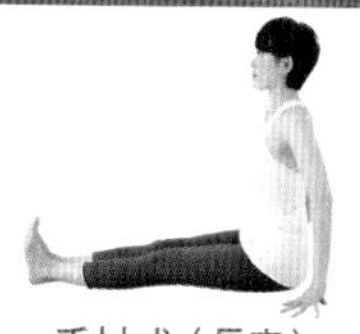

手杖式（長座）

Dandasana

Level ★★ P.28

基礎&休息

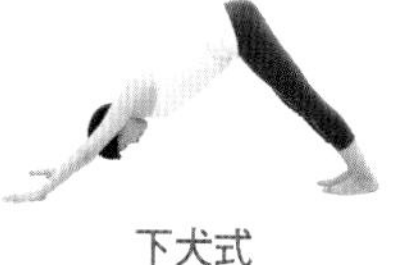

下犬式

Adho Mukha Svanasana

Level ★★ P.27

小狗伸展式

Uttana Shishosana / Puppy Pose

Level ★ P.27

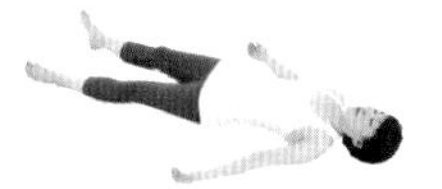

大休息式

Savasana

Level ★ P.30

俯臥休息式

Advasana

Level ★ P.30

仰臥嬰兒式

Supta Balasana

Level ★ P.29

嬰兒式

Balasana

Level ★ P.29

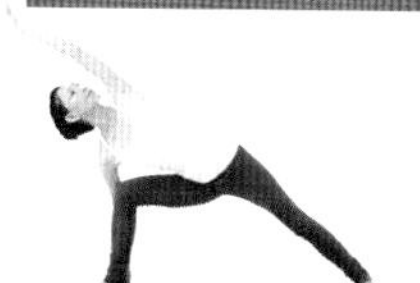

側角伸展式

Utthita Parsvakonasana

Level ★★ P.38

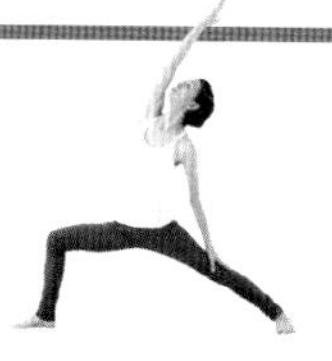

仰天英雄式 II

Viparita Virabhadrasana II

Level ★★ P.36

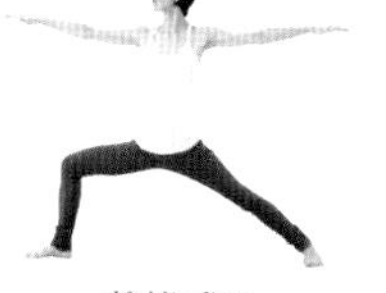

英雄式 II

Virabhadrasana II

Level ★★ P.34

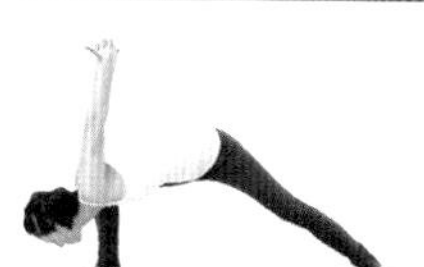

側邊深度延展式

Baddha Hasta Parsvakonasana

Level ★★★ P.39

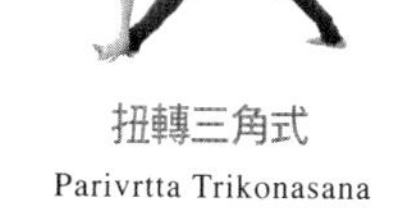

扭轉三角式

Parivrtta Trikonasana

Level ★★★ P.48

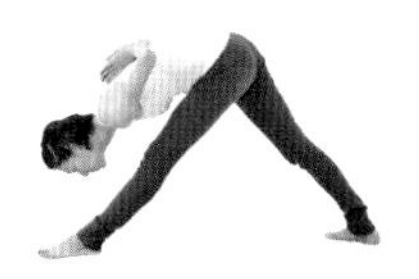

加強側伸展式

Parsvottanasana

Level ★★ P.49

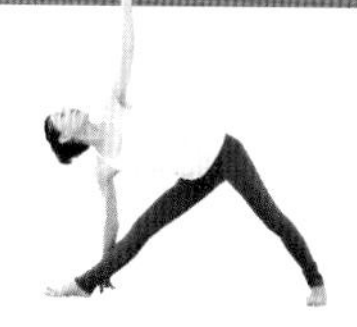

三角式

Utthita Trikonasana

Level ★★ P.42

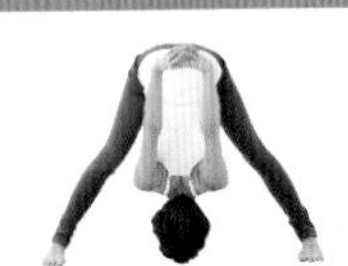

三角前彎式
（雙手在背後交握）
Prasarita Padottanasana
（雙手在背後交握）
Level ★★☆☆☆ P.45

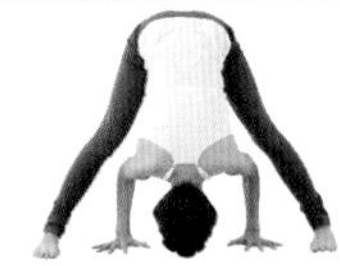

三角前彎式
（手腳保持在同一直線上）
Prasarita Padottanasana
（手腳保持在同一直線上）
Level ★★☆☆☆ P.45

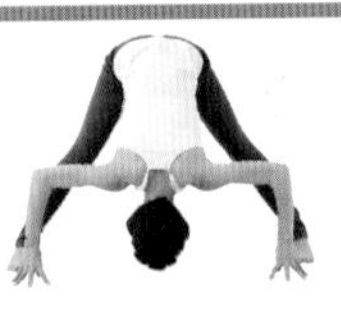

三角前彎式
Prasarita Padottanasana
Level ★★☆☆☆ P.44

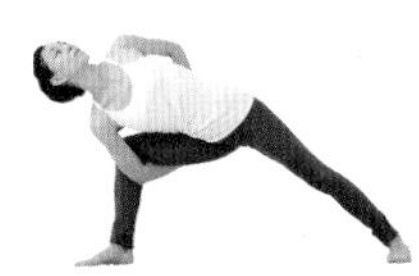

側角扣手式
Baddha Parsvakonasana
Level ★★★☆☆ P.52

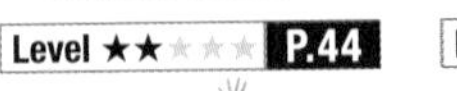

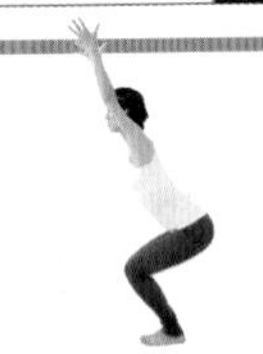

幻椅式
Utkatasana
Level ★★☆☆☆ P.40

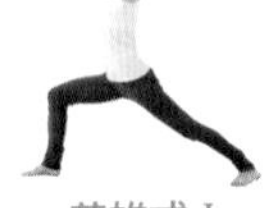

英雄式 I
Virabhadrasana I
Level ★★☆☆☆ P.32

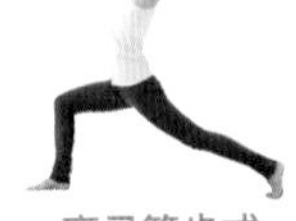

高弓箭步式
High Lunge
Level ★★☆☆☆ P.33

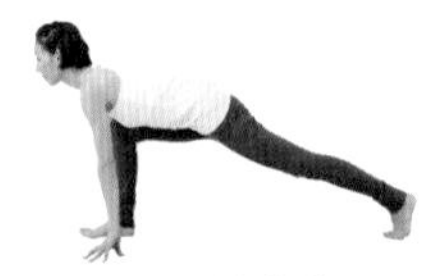

低弓箭步式
Low Lunge
Level ★★☆☆☆ P.46

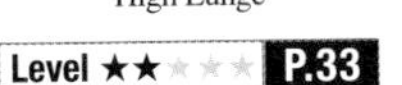

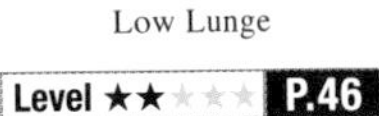

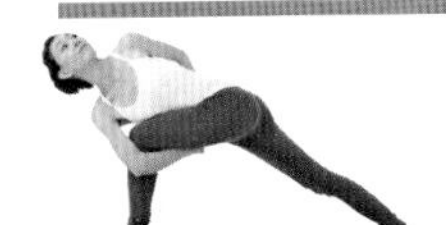

側角扭轉扣手式
Baddha Parivrtta Parsvakonasana
Level ★★★★★ P.55

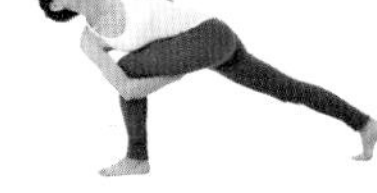

側角扭轉扣手式
（提起腳跟）
Baddha Parivrtta Parsvakonasana
Level ★★★★☆ P.54

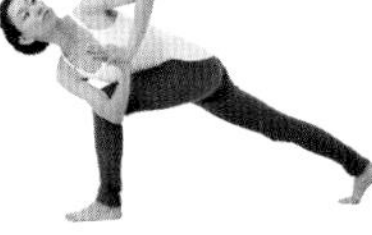

高弓箭步式
（合掌扭轉）
High Lunge
Level ★★★☆☆ P.50

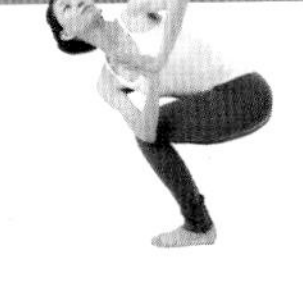

幻椅式扭轉
Parivrtta Utkatasana
Level ★★★☆☆ P.41

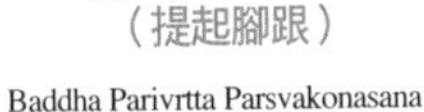

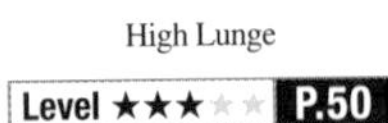

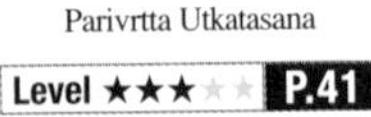

站姿平衡

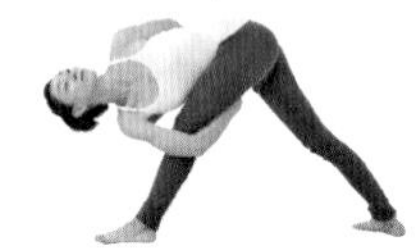

三角扭轉扣手式
Baddha Parvrtta Trikonasana
Level ★★★★★ P.55

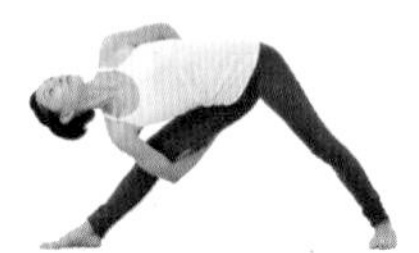

三角扣手式
Baddha Trikonasana
Level ★★★★☆ P.53

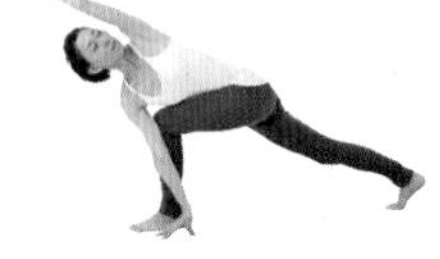

三角扭轉側伸展式
Parivrtta Parsvakonasana
Level ★★★★☆ P.51

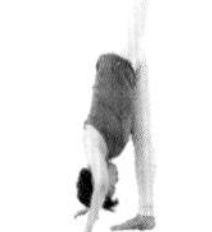

站立劈腿式
Urdhva Prasarita Ekapadasana
Level ★★★☆☆ P.64

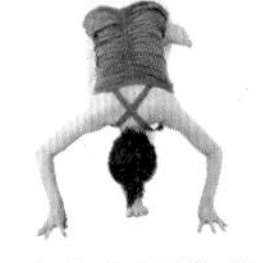

半蓮花前彎式
Ardha Baddha Padmottanasana
Level ★★★☆☆ P.57

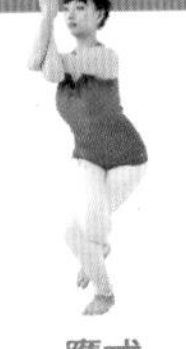

鷹式
Garudasana
Level ★★☆☆☆ P.58

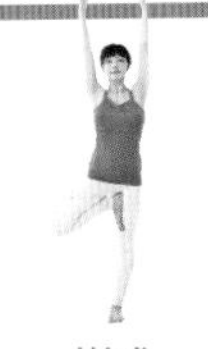

樹式
Vrksasana
Level ★★☆☆☆ P.56

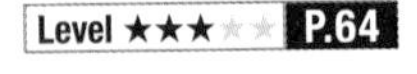

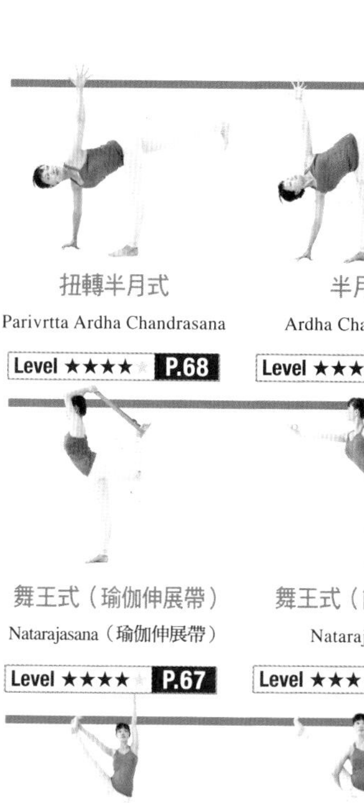

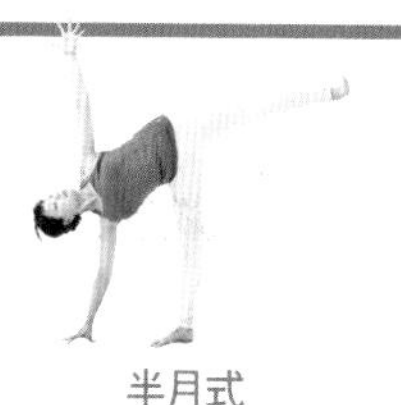

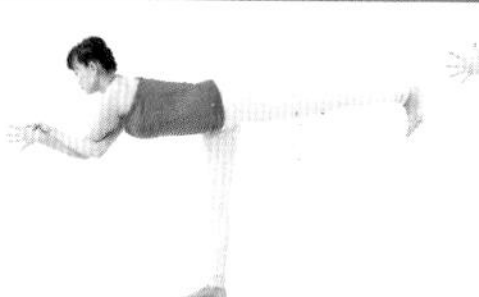

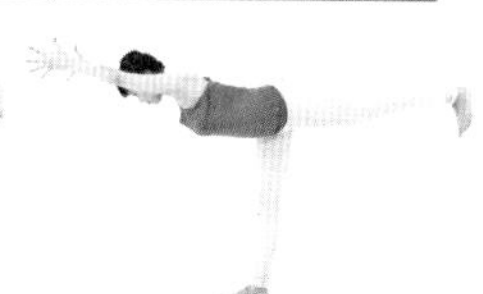

扭轉半月式
Parivrtta Ardha Chandrasana
Level ★★★★ P.68

半月式
Ardha Chandrasana
Level ★★★ P.60

英雄式Ⅲ（鷹式的手勢）
Virabhadrasana III
（鷹式的手勢）
Level ★★★ P.63

英雄式Ⅲ
Virabhadrasana Ⅲ
Level ★★★ P.62

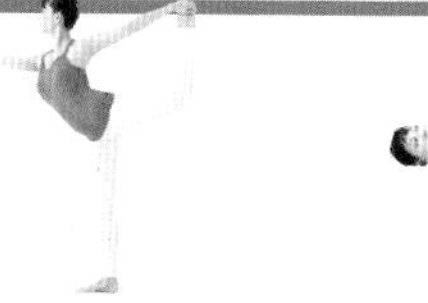

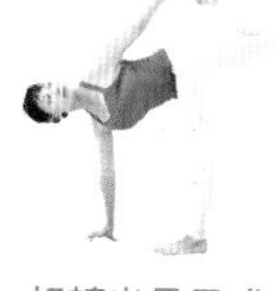

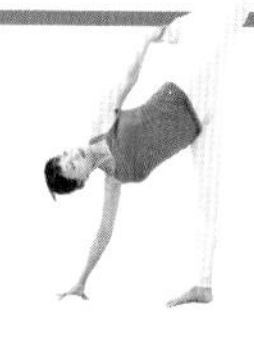

舞王式（瑜伽伸展帶）
Natarajasana（瑜伽伸展帶）
Level ★★★★ P.67

舞王式（簡易版）
Natarajasana
Level ★★★ P.66

扭轉半月弓式
Parivrtta Ardha Chandra Chapasana
Level ★★★★ P.69

半月弓式
Ardha Chandra Chapasana
Level ★★★★ P.61

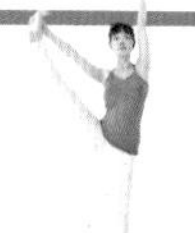

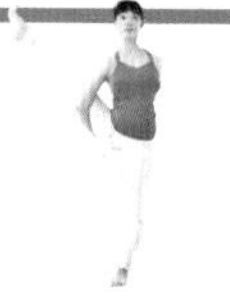

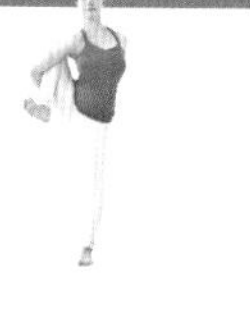

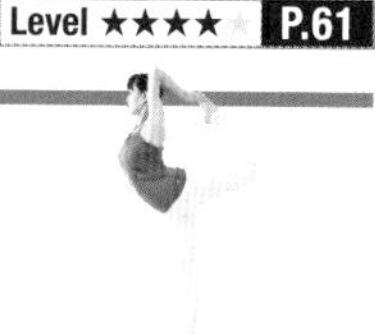

手抓腳單腿站立伸展式（側抬腿）
Utthita Hasta Padangusthasana
Level ★★★★ P.72

天堂鳥式
Svarga Dvijasana
Level ★★★★ P.74

單腳站立花環式
Eka Pada Malasana
Level ★★★★ P.75

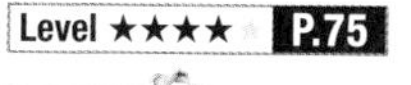

舞王式（從頭頂雙手握腳）
Natarajasana（從頭頂雙手握腳）
Level ★★★★★ P.67

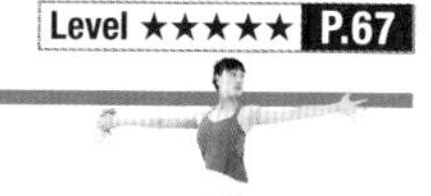

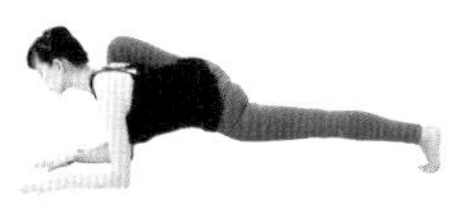

蜥蜴式
Utthan Pristhasana

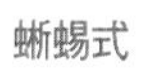

Level ★★ P.77

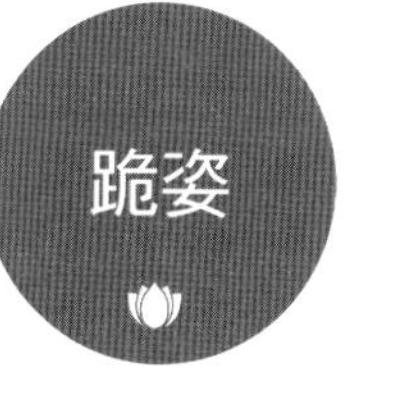

單腿站立手腳伸展式
Utthita Trivikramasana
Level ★★★★★ P.73

反轉手抓腳單腿站立式
Parivrtta Hasta Padangusthasana
Level ★★★★ P.70

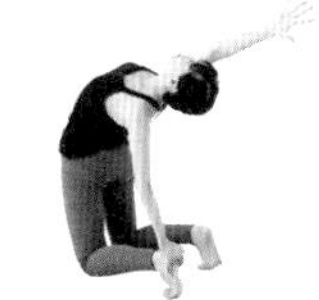

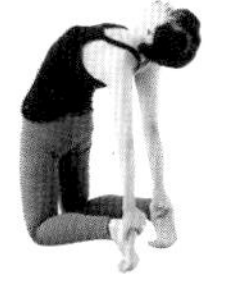

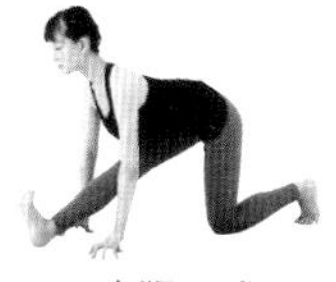

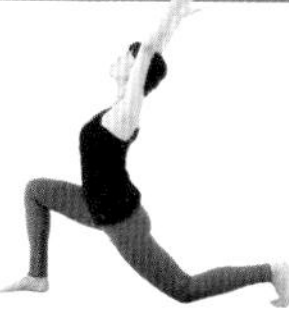

駱駝式（單手伸展）
Eka Hasta Ustrasana
Level ★★★★ P.83

駱駝式
Ustrasana
Level ★★★ P.82

半猴王式
Ardha Hanumanasana
Level ★★ P.78

新月式
Anjaneyasana
Level ★★ P.76

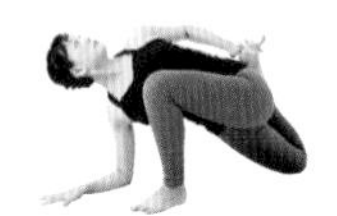

單腿鴿王式 II
（預備式・扭轉）
Eka Pada Raja Kapotasana II
＋Bhekasana
Level ★★★★★ P.89

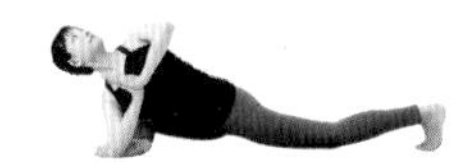

單腿鴿王式 I
（預備式・前彎＋扭轉）
Eka Pada Raja Kapotasana I
（前彎＋扭轉）
Level ★★★★★ P.81

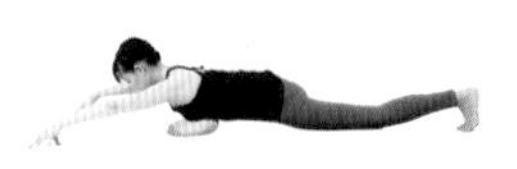

單腿鴿王式 I
（預備式・前彎）
Eka Pada Raja Kapotasana I
（前彎）
Level ★★★★★ P.80

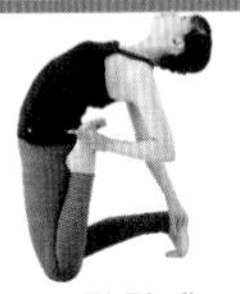

駱駝式
（單手抓握足部）
Ustrasana＋Eka Pada Bhekasana
Level ★★★★★ P.83

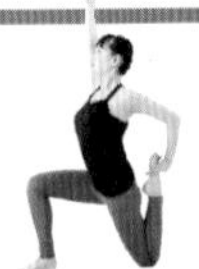

單腿鴿王式 II
（預備式・伸展單手）
Eka Pada Raja Kapotasana II
（伸展單手）
Level ★★★★★ P.89

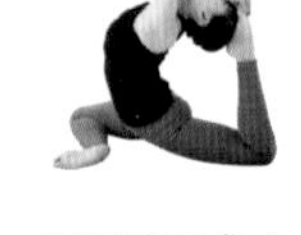

單腿鴿王式 I
Eka Pada Raja Kapotasana I
Level ★★★★★ P.86

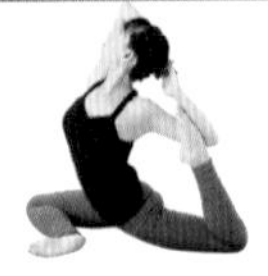

人魚式 I
Mermaid I
Level ★★★★★ P.84

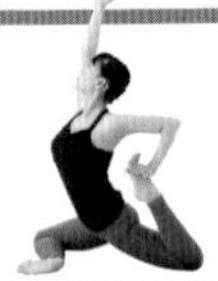

單腿鴿王式 I
（預備式・伸展單手）
Eka Pada Raja Kapotasana II
＋Bhekasana
Level ★★★★★ P.87

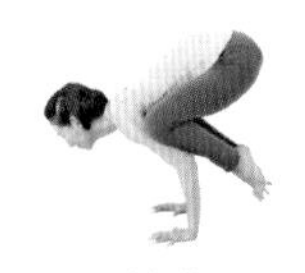

鶴式
Bakasana
Level ★★★★★ P.90

單腿鴿王式 II
Eka Pada Raja Kapotasana II
Level ★★★★★ P.88

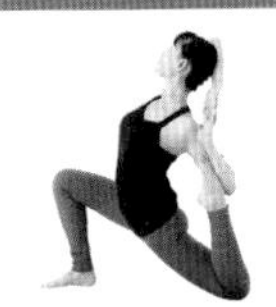

人魚式 II
Mermaid II
Level ★★★★★ P.85

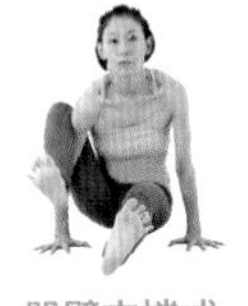

單臂支撐式
Eka Hasta Buhjasana
Level ★★★★★ P.105

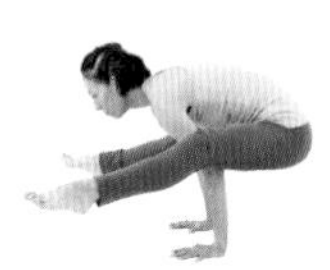

螢火蟲式
Tittibhasana
Level ★★★★★ P.106

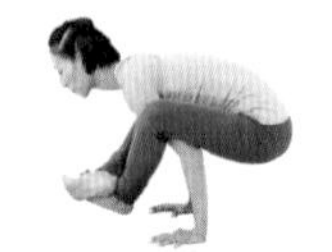

腳交叉雙臂支撐式
Bhujapidasana
Level ★★★★★ P.107

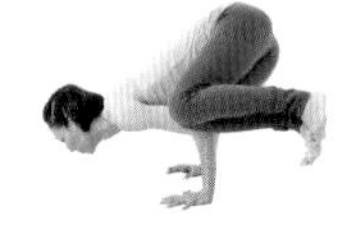

側鶴式
Parsva Bakasana
Level ★★★★★ P.98

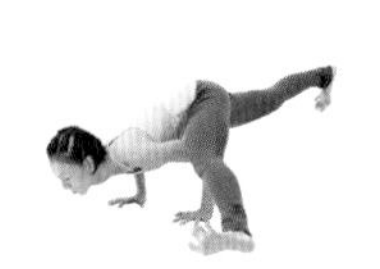

聖哲康迪亞式 II
Eka Pada Kaundinyasana II

Level ★★★★★ P.100

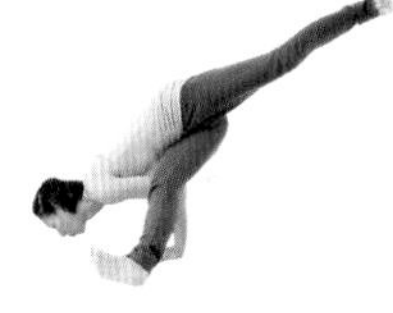

聖哲康迪亞式 I
Eka Pada Kaundinyasana I
Level ★★★★★ P.99

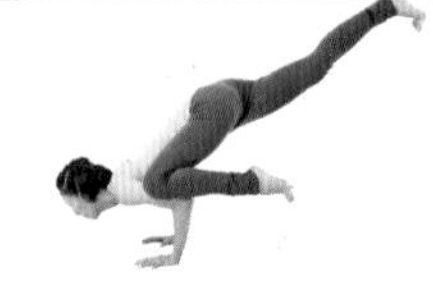

單腿鶴式 I
Eka Pada Bakasana I
Level ★★★★★ P.94

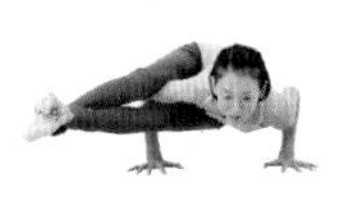

聖哲阿斯塔瓦卡式
Astavakrasana
Level ★★★★★ P.104

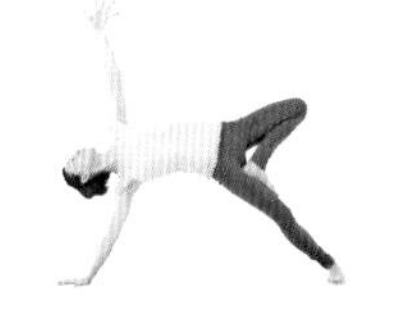

側板式（單膝彎曲）
Vasisthasana（單膝彎曲）
Level ★★★★ P.109

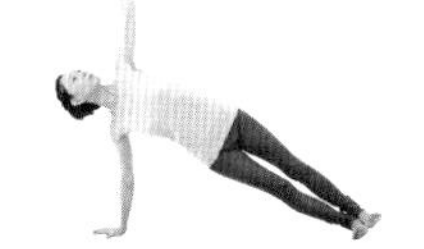

側板式（雙腳併攏）
Vasisthasana
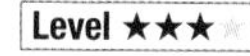

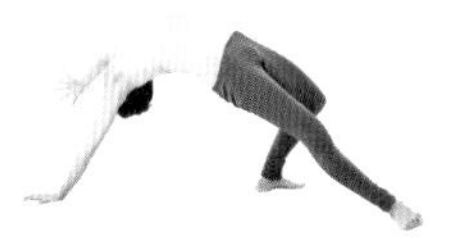

狂野式
Camatkarasana
Level ★★★★ P.96

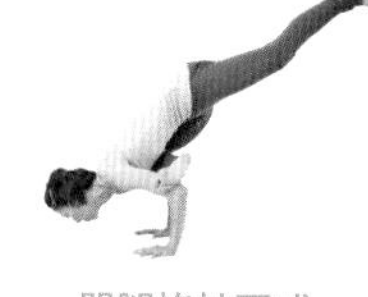

單腿格拉瓦式
Eka Pada Galavasana

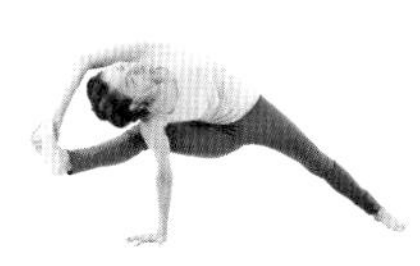

聖哲毗斯瓦蜜多羅式
Visvamitrasana
Level ★★★★★ P.110

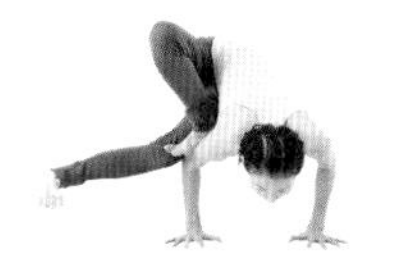

蜻蜓式
Dragonfly I

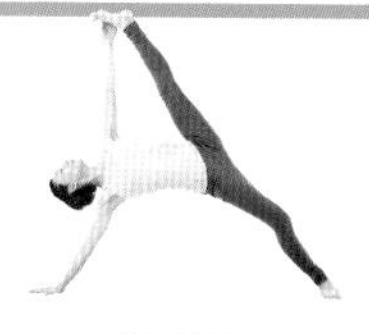

側板式
Vasisthasana

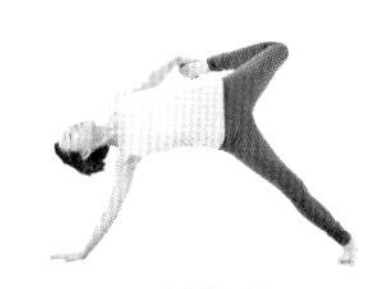

山鶉式
Kapinjalasana

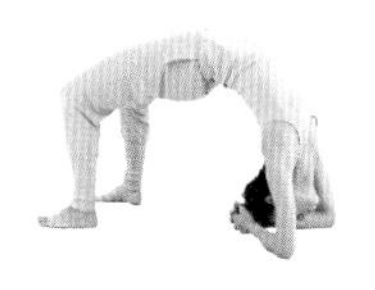

雙手交握輪式
Dvi Pada Viparita Dandasana
Level ★★★★★ P.117

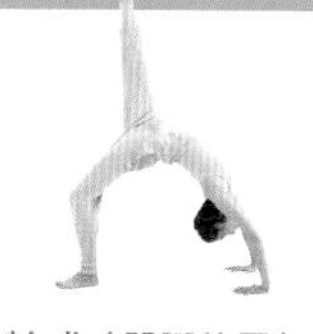

輪式（單腳伸展）
Eka Pada Urdhva Dhanurasana
Level ★★★★★ P.117

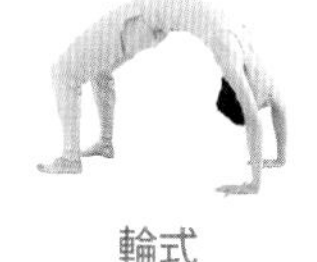

輪式
Urdhva Dhanurasana
Level ★★★★ P.116

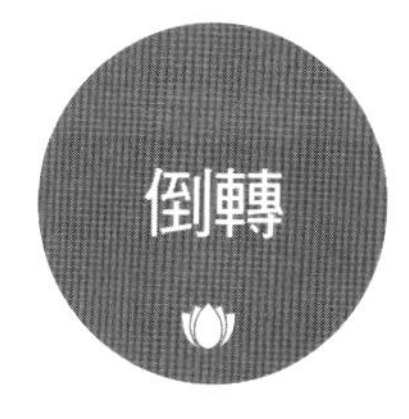

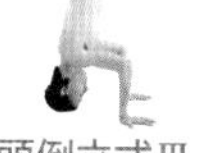

頭倒立式III
Salamba Sirsasana III
Level ★★★★ P.121

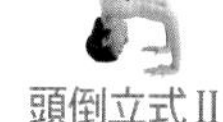

頭倒立式 II
Salamba Sirsasana II
Level ★★★★ P.120

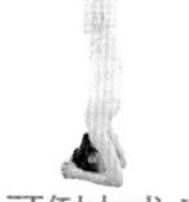

頭倒立式 I
Salamba Sirsasana I
Level ★★★★ P.118

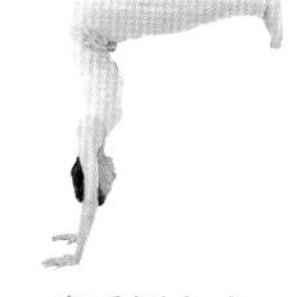

半手倒立式
Ardha Adho Mukha Vrksasana
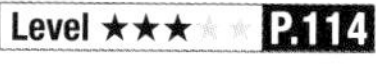

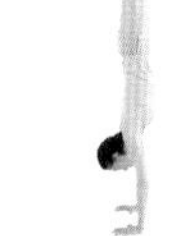

手倒立式
Adho Mukha Vrksasana
Level ★★★★★ P.122

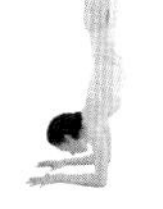

孔雀起舞式
Pincha Mayurasana
Level ★★★★ P.123

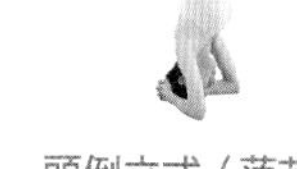

頭倒立式（蓮花坐）
Urdhva Padomasana in Sirsasana
Level ★★★★★ P.119

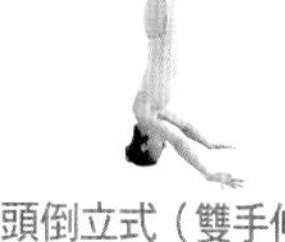

頭倒立式（雙手伸展）
Mukta Hasta Sirsasana
Level ★★★★ P.121

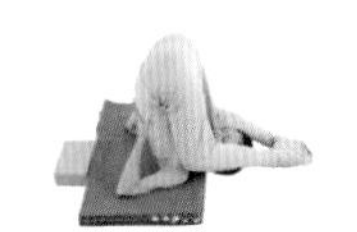

膝碰耳犁式（支撐腰部）

Karnapidasana（支撐腰部）

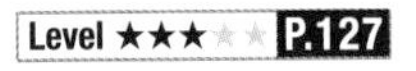

Level ★★★☆☆ P.127

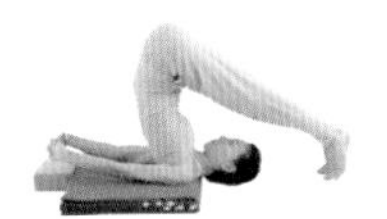

犁鋤式

Halasana

Level ★★★☆☆ P.126

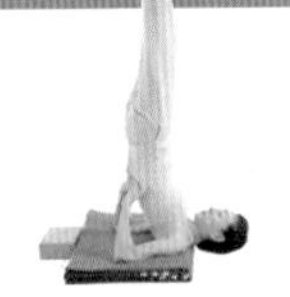

肩立式

Salamba Sarvangasana

Level ★★★☆☆ P.124

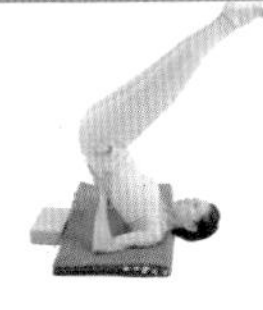

半肩立式

Viparita Karani Mudora Asana

Level ★★★☆☆ P.125

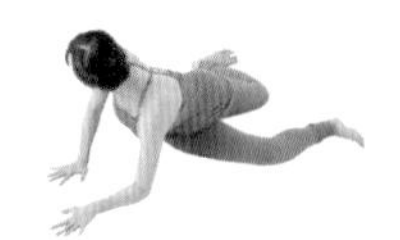

鹿式扭轉 II（加深扭轉）

Deer Twist II（加深扭轉）

Level ★★☆☆☆ P.129

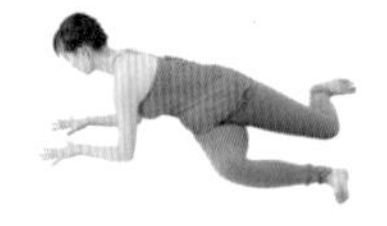

鹿式扭轉 I

Deer Twist I

Level ★★☆☆☆ P.128

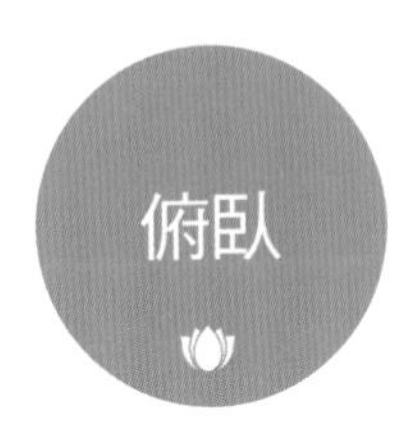

俯臥

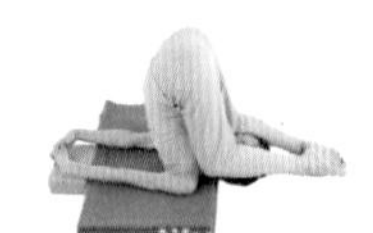

膝碰耳犁式

Karnapidasana

Level ★★★★☆ P.127

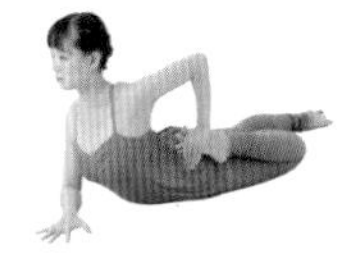

半蛙式

Eka Pada Bhekasana

Level ★★☆☆☆ P.130

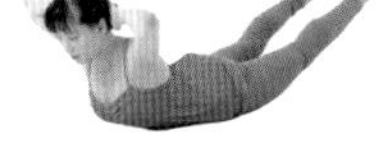

鱷魚式

Makarasana

Level ★★★☆☆ P.132

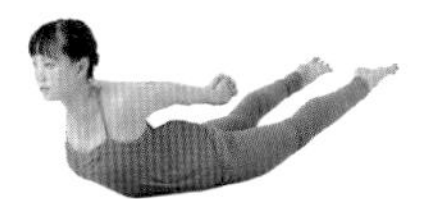

蝗蟲式

Shalabhasana

Level ★★☆☆☆ P.133

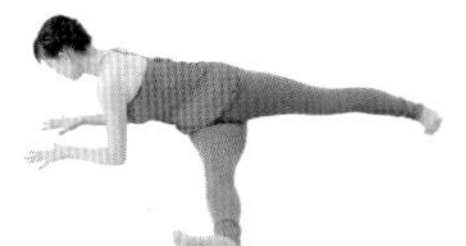

鹿式扭轉 III

Deer Twist III

Level ★★★☆☆ P.129

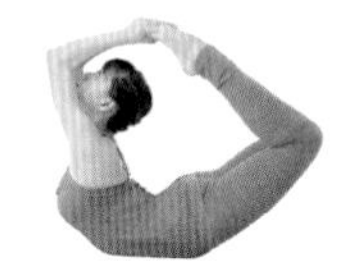

完全弓式

Padangustha Dhanurasana

Level ★★★★★ P.135

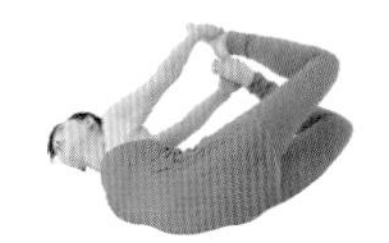

側弓式

Parsva Dhanurasana

Level ★★★★☆ P.135

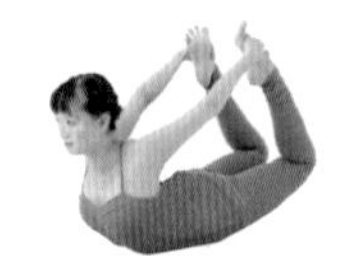

弓式

Dhanurasana

Level ★★★☆☆ P.134

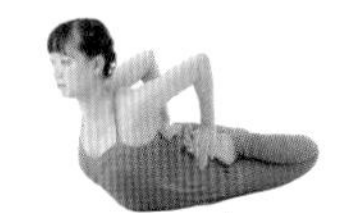

蛙式

Bhekasana

Level ★★★★☆ P.131

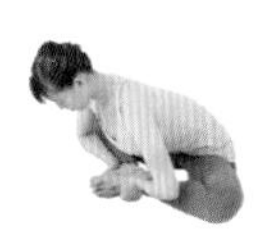

蝴蝶式

Baddha Konasana

Level ★★☆☆☆ P.136

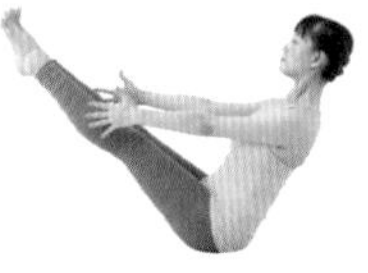

船式

Paripurna Navasana

Level ★★★☆☆ P.150

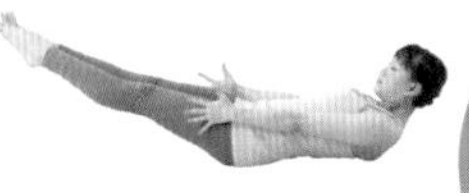

低船式

Ardha Navasana

Level ★★☆☆☆ P.151

坐姿

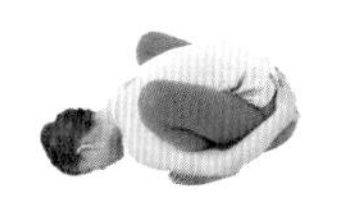

花環式 II

Malasana II

Level ★★★★☆ P.149

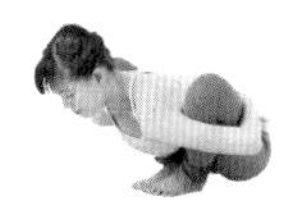

花環式 I

Malasana I

Level ★★★★☆ P.149

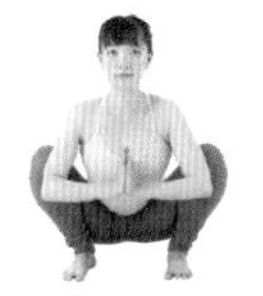

花環合掌式

Malasana

Level ★★★☆☆ P.148

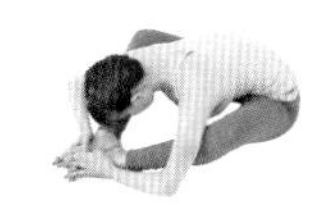

蝴蝶式練習

The Butterfly Exercises

Level ★★☆☆☆ P.137

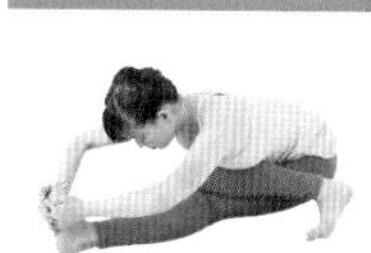

單腳伸展牛面式

Eka Pada Gomukha Paschimottanasana

Level ★★★☆☆ P.159

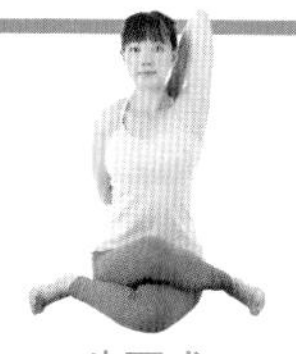

牛面式

Gomukhasana

Level ★★★★☆ P.158

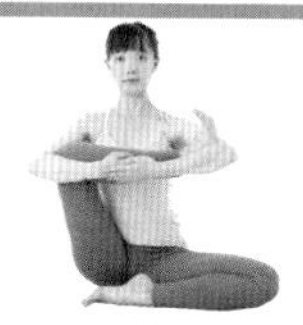

嬰兒搖籃式

Hindolasana

Level ★★☆☆☆ P.146

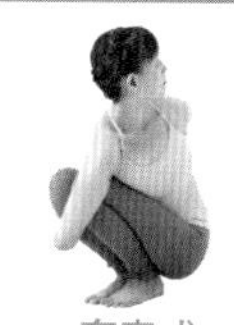

套索式

Pasasana

Level ★★★★★ P.172

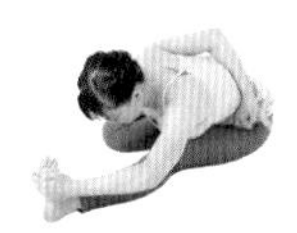

半蓮花加強背部前曲伸展坐式

Ardha Baddha Padma Paschimottanasana

Level ★★★☆☆ P.141

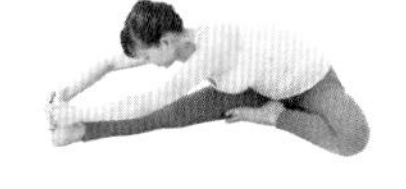

頭碰膝前曲伸展坐式 I

Janu Sirsasana I

Level ★★☆☆☆ P.140

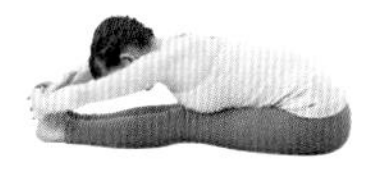

坐立前曲式

Paschimottanasana

Level ★★☆☆☆ P.138

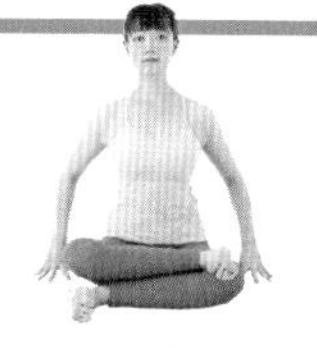

踝碰膝式

Agnistambhasana

Level ★★★★☆ P.156

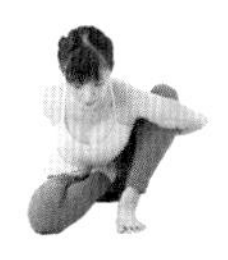

聖哲摩里奇式 II

Marichyasana II

Level ★★★★☆ P.153

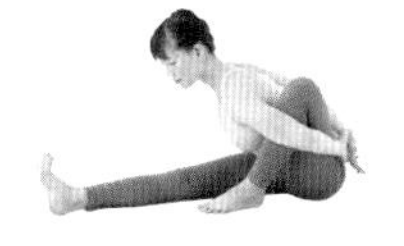

聖哲摩里奇式 I

Marichyasana I

Level ★★★☆☆ P.152

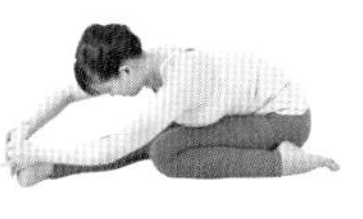

半英雄前曲伸展坐式

Trianga Mukhaikapada Paschimottanasana

Level ★★★☆☆ P.141

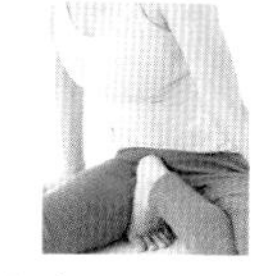

頭碰膝前曲伸展坐式 II

Janu Sirsasana II

Level ★★★★☆ P.141

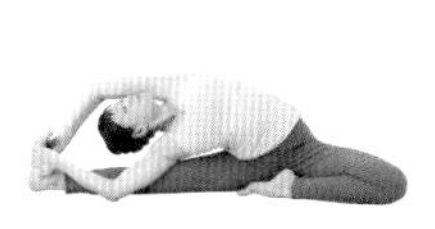

頭碰膝扭轉前曲伸展坐式

Parivrtta Janu Sirsasana

Level ★★★★☆ P.164

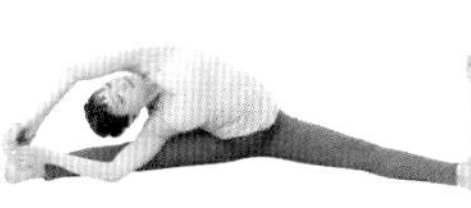

反轉坐姿分腿伸展式

Parivrtta Upavista Konasana

Level ★★★★☆ P.165

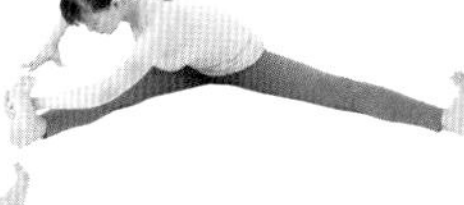

開腳側前彎式

Parsva Upavista Konasana

Level ★★★☆☆ P.143

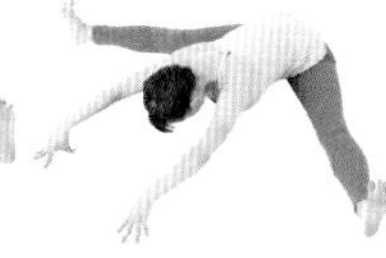

坐角式

Upavistha Konasana

Level ★★☆☆☆ P.142

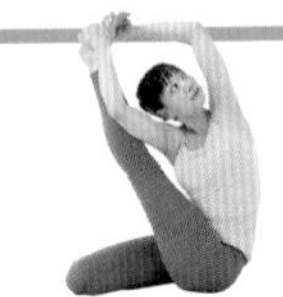 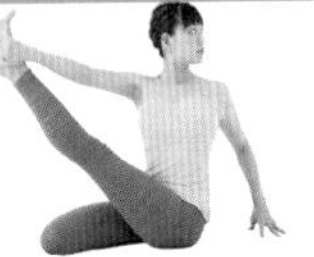 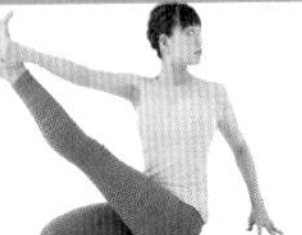 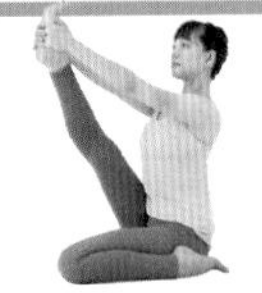 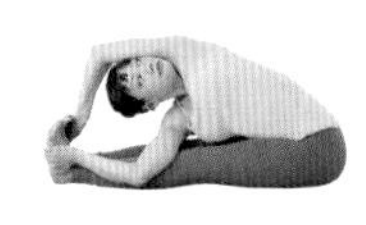

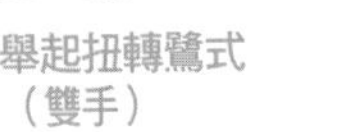

單腳舉起扭轉鷺式（雙手）
Parivrtta Kuraunchasana（雙手）
Level ★★★★☆ P.155

單腳舉起扭轉鷺式（單手）
Parivrtta Kuraunchasana（單手）
Level ★★★☆☆ P.155

鷺式
Kraunchasana
Level ★★★☆☆ P.154

坐立前曲扭轉式
Parivrtta Paschimottanasana
Level ★★★★☆ P.166

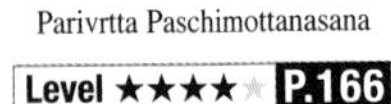

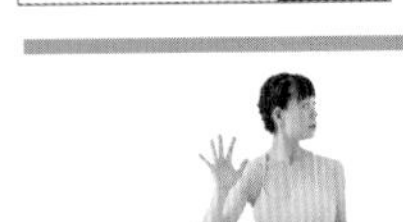 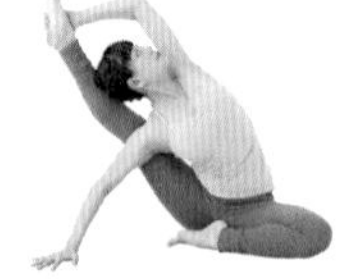 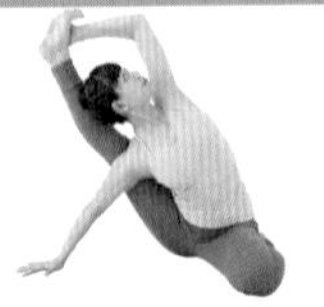 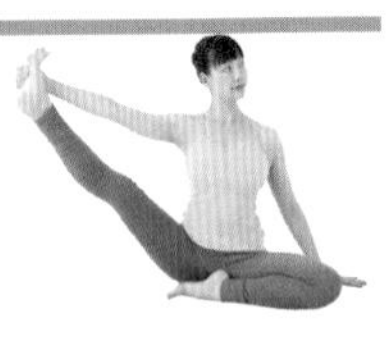

半魚王式（單腳伸展）
Ardha Matsyendrasana（單腳伸展）
Level ★☆☆☆☆ P.145

日晷式（簡易版）
Surya Yantrasana（簡易版）
Level ★★★☆☆ P.169

日晷式
Surya Yantrasana
Level ★★★★☆ P.168

日晷式（預備式）
Surya Yantrasana（預備式）
Level ★★☆☆☆ P.169

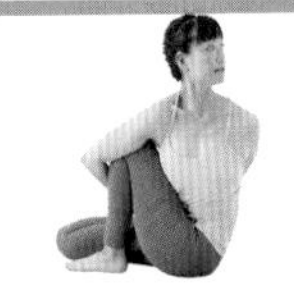 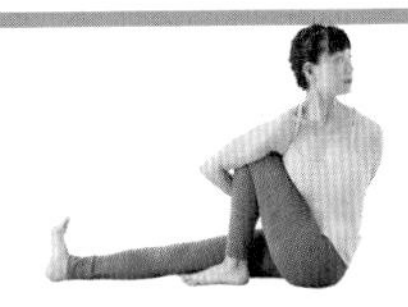 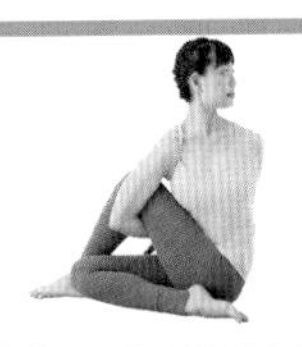 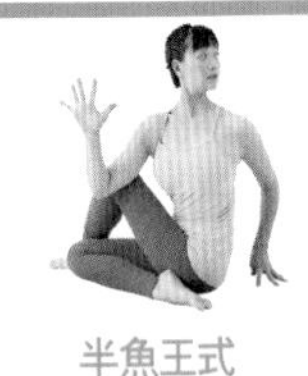

聖哲摩里奇式IV
Marichyasana IV
Level ★★★★★ P.163

聖哲摩里奇式III
Marichyasana III
Level ★★★★☆ P.162

半魚王式（雙手交握）
Ardha Matsyendrasana I
Level ★★★★☆ P.145

半魚王式
Ardha Matsyendrasana
Level ★★☆☆☆ P.144

  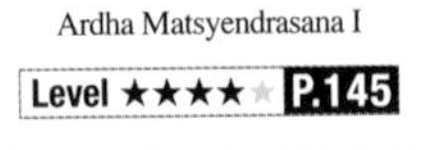 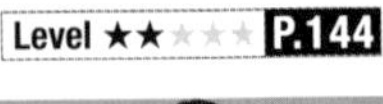

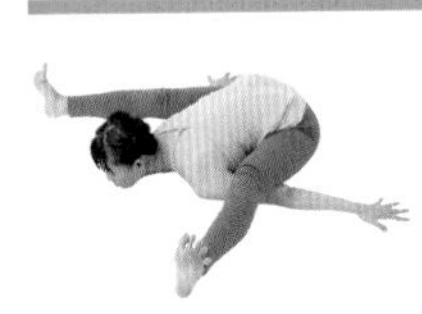 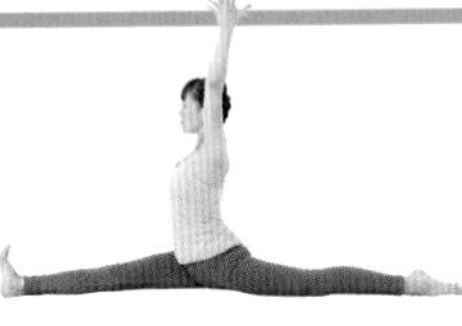 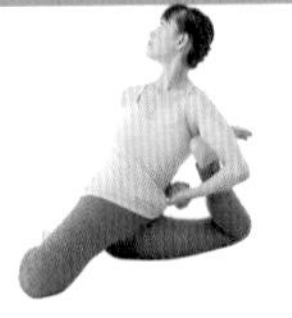 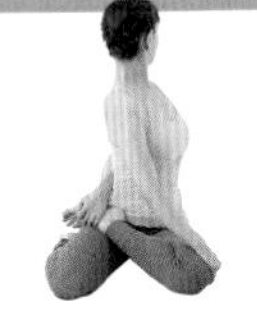

睡龜式
Kurmasana
Level ★★★★★ P.174

猴王式
Hanumanasana
Level ★★★★☆ P.170

瑜伽拐杖式
Yogadandasana
Level ★★★★★ P.161

聖哲巴拉瓦伽式 II
Bharadvajasana II
Level ★★★★☆ P.160

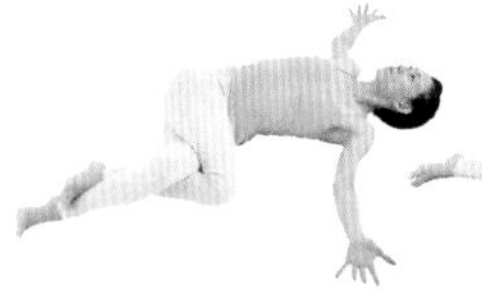 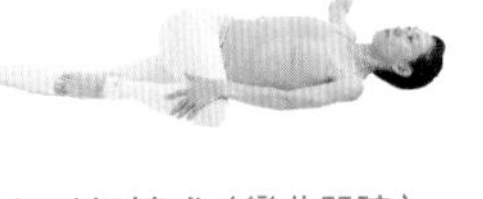 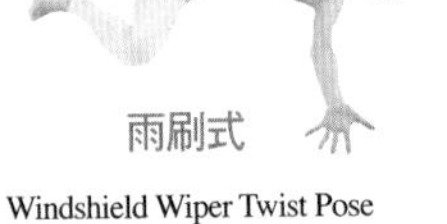

仰臥扭轉式（雙腳纏繞）
Parivrtta Supta Padangusthasana（雙腳纏繞）
Level ★☆☆☆☆ P.176

仰臥扭轉式（彎曲單膝）
Parivrtta Supta Padangusthasana（彎曲單膝）
Level ★☆☆☆☆ P.177

雨刷式
Windshield Wiper Twist Pose
Level ★☆☆☆☆ P.177

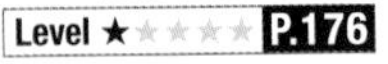

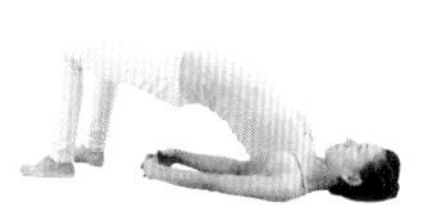

橋式

Setu Bandha Sarvangasana

Level ★★ P.186

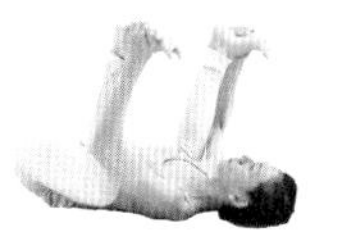

快樂嬰兒式

Dvi Pada Yoganandasana

Level ★★ P.184

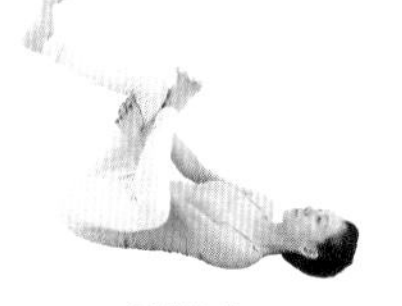

針眼式

Sucirandhrasana

Level ★★ P.182

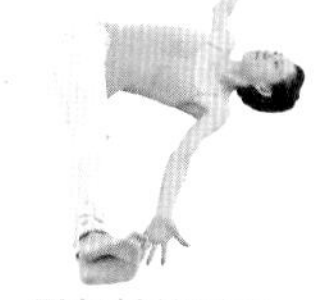

臥扭轉放鬆式

Jathara Parivartanasana

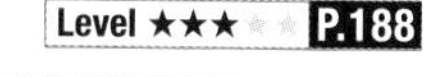

Level ★★★ P.188

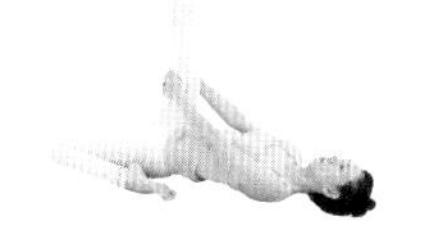

仰臥單腳高舉英雄式

Eka Pada Supta Virasana（單腳舉起）

Level ★★★★ P.181

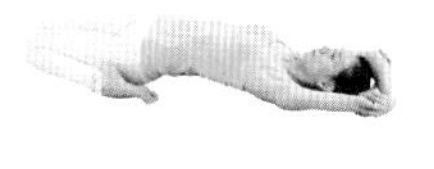

仰臥英雄式

Supta Virasana

Level ★★ P.180

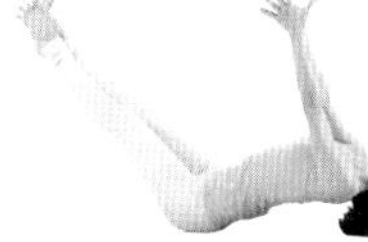

拱背伸腿式

Uttana Padanasa

Level ★★★ P.179

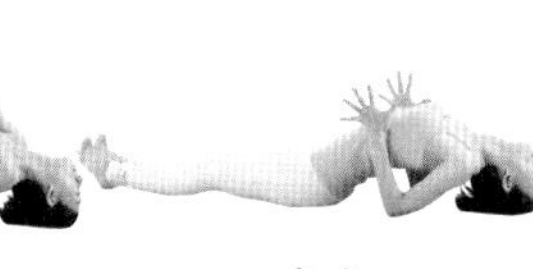

魚式

Matsyasana

Level ★★ P.178

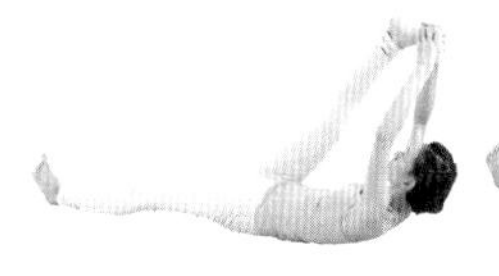

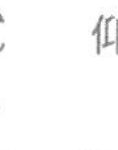

仰臥頭腳靠近伸展式

Supta Dwi hasta Padasana

Level ★★★ P.191

仰臥手抓腳掌伸展式

Supta Padangusthasana

Level ★★★ P.190

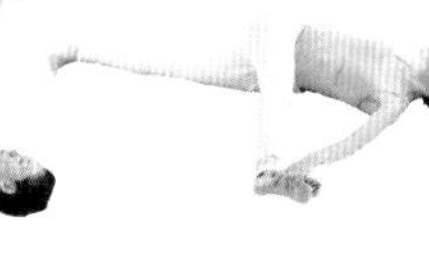

仰臥扭轉手抓腳掌式

Parivrtta Supta Padangusthasana

Level ★★★ P.191

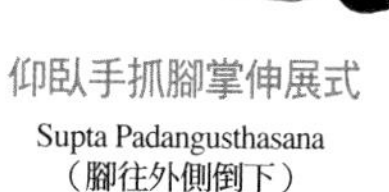

仰臥手抓腳掌伸展式

Supta Padangusthasana
（腳往外側倒下）

Level ★★★ P.191

梵文索引

※以英文字母順序排列

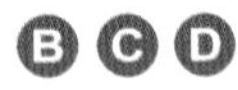

E

G H J K L

M N

U

V W Y

P

S T

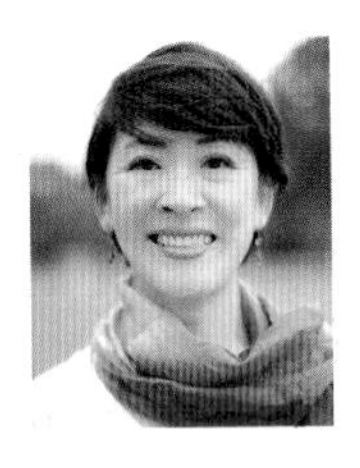

作者・綜合監修 今津貴美（kimi）

Studio Yoggy 執行董事（Executive Director）

自1995年起開始接觸冥想，2000年單身前往印度接觸了瑜伽，開始了在印度、日本、美國等地的瑜伽深造之旅。2007年開始在Yogi Institute安排指導者養成課程，並擔任指導教師與管理者。具有美國500小時Alliance E-RYT500講師認證。著有《第一次的yoga冥想（はじめてのYoga瞑想）》，並發售CD「Deep Relaxation Yoga Nidra」，該CD的APP「寝たまんまヨガ 簡単瞑想」獲得網友「達到熟睡般的放鬆」等好評不斷，已有超過200萬人下載。

●日本原書團隊
攝影／山上忠
設計／舛沢正子
妝髮／斎藤節子
圖解／中村奈々子
編輯協力／ヤスシ（Yoggy Institute）
ユウ、アヤコ、カオ、マレ、ケイコ、マサ、ナオ（Studio Yoggy）
七戸綾子（LOHAS International）
編輯／熊谷理子、渡辺律子（オフィス・エール）

模特兒
Rika

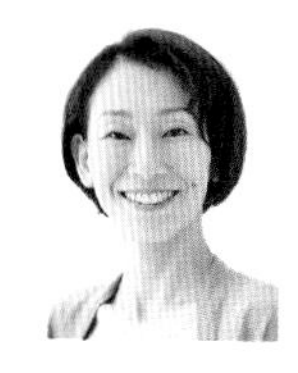

Studio Yoggy School Director。透過現代爵士舞而認識瑜伽，對於瑜伽帶來的身體變化與提高精神性、感性等影響之大感到印象深刻。在Studio Yoggy認可的教師（instructor）養成課程中學習瑜伽，2005年開始授課。在感受到將瑜伽帶來的變化分享給更多人的喜悅同時，也不忘持續傳授溫暖人心的課程。

模特兒
Sayaka

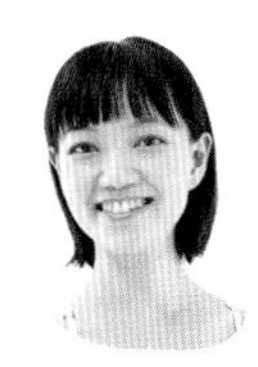

Studio Yoggy教師（instructor）。自小開始學習芭蕾，15歲即到澳洲的芭蕾學校留學，畢業後進入香港的芭蕾舞團，是活躍的專業芭蕾舞者。原本是為了輔助芭蕾鍛鍊才開始接觸瑜伽，後來為了更深入學習，自芭蕾舞團退團後便轉而前往洛杉磯進修，回到日本後在Studio Yoggy學習基礎訓練課程（Basic Training Course）、教師養成課程等訓練課程。

解剖學監修
中井真吾

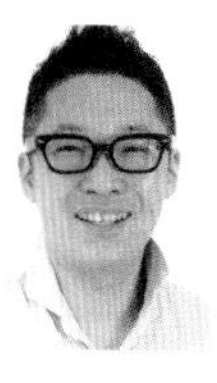

靜岡產業大學兼職講師。Yogi Institute解剖生理學專門講師。活用擔任物理治療師與指導員時，累積的復健、改善身體效能、健康管理等經驗，研究與瑜伽相關的身體結構，並舉辦大量的瑜伽解剖學等講座。

國家圖書館出版品預行編目資料

全圖解176式!練正確的肌群.不受傷學瑜伽/今津貴美著；林睿琪譯. -- 二版. -- 新北市：養沛文化館出版：雅書堂文化事業有限公司發行, 2022.03
面；　公分. -- (SMART LIVING養身健康觀；121)
譯自：いちばんよくわかるYOGAポーズ全集
ISBN 978-986-5665-90-6(平裝)

1.CST: 瑜伽

411.15　　111002033

SMART LIVING養身健康觀 121
全圖解176式！
練正確的肌群‧不受傷學瑜伽（暢銷版）

作　　者／Studio Yoggy今津貴美
審　　定／李郁清
翻　　譯／林睿琪
發 行 人／詹慶和
選 書 人／Eliza Elegant Zeal
執行編輯／陳姿伶
特約編輯／黃建勳
編　　輯／蔡毓玲‧劉蕙寧‧黃璟安
執行美術／陳麗娜
美術編輯／周盈汝‧韓欣恬
出 版 者／養沛文化館
發 行 者／雅書堂文化事業有限公司
郵政劃撥帳號／18225950
戶　　名／雅書堂文化事業有限公司
地　　址／新北市板橋區板新路206號3樓
電子信箱／elegant.books@msa.hinet.net
電　　話／（02）8952-4078
傳　　真／（02）8952-4084

2019年5月初版一刷
2022年3月二版一刷　定價480元

Ichiban Yokuwakaru YOGA Po-zu Zensyu

First published in Japan 2016 by Gakken Plus Co., Ltd., Tokyo
Traditional Chinese translation rights arranged with Gakken Plus Co., Ltd. through Keio Cultural Enterprise Co., Ltd.

經銷／易可數位行銷股份有限公司
地址／新北市新店區寶橋路235 巷6 弄3 號5 樓
電話／ (02)8911-0825
傳真／ (02)8911-0801

中文版審定

李郁清　專業瑜伽老師

◎師資（證照）
＊中華民國瑜伽協會會員‧合格教師
＊周賢德瑜伽金品教練場合格教師
＊BODY LAB PILATES 地板動作合格教練
＊AFAA美國有氧體適能協會MAT SCIENCE墊上核心運動合格教練
＊社團法人臺灣應用復健協會肌筋膜放鬆技巧
＊Space yoga Leslie Howard骨盆研習：解密「下盤功夫」美國瑜珈聯盟CE認證

◎經歷
國立臺灣圖書館‧康樂美運動健康世界‧桑富士健身俱樂部
Anytime Fitness板橋健身房‧葛蘭素藥廠‧景興國中
土城農會運動推廣班‧美商默沙東藥廠‧中正國中
美麗再興社區‧北爾電子公司‧雙和健身會館
東京巨蛋運動會館‧新巨蛋運動會館‧文盈舞蹈教室
太平洋都會生活俱樂部‧台北縣救國團‧芳韻舞蹈教室
君悅飯店綠洲健身中心‧YMCA青年會‧萬華會所世界健身中心
中國信託銀行敦南分行‧中山區朱馥里活動中心
越視健身俱樂部‧貝克漢運動健康世界‧比活力健身俱樂部
南港高工教師社團‧活力星球健身會館‧米蘭健康會館
育成高中教師社團‧卡莎米亞運動健康俱樂部